OBSERVATIONS ET RÉFLEXIONS

SUR LES CAUSES, LES SYMPTOMES ET LE TRAITEMENT

DE

LA CONTAGION

DANS DIFFÉRENTES MALADIES,

ET SPÉCIALEMENT DANS LA

PESTE D'ORIENT ET LA FIÈVRE JAUNE.

IMPRIMERIE DE J. B. KINDELEM.

OBSERVATIONS ET RÉFLEXIONS

SUR LES CAUSES, LES SYMPTOMES ET LE TRAITEMENT

DE

LA CONTAGION

DANS DIFFÉRENTES MALADIES,

ET SPÉCIALEMENT DANS LA

PESTE D'ORIENT ET LA FIÈVRE JAUNE,

Par M. CL. BALME,

Docteur en médecine de la Faculté de Montpellier ; ancien chirurgien de première classe dans les corps armés ; ex-Médecin de l'armée française d'Orient, correspondant de la Faculté de médecine et du Cercle médical de Paris, de l'Institut royal d'encouragement de Naples, des Académies de Dijon, Madrid, Milan, Nancy, Rome, Rouen, Toulon et Turin ; des Sociétés médicales ou littéraires de Berne, Besançon, Bordeaux, Bourg, Evreux, Mâcon, Marseille, Montpellier, Orléans, Parme, Toulouse et Tours ; ci-devant secrétaire-général et conservateur du Musée de la Société de Médecine de Lyon, etc.

A PARIS,

Chez {
BÉCHET jeune, Libraire, place de l'Ecole de Médecine ;
GABON, Libraire, rue de l'Ecole de Médecine, n°. 2 ;
PARMENTIER, Libraire, rue Dauphine, n°. 14.

A LYON,

Chez {
L'AUTEUR, rue Buisson, n°. 19 ;
CABIN et C.ᵉ, Libraires, rue St-Dominique, n°. 19 ;
FAVÉRIO, Libraire, rue Lafont, n°. 6 ;
MAIRE, Libraire, grande rue Mercière, n°. 21.

1822.

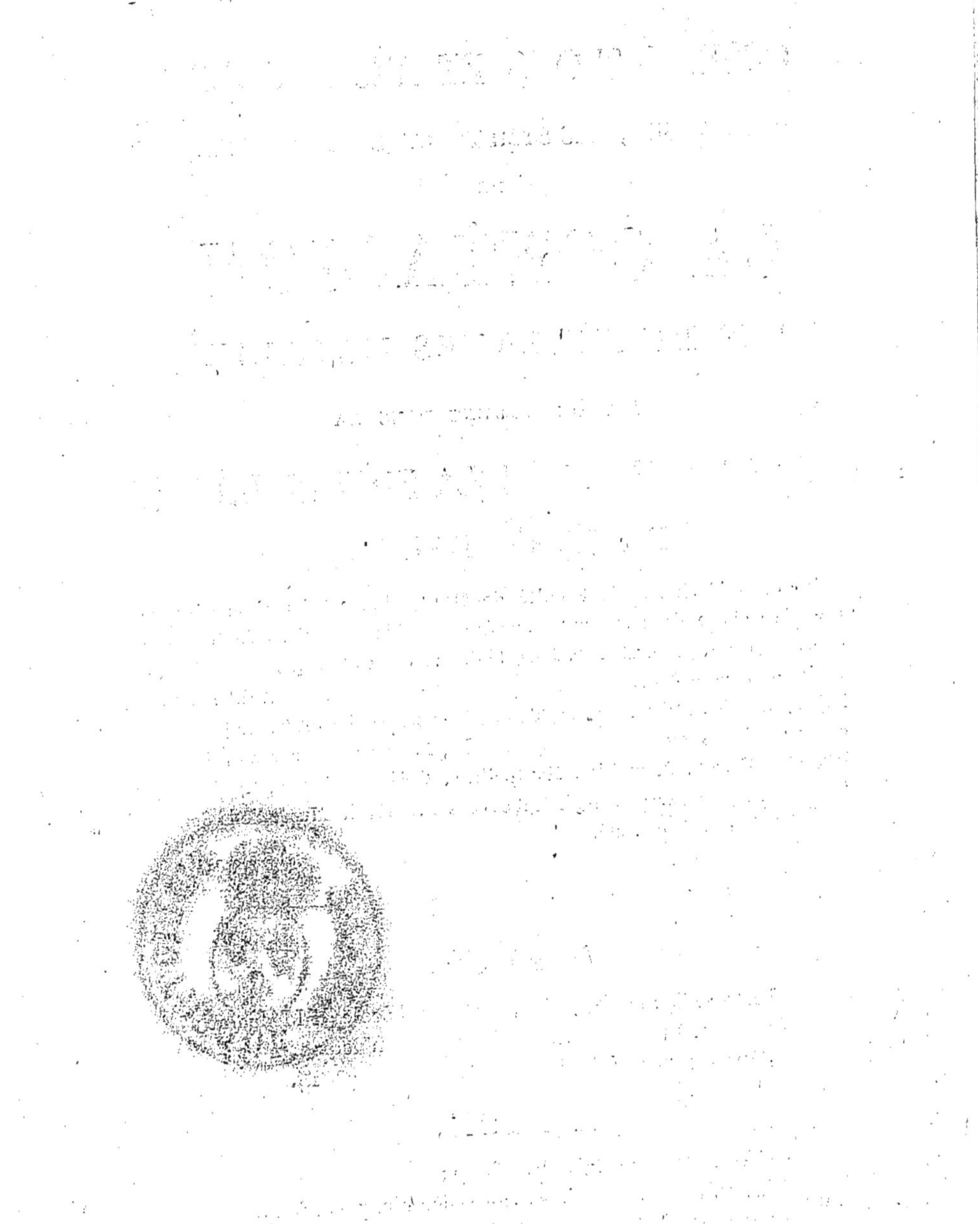

INTRODUCTION.

Une maladie, un fléau, qui, d'après le rapport de la commission médicale française, envoyée à Barcelonne au milieu de l'automne 1821 , *s'est rendu maître d'une partie de l'Espagne, QUI N'EN SORTIRA PLUS , qui depuis vingt ans a envahi 200 lieues vers le Nord, qui menace d'embraser les pays voisins , et qui a déja jeté des étincelles en France et en Italie* (1), doit nécessairement exciter la sollicitude la plus vive des gouvernemens, provoquer la vigilance la plus sévère des magistrats, et sur-tout stimuler la philantropie éclairée des médecins : mais hâtons - nous en même temps de déclarer que les ravages de cette cruelle maladie, amenés ou favorisés par l'insouciance, l'incurie, l'égoïsme, et même par une politique inhumaine ou par un hon-

---

(1) Rapport de la commission , avertissement.

teux intérêt, ne doivent point faire perdre de vue que la nature a une prévoyance sans bornes, et des ressources sans nombre. Ainsi l'on ne peut qu'être fortement étonné de ce que des médecins instruits, de ce que des Français, qui savent qu'avec le courage, le sang froid et l'intelligence, on peut beaucoup entreprendre et réussir le plus souvent, aient pu se permettre la prédiction la plus terrible, et d'après laquelle la FIÈVRE JAUNE NE SORTIRAIT PLUS DE L'ESPAGNE. Malgré toute l'estime que méritent ces écrivains, je ne suis nullement disposé à accorder à leur prononcé une aveugle confiance, ni à désespérer du salut moral, politique et physique d'une nation dont l'intérêt est lié, sous plus d'un rapport, à celui de la France.

J'aurais pu, sans doute, avec le temps, mettre dans mon écrit un peu plus d'ordre qu'il n'en présentera... Mais l'approche de la saison où une épidémie peut s'établir et devenir contagieuse; mais les rassemblemens

plus que nombreux de troupes russes et
turques, entre lesquelles les hostilités, accompagnées de tous les fléaux possibles,
sont sur le point de commencer; mais l'opposition d'une armée française à une armée
espagnole, qui doit nécessairement résulter
de toutes les mesures politico-sanitaires, que
personne n'ignore être prises de part et
d'autre : tout me fait un devoir de sacrifier
l'avantage bien séduisant d'une rédaction
soignée, pour ne m'occuper qu'à me rendre
promptement (1) utile à mes semblables, aux

---

(1) Les éruptions cutanées, les fièvres exanthématiques, qui, l'année passée, ont attaqué
plusieurs sujets, chez lesquels il y a eu quelquefois une espèce de contagion locale et individuelle, la douceur de l'hiver que nous venons
de quitter, les chaleurs que nous avons même
déjà éprouvées, et les affections ophtalmiques,
gutturales, dyssentériques, muqueuses, bilieuses, etc., qui ont paru régner presque épidémiquement, ne sont - elles pas autant de circonstances propres à nous faire tenir sur nos

amis et même aux ennemis de ma patrie.
N'en déplaise donc à quelques casuistes
ignorans ou intolérans, à quelques politiques mal-avisés ou inhumains, la morale
de la nature sera toujours le mobile et le
guide du vrai médecin, qui ainsi ne sera
jamais arrêté, dans l'exercice de sa profession, par la crainte d'encourir l'anathème
et la condamnation des uns, l'arbitraire et
le despotisme des autres, et dont la plus
douce jouissance sera constamment d'offrir
et d'accorder des soins généreux aux gens
de toute couleur, de tout état et de toute
opinion. Une telle profession de foi me con-
ciliera certainement l'indulgence et l'appro-
bation des lecteurs, qu'une âme noble et
un esprit judicieux porteront en conséquence à me savoir quelque gré de mes
efforts, et à me pardonner quelques répé-
titions et quelques imperfections insépa-

---

gardes, relativement à l'apparition possible et
probable des maladies populaires, régnantes,
contagieuses même ?

rables du sujet important que je me propose de traiter.

Mon travail, qui ne se composera que de simples observations, plus ou moins variées, et suivies de quelques remarques et de quelques réflexions, sera divisé en trois sections : dans la première, je parlerai de la contagion, non-seulement de la fièvre jaune et de la peste du Levant, mais encore de plusieurs autres maladies : dans la seconde, il sera question de la contagion en général des deux dernières fièvres pestilentielles ; et ces grandes généralités, à l'occasion desquelles j'émettrai des idées, peut-être utiles, et peut-être nouvelles, me mèneront naturellement à des considérations plus spéciales, et appartenant plus directement à ces deux mêmes maladies dévastatrices, dont ainsi je m'occuperai comme exclusivement dans la troisième section, qui sera terminée par un exposé raisonné des moyens de traitement qu'on leur a opposés, et sur lesquels je me hasarderai de proposer quelques modifications.

L'on doit pressentir déjà que mon intention n'est nullement de produire une mo-
nographie exacte et complète de la peste,
de la fièvre jaune, ni d'aucune autre maladie
contagieuse; et, à ce sujet, j'avoue qu'un
médecin peut d'autant moins prétendre à
donner sur ces affections un tableau invariable, qu'il lui est comme impossible de
connaître toutes les circonstances qui influent constamment sur le formel de ces
maladies.

~~~~~~

SECTION PREMIÈRE.

Observations préliminaires et communes aux fièvres pestilentielles, et à d'autres maladies reconnues également pour être contagieuses.

Des discussions trop magistrales, des arguties purement scolastiques, des subtilités ou puériles ou insaisissables, des distinctions évidemment oiseuses, et se rattachant plus aux mots qu'aux choses, semblent encore aujourd'hui entretenir l'incertitude et même l'obscurité où l'on était depuis long-tems sur la nature et les causes de la contagion : aussi voit-on, parmi les médecins, les uns admettre cette dernière, presque dans toutes les maladies, et les autres dans aucune ; tandis que plusieurs d'entr'eux, peut-être plus judicieux, la reconnaissent pour certaines, et encore dans quelques circonstances seulement. Celui qui présenterait à ce sujet quelques idées claires et précises, rendrait donc un véritable service à la science et à l'humanité. Heureux, si par les pages qui
~~~~~~

suivent, je pouvais obtenir un tel résultat, ou contribuer à le faire obtenir par d'autres !

Comme l'analogie, *qui lie la nature*, est d'un grand secours en médecine pour éclaircir un doute, pour confirmer des observations sur nos maladies, je crois devoir passer rapidement en revue quelques faits tirés du règne minéral et du végétal, avant d'en venir au sujet particulier et spécial de mon travail.

Un corps inanimé peut transmettre son état à un autre corps inanimé.

1°. Un corps inanimé, placé près d'un autre semblable corps, lui communique la modification, le changement qu'il a lui-même accidentellement acquis : c'est ainsi, par exemple, qu'il le rend participant au froid ou à la chaleur dont il est pénétré : en un mot l'atmosphère du premier influe sur l'atmosphère du dernier, et la change plus ou moins.

2°. Supposons encore deux instrumens à cordes, semblables, rapprochés et montés à l'unisson : n'arrivera-t-il pas que, dès que l'un sera touché, et qu'il *vibrera*, il transmettra ses oscillations et ses sons à l'autre, quoique celui-ci ne soit nullement touché (1) ?

Exemple d'une espèce de contagion entre les végétaux.

3°. Un végétal exerce également une influence plus ou moins manifeste sur le végétal qui l'avoisine. Le tamarisc, qui croît dans les plages maritimes où il est beaucoup de plantes

______

(1) *De Ratte*, Mél. de physiol. , voyez Bibl. franç. , 4ᵉ année, VIIᵉ. livraison, p. 23.

qui ne contiennent que la base du sel marin, fournit du sel de glauber, tandis que, cultivé loin de la mer, il ne donne que du tartre vitriolé (1). — M. *Duhamel*, ayant planté beaucoup de térébinthes auprès d'un pistachier femelle qui ne portait point de fruits, fut agréablement surpris en voyant, dans la saison suivante, que son pistachier en était chargé (2). — Une fleur qui, étant séparée et isolée, pourrait présenter une couleur vive, devient pâle en croissant entre d'autres fleurs décolorées. — La branche sèche d'un arbre, d'un arbrisseau, etc., provoque la dessiccation de la branche voisine, que l'on ne prévient qu'en retranchant la première. — Le blé *rouillé* communique son état au blé dont il est proche (3). En outre, la rouille se montre facilement dans une pièce de blé, où il n'y a que du froment (4), surtout s'il est touffu ; mais si dans ce froment il y a des épis de seigle disséminés, cette maladie contagieuse des céréales n'y survient pas souvent. — Des pommes, touchant à des pommes de la

____

(1) S. R. de méd., t. IV, H. p. 120.

(2) S. R. de méd., ibid, p. 108.

(3) Gaz. salut., 1770, n°. XLI. *Plenciz*, De contagio, p. 104.

(4) Mémoires de Berne, 1765. v. *Targioni*, dans le compte qu'il rend des rouilles de 1765 et 1766, en Toscane.

même espèce , mais déjà pourries , éprouvent bientôt la même altération, qui est plus lente à s'emparer des fruits d'espèce *différente* : aussi les ménagères ont-elles soin d'inspecter journellement leur fruitier, pour en ôter tout ce qui est gâté, etc. (1). — Dans le Gâtinois, où la culture du safran souffrait depuis long-temps de grandes pertes, M. *Duhamel* observa qu'il suffisait de transporter un des oignons malades , ou une portion de terre infectée dans un champ, pour lui communiquer le vice ou la maladie de ces oignons , laquelle provenait d'une plante parasite, composée de ganglions et de filamens très-longs, qui pénètrent jusque dans les bulbes du safran, dont ils détournaient les sucs. Ce même savant a remarqué qu'on en arrêtait sûrement les progrès, en faisant une fosse circulaire autour du foyer de la contagion végétale, dont ses essais avaient démontré l'existence (2).

Ces faits suffisent, sans doute, pour faire admettre une action réciproque entre les substances du règne minéral et du végétal ; pourquoi n'en admettrait-on pas entre les animaux ? Mais, avant que d'aller plus loin, il faut savoir ce que l'on doit entendre par *contagion*.

---

(1) *Hoffman* , t. V , p. 65.
(2) S. R. de méd., t. IV, H. p. 104.

Qu'est-ce que la contagion?

La contagion, telle qu'on la conçoit communément, suppose au moins deux corps, l'un agissant sur l'autre. Car s'ils jouissaient de forces égales, ils n'existeraient que par une énergie qui leur serait propre et particulière, et à l'aide de laquelle ils seraient tous les deux indépendans; et, de cette impuissance de s'*influencer* réciproquement, il naîtrait un parfait équilibre qui, dans la contagion, ne peut exister; car alors, un des deux corps est plus fort que l'autre; mais l'on ne peut pas précisément statuer auquel des deux appartient la dominance d'action. Cependant, s'il était possible d'analyser la masse des accidens contagieux, et de monter jusqu'au premier individu qui a eu sporadiquement la maladie, je pense que l'on trouverait que le premier pestiféré jouissait d'une constitution plus forte que ceux à qui il a ensuite communiqué son état maladif; de manière que l'on serait peut-être autorisé à mettre en principe que ce malade ne devient *contagieux*, qu'à l'égard de gens plus faibles que lui sous quelque rapport et dans quelque partie, et que d'ailleurs ces derniers se trouvent déjà déchus de leur première vigueur, dès qu'ils sont dans la prédisposition à éprouver les atteintes de la maladie d'autrui. Ainsi la maladie contagieuse se propage par le moyen d'une certaine faculté ou force, à l'aide de laquelle il arrive plus ou moins promptement un changement dans les corps environnans, analogues, et jouissant d'une santé seulement apparente. Et encore, pour que ce changement morbide soit produit, faut-il de plus une *opportunité* qui n'a elle-même lieu qu'autant qu'il y a proportion, rapports, affinités entre les deux corps.

Devant revenir plusieurs fois, et m'étendre plus amplement sur ce changement *actif* d'une part, et *passif* de l'autre, je me bornerai, pour le moment, à dire que « la contagion est » la communication d'un mode d'exister non-» ordinaire, dont est supposé jouir un corps » organisé, à un ou plusieurs autres corps » avec lesquels le premier exerçait, étant dans » son état primitif et naturel, des analogies, » des relations et des consensus. (1). »

Définition de la contagion.

---

(1) Me voilà en opposition avec M. *Bousquet*, qui prétend que la faculté de se transmettre par contagion, tient à l'essence des maladies : car si ma définition est fondée, il résultera que la propriété contagieuse est une *circonstance qui s'ajoute comme par accident aux maladies*, que les affections *réputées contagieuses peuvent paraître tour-à-tour douées ou privées de cette* faculté, et qu'il y a plus de maladies qu'on ne pense qui *peuvent la revêtir de temps en temps.* Le même médecin dit encore, d'une part, que jamais la rougeole, ni la variole, ni la syphilis, ni la gale, ni la rage, n'ont cessé d'être contagieuses; et, de l'autre part, que la phthisie, la péripneumonie, la fièvre bilieuse, ne le sont jamais deve-

En n'appliquant particulièrement cette définition qu'à l'espèce humaine, l'on peut dire avec la plus grande vérité que, d'après les liaisons intimes qui règnent entre notre partie pensante et notre partie sensible et matérielle, il est des contagions *morales* et des contagions *physiques*; et, en allant encore un peu plus loin, on admettra qu'il est même des contagions de *santé* ainsi que des contagions de *maladie*. Etablissez, en effet, des corps malades parmi des corps sains; si ces derniers ont une activité du principe vital plus développée et plus énergique, les premiers s'en trouveront bien, et leur convalescence n'éprouvera pas cette lenteur *qui se remarque journellement dans les hôpitaux*. Au contraire, si par un moindre nombre de personnes bien portantes, ou si par une disposition quelconque à décliner de leur état de santé, l'influence de leurs atmosphères ne prédomine pas sur celles des faibles et des malades, ou si enfin ceux-ci influent *en plus*, d'après l'in-

Contagions morales et physiques.

Contagions de santé et de maladie.

---

nues : et cependant si l'on pouvait s'assurer de ce qui arrive relativement aux premières maladies, on serait peut-être obligé d'avouer qu'il y a plus de cas où elles ne se sont point communiquées, que de ceux où elles ont été transmises. Quant aux dernières, j'en dirai peut-être assez ci-après, pour convaincre qu'elles peuvent se donner par contagion (*Voy.* Revue médicale, t. V, p. 41).

hérence et l'intensité encore existantes de leurs mouvemens ou de leurs habitudes morbides ; l'on s'apercevra non-seulement que les convalescens languiront et auront facilement des récidives, mais encore que les sujets qui se portaient bien, souffriront des altérations plus ou moins sensibles dans leur état physique.

Différences de la contagion, etc. La contagion variera donc suivant la sphère d'activité et la prédominance des modifications ou des changemens survenus dans un ou plusieurs corps : c'est cette différence qui établit la distinction la plus marquée entre les maladies contagieuses *bénignes* et les contagieuses *malignes*. Plus le changement, opéré par un corps *influant* sur un autre, sera subit, marqué, intrinsèque, et étranger à ses systèmes (1), plus la contagion, qui sévira sur le corps *influé*, sera intense et rapide dans ses effets; et plus ce même changement sera lent, léger et extrinsèque, moins il sera contagieux et funeste. Mais je reviens à ma définition de la contagion, laquelle peut s'appliquer, ainsi que je l'ai déjà dit, aux maladies morales et physiques, susceptibles d'être communiquées, et me paraît beaucoup plus naturelle et plus

_____

(1) *Lancisi.* Hist. rom. Epid. cap. 2 , p. 106. *Grant,* tr. des fièvres , disc. prélim. , p. XXXVIII.

réfléchie que celle qu'en donne le docteur *Stokes*, qui entend par contagion (1) « une » substance produite dans le corps d'un ani- » mal malade, laquelle étant appliquée en » quantité considérable au corps d'*un animal* » *bien portant* de la même espèce, donne lieu » à la même maladie. » Car est-il bien vrai qu'il faille beaucoup de miasmes morbides pour produire la contagion (2)? Est-il sur- tout bien vrai que l'animal susceptible de la prendre, *soit bien portant?* je ne le crois pas, et je prouverai peut-être par la suite le con- traire. Du reste, ma définition sera probable- ment mieux entendue par les développemens suivans.

On peut concevoir que c'est du feu élec- trique inné et particulier à tous les corps, que proviennent leur éloignement mutuel et leur vie individuelle, ou ce qui est la même chose, la diminution et le peu d'étendue de leurs

L'électricité fait varier la con- tagion.

(1) The Edimburg medical and surgical journal, n°. LIX, april. 1819, p. 296.

(2) Il faudrait peut-être dire plutôt que l'activité et la promptitude avec laquelle peuvent se manifester les effets de l'impression de la contagion, doivent être en raison du nombre des systèmes organiques qui s'en trouvent lésés. Voilà sans doute pourquoi les séances des assises d'Oxford (1577) furent si brusquement et si grièvement funestes aux juges et aux spectateurs. *Gianini*, mem. di med., t. III, p. 110.

influences réciproques. Aussi se fait-il que,
dans un temps chaud et humide, l'électricité
se répandant par toute l'atmosphère, qui alors
devient un meilleur conducteur, ces mêmes
corps en perdent d'autant de leur électricité
naturelle, et voient en même temps leur vitalité propre moins exprimée, moins bornée à
eux-mêmes, mais tendant à intéresser davantage, et plus qu'auparavant, les corps analogues ambians, sur lesquels en effet ils
viennent, dès ce moment, à agir plus ou
moins sensiblement, et en quelque manière à
se les identifier, et *vice versâ* : de là il arrive
que les maladies contagieuses sont plus fréquentes dans les lieux humides, ainsi que dans
les endroits où de trop nombreuses réunions,
et un défaut de ventilation, de propreté, etc.,
font contracter à l'air une humidité nuisible :
de là vient que les affections psoriques et
dartriformes, par exemple, se développent le
plus souvent dans les armées, alors que les
soldats sont affaiblis, 1°. par de continuelles
fatigues qui rendent leur électricité moins *in-
hérente* (1) ; 2°. après des pluies, qui favorisent

---

(1) La diathèse catarrhale, fréquente dans les accidens
pestilentiels, est ordinairement l'effet d'une constitution humide et froide de l'atmosphère, et personne n'ignore qu'une
température froide et humide prive les animaux et les vé-

l'extension

l'extension et la sortie de l'électricité hors des corps de ces militaires, et 3°. par l'inconvénient auquel ils se trouvent fréquemment forcés de ne changer que très-rarement de linge, lequel a conséquemment le temps de contracter une humidité pareillement nuisible; mais l'on a déjà dit que la transmission d'un état morbide d'un sujet dans un autre, demandait, pour se réaliser, qu'il eût déjà existé auparavant, et qu'il existât encore des relations entre les deux sujets. Cependant, ces relations précédentes ou actuelles ne seront jamais parfaites ni invariables : il y aura toujours quelque différence dans cette presque identité de manière d'être. Ceci explique pourquoi, par exemple, la peste qui attaquera les individus les plus *en rapport mutuel*, présentera quelque variété dans ses symptômes, lesquels effectivement seront tantôt des pétéchies ou des anthraxs, ou des bubons, tantôt des ictères, des douleurs pleurétiques ou des maux de tête ou de gorge, etc.

Conditions pour la transmission des maladies.

---

gétaux de leur fluide électrique; les topiques aqueux, appliqués sur des parties affectées de douleurs catarrhales, augmentent la déperdition ou l'*efflux* du fluide électrique, et les douleurs font des progrès : au contraire, les applications résineuses et gommeuses électrisent positivement, et elles calment au moins, si elles ne guérissent point. *Coze*, v. j. de médec. , t. LXXXVII, p. 22.

De plus, un état de maladie (dont la nature est supposée être opposée à celle d'une
affection morbide susceptible de contagion),
surtout s'il est aigu, est à même d'empêcher
le résultat de l'influence d'un sujet contagié,
quelles qu'aient été la somme et la force des
relations qu'il ait pu avoir avec celui qui est
exposé à prendre sa maladie. Sur le tout, je
conclus que la contagion ne dépend pas uniquement, ainsi que plusieurs l'ont cru, d'une
constitution particulière de l'air, laquelle cependant peut seule produire une épidémie, et
que toutefois cette dernière peut devenir pestilentielle et contagieuse, s'il existe une analogie plus ou moins tranchante entre l'individu déjà malade et l'individu qui est exposé
à le devenir. Enfin, point de contagion, à
moins d'une activité vicieuse, ou d'une direction non-naturelle du principe vital sur un
système quelconque de l'économie animale...
Ainsi le scorbut, où il y a une asthénie générale, est, par sa nature, une maladie opposée à la fièvre, de telle sorte que celui qui
en est affecté, n'a point à craindre de la contagion fébrile, quoiqu'il soit soumis à son influence.

La contagion, quoique résultant d'une
action quelconque exercée ou reçue par le
principe vital, n'est point une, ni toujours la

même : car elle varie suivant la maladie, et
suivant les parties lésées ; et elle n'a lieu que
par une cause commune et à l'infecté, et à
celui qui est sur le point de l'être. Voilà pourquoi il a été dit que, pour que la contagion
s'établisse, il est nécessaire qu'il existe un
certain consensus d'organisation entre les deux
individus, ainsi qu'une identité dans l'action
d'une ou de plusieurs des six choses non-naturelles, sous l'influence et l'effet desquelles
l'un et l'autre se trouvent. Ainsi les exan-
thèmes cutanés se communiquent le plus *Contagion des maladies de la peau.*
souvent aux sujets non encore malades, mais
dont la peau présente des affinités plus ou
moins décidées, avec celle du sujet qui a
l'éruption contagieuse ; — ainsi une femme *De la vérole.*
dont les parties sexuelles sont excitées et
mises en rapport d'activité avec celles d'un
homme atteint de la syphilis, prend facilement cette dernière maladie par la cohabi-
tation avec ce *vénérien* ; — ainsi enfin, la *Sur la conta-*
phthisie pulmonaire, qui est regardée comme *gion de la phthi-*
contagieuse par plusieurs médecins, n'est en *sie pulmonaire.*
général susceptible d'être contractée que par
des individus qui ont hérité de leurs parens
d'une disposition à cette maladie, caractérisée
principalement par une conformation vicieuse, consistant, par exemple, dans un cou
long et grêle, une poitrine étroite, des épaules

déprimées, des bras hauts, une bouche vive-
ment colorée et comme injectée, des dents
blanches et transparentes, une peau douce et
molle, des glandes cervicales engorgées et
durcies, une intelligence rare et précoce, etc...
et cependant encore avec toutes ces dispositions, l'on ne prendra la phthisie par contagion, qu'autant que l'on respirera l'haleine du
phthisique, en occupant le même apparte-
ment, en portant les mêmes habillemens, en
observant le même régime, les mêmes habitudes, etc.; car si l'on voyage pour changer
d'air, si l'on s'adonne à des exercices peu fa-
miliers aux membres de la famille, si l'on
s'occupe et si l'on vit différemment, il y aura
à espérer que, malgré une organisation vicieuse et héréditaire, l'on pourra avoir le bonheur de se garantir de la phthisie pulmonaire,
surtout si l'on n'oublie pas, en cas que l'on
se marie, de prendre une personne qui ait
une organisation telle, qu'elle soit comme opposée à celle que présente l'individu enclin à
cette cruelle maladie (1).

Deux observations importantes sont à faire relativement à la phthisie pulmonaire : 1.º Cette
affection organique qui, suivant *Pichler*, n'est
contagieuse que lorsqu'elle est parvenue à

____

(1) Com. Lips., t. XXVII, p. 71.

son troisième degré, et qu'elle est avec ulcération, n'agit que d'une manière physico-organique; c'est-à-dire que, pour que sa contagion ait lieu, il faut que le miasme capable
de la transmettre, soit introduit chez la personne à infecter avec toute sa propriété morbifique; et, en outre, que le poumon de cette
même personne soit disposé à recevoir l'action de ce miasme. — 2°. Un retour de la
phthisie pulmonaire est facile chez ceux qui,
après en avoir été radicalement guéris, s'en
sont vus malheureusement atteints de rechef, etc., pour avoir couché dans un lit où
était mort un phtisique, etc. (1). En voilà sans
doute assez pour prouver qu'il ne faut admettre ni rejeter exclusivement la contagion
de la phthisie pulmonaire (2).

L'application des idées émises jusqu'ici ne
pourrait-elle pas encore s'étendre à la dyssenterie et même à certaines ophtalmies ? pour
la première maladie qui, dans les pays chauds,
remplace l'ophtalmie, et dont la contagion
existe réellement trop souvent, je me bornerai à rapporter qu'un soldat de l'armée française, en Orient, nommé *Montagne*, atteint
d'une dyssenterie mortelle, influait tellement

Contagion de
la dyssenterie.

---

(1) Com. Lips., t. XXVII, p. 29.

(2) V. *Valentin*, voy. méd. en Italie, 1821, p. 59.

sur les malades voisins, et que le flux de ventre sanguinolent condamnait aussi à rester au lit dans l'ambulance de Benhesoüeff, qu'ils se présentèrent dans le plus mauvais état dès que ledit *Montagne* fut dans le péril, et en même temps que, du moment que ce dernier eut trépassé, l'état des autres dyssenteriques s'améliora sensiblement de jour en jour.

Contagion des affections des yeux.

Quant à la contagion de l'état des yeux, qui ignore leurs effets sympathiques ? Un jeune homme sensible est introduit dans un cercle où se trouve une demoiselle dont il fixe subitement l'attention, et qui attire également ses regards... ! le feu des yeux de celle qui est déjà son amante, se communique aux siens..., l'agitation de leurs sens et l'émotion de leurs âmes les assurent tous deux de leur triomphe réciproque, etc. En sens contraire, voyez cette femme fausse, à regards incertains, à mouvemens équivoques, et ce dévot hypocrite, dont la démarche est oblique, dont la tête est penchée à angle droit sur la poitrine, dont le buste et le bassin font un demi-cercle irrégulier, etc.; vainement vous cherchez à vous intéresser pour l'un et l'autre : le feu pâle, mais destructeur de la perfidie, dont leurs yeux, louches ou convulsés, voudraient encore paraître animés, vous fatigue et blesse la vue, et vous force de les quitter ou de les craindre (1). Pour la contagion physique de quelques ophtalmies, *Ramazzini* (2) et *Whitt* (3) l'ont admise. Moi-même, qui ai eu souvent celle d'Egypte, j'ai éprouvé qu'alors d'un mieux être je n'avais qu'à fixer les yeux malades d'une autre personne, pour retarder la guérison des miens; et même je peux avancer que je n'ai jamais considéré attentivement un ophtalmique décidé, sans ressentir ma vue s'affecter désagréablement.

Enfin l'affection scrophuleuse elle-même ne serait-elle pas aussi et réellement contagieuse, du moins par l'allaitement maternel ? Je connais dans cette ville une famille dont *tous* les enfans, *qui* ont été nourris par leur mère, ont éprouvé le développement de cette cachexie

______

(1) L'examen des autres parties du corps , qui sont ordinairement couvertes , nous mènerait peut-être à des connaissances éthico-physiologiques aussi intéressantes que celles que nous procure la physiognomonie. J'ai quelques observations qui prouveraient que la lésion ou le vice de conformation du col, des seins, des parties sexuelles, etc., influe fortement sur le moral et le caractère des individus, et même je crois pouvoir dire que l'homme méchant, fanatique, hypocrite, etc. , présente constamment quelque défectuosité dans l'une ou l'autre de ces parties...

(2) Lippitudinem contagiosam esse vetus est observatio.

> Dum spectant oculi læsos , læduntur et ipsi ,
> Multaque corporibus transitione nocent.

Ramazzini , etc., p. 791.

(3) *Whitt* , mal. nerv. , t. I , p. 299.

blanche ; tandis qu'un autre, qui n'avait sucé que deux mois le lait maternel, en est demeuré seul préservé, quoique son *habitus* extérieur fût tout lymphatique.

Je terminerai ces notions préliminaires par quelques autres plus particulières aux épidémies et aux typhus de nature contagieuse.

Application de quelques réflexions générales aux épidémies et aux typhus.

1°. L'élément de toute maladie communicable présentera un danger d'autant plus grand, que les corps qui s'y exposeront, seront étrangers aux changemens apportés par cette maladie, et que ces mêmes changemens surviendront brusquement.

2°. Plus les phénomènes, produits par la contagion, seront extérieurs et bornés à la périphérie du corps, moins de péril le malade encourra, et *vice versâ* il y aura d'autant plus de danger que les symptômes seront plus intérieurs.

3°. C'est dans les contrées où les saisons sont mieux établies, et plus régulièrement soutenues, et où l'atmosphère est moins souvent orageuse et troublée, qu'apparaissent le plus fréquemment les maladies générales contagieuses, parce que la moindre vicissitude atmosphérique, et le plus léger changement dans la température, y affectent radicalement les corps animés, qui d'ailleurs y sont soumis au même air et aux mêmes choses non-naturelles.

4°. La contagion sévit avec d'autant plus de fureur, que les gens qu'elle attaque sont plus robustes, et qu'elle a eu plus de peine à s'établir dans des temps et dans des lieux qui, par leur nature, semblaient lui être plus opposés. C'est même dans ces parages qu'elle atteint de préférence les étrangers, à qui le nouveau climat où ils arrivent, fait ressentir un bouleversement qui leur est moins que naturel.

Serait-il vrai qu'une maladie est en général d'autant plus contagieuse qu'elle s'exerce davantage sur le système glanduleux ? A cet égard, je me bornerai à faire observer 1°. que les enfans dont les glandes sont si souvent, si facilement exercées et engorgées, éprouvent le plus d'affections contagieuses ; 2°. que les maladies qui, chez les adultes, présentent le caractère contagieux, portent leur action principalement sur les glandes; 3°. que les vieillards, dont le système glanduleux subit un décroissement qui augmente de jour en jour, ne sont pas facilement atteints d'affections contagieuses; et 4°. enfin que si la disposition à prendre la contagion est d'autant plus grande que l'on est plus jeune, il est encore à dire que, par une singularité constante, les maladies contagieuses, quand elles n'épargnent personne, sont accompagnées d'un danger d'autant plus intense, qu'elles ont lieu chez des personnes avancées en âge, où les glandes disparaissent journellement, tandis que les mêmes maladies sont ordinairement bénignes chez les jeunes sujets. Cependant, il est encore à observer que ces mêmes affections, quand elles attaquent l'enfance, présentent un péril dont la certitude et l'étendue sont relatives au siége interne ou externe des lésions glanduleuses ; ce qui en effet est confirmé par l'opiniâtreté et la terminaison, ordinairement funestes, des engorgemens glanduleux des poumons, du mésentère, des glandes thoraciques, etc.

SECTION DEUXIÈME.

Considérations générales sur la contagion de la peste du Levant et de la fièvre jaune.

Affinités qui peuvent exister entre la peste et la fièvre jaune.

Tout ce qui a été dit dans les observations préliminaires peut s'appliquer à toutes sortes de contagions... Mais mon dessein étant de parler spécialement de la peste d'Orient et de la fièvre jaune, qui dans les différens temps et dans les différentes contrées, a reçu les noms de *fièvre ardente*, *brûlante d'Amérique*, *de causus endémique*, *causus des Indes occidentales*, *des Antilles*, de *fièvre de Saint-Domingue*, de *fièvre rémittente bilieuse*, de *fièvre des lacs*, de *fièvre de Kendal*, de *tritæophée américaine*, de *peste*, *d'épidémie*, de *coup de barre*, de *maladie de Siam*, de *maladie nouvelle*, de *typhus d'Amérique*, de *typhus contagieux biliaire*, de *fièvre icté-*

rique, etc., etc., et qui est appelée *Matlaza-huatl* par les Mexicains, *Tabardillo pintado* par les Guatimalais, etc., etc. (1) ; je dois établir et montrer les affinités qui existent entre l'une et l'autre, et prouver ainsi qu'elles doivent être placées toutes deux dans la même classe des maladies malignes et contagieuses.

En général, on a cru devoir distinguer et caractériser le typhus *icterodes* par un ou deux symptômes, le vomissement et la jaunisse (2), qui l'accompagnent le plus souvent : mais ces mêmes symptômes, les plus ordinaires, ne sont pas tellement exclusifs à la fièvre jaune, que celle-ci ne puisse exister sans eux, et qu'ils ne puissent pas encore arriver dans d'autres maladies plus ou moins analogues au typhus ictérique, et surtout dans la peste d'Orient.

Les symptômes les plus ordinaires à la fièvre jaune ne lui appartiennent pas exclusivement.

Effectivement, *Musgrave* d'abord a vu à Antigoa cette fièvre bilieuse maligne n'être

____

(1) Voyez *Lind*, *Linning*, *Rubini*, *Tommassini*, *Savarésy*, *Valentin*, etc., etc. *Maccarthy*, choix des voyages, t. V, p. 417.

(2) La jaunisse se complique avec *toutes* les maladies de la zône torride occidentale, et les rapproche ainsi de la fièvre jaune, qui est la maladie principale et dominante dans ce climat, de même qu'en Egypte toutes les maladies ont un rapport marqué avec la peste. *Savarésy*, de la fièvre jaune, t. I, p. 76.

compliquée de vomissemens , que lorsque
l'impression maladive de cette fièvre se portait sur l'estomac , et que ce symptôme , qui
n'indiquait qu'un degré de plus de la maladie,
n'avait point lieu quand cette impression morbide se faisait sur le cerveau , et produisait
alors le délire (1). — Il conste , d'après
Turnbull, qu'une épidémie bilioso-putride et
maligne , qui fit moins de ravages à Constantinople , où elle se montra sous le type des
intermittentes régulières , qu'à Smyrne , où
elle était rémittente , dégénérait dans cette
dernière ville , en continue , quand elle était
abandonnée à elle-même, et qu'alors quelques
malades étaient devenus *ictériques* du 5e. au
6e. jour. Ce changement était d'un aussi mauvais augure , que l'évacuation des vers par le
bas , et les vomissemens de bile verte dès l'invasion de la fièvre (2). Dans l'île de Curaçao,
Rouppe (3) a vu des marins , pris de fièvres
putrides , être presque tous sujets à des vomissemens de sang noirâtre , et quelques - uns
prendre les yeux ictériques. — Dans la fièvre

---

(1) *Chaufessie* , v. *Brera*, sylloge opusc. etc. , t. IV,
p. 38 , 69. — The London med. and phys. journal,
N°. 240. February, 1819 , p. 154.

(2) Gaz. salut. , 1785 , N°. X.

(3) De morb. navig. , p. 305 , 307.

putride, décrite par *Home*, et dans la fièvre *critique* dont Rouppe nous a encore laissé le tableau (1), furent également observés des vomissemens bilieux et noirs. — L'épidémie putride qui ravagea la Bohême en 1771 et 1772, et dont *Vinceslas Jean de Langsvert* (2) nous a transmis la description, se présenta plusieurs fois compliquée de jaunisse. — *Morgagny* (3) rapporte aussi qu'un enfant de cinq mois, atteint de fièvre avec diarrhée, fut pris, au 3e. jour, de convulsions aux extrémités inférieures, et d'ictère au 5e. jour, après la diminution de ces mêmes mouvemens cloniques, qui d'ailleurs n'avaient lieu que par intervalles dans la veille, et nullement dans le sommeil. — *Strack* (4) dit pareillement que, dans une maladie pétéchiale, l'ictère se montra chez ses malades. — *Van-el-Saker* (5) parle de l'apparition de jaunisses générales et partielles, ou de flux de ventre, ou de vomissemens bilieux, érugineux, dans la fièvre rémittente bilioso-putride qui régna à Anvers

---

(1) De morb. navig. , p. 289.

(2) Hist. medic. morb. epid., etc., 1776, p. 18, 59.

(3) De sed. et caus. etc., in-fol., 1765, t. I, p. 68.

(4) De morb. cum petech., 1796, p. 145.

(5) *Schlegel*, Thes. path. therap., t. I, p. 351, 365, 389.

en 1772. — La maladie muqueuse de *Wag-ler* (1) s'est vue également, dans les mois de mars et avril, changer en ictère de tout le le corps ou seulement de quelques parties. — On a vu en Sibérie une maladie pestilentielle, commune à l'homme et aux animaux, qui se manifestait par des jaunisses dans différens points du corps (2). — Les fièvres tierces, doubles-tierces qui parurent, à Paris dans l'automne de 1781, sévir principalement sur les étrangers, furent par fois compliquées d'ictère jaune ; cette altération, dans la couleur de la peau, accompagna également de temps en temps les affections hépatiques, gastriques, qui survinrent en mars, avril, juin, août et septembre de la même année (3). — Vers le solstice d'hiver 1777, la disposition érésipélateuse qui s'était manifestée dans l'été et l'automne, continua par un temps mou et pluvieux qui avait succédé à un temps assez frais et sec, et les fièvres devinrent rémittentes-bilieuses. Dans cette constitution maladive, si la *jaunisse* précédait des évacuations alvines bilieuses, elle était de peu de conséquence ; mais quand un éréthisme

____

(1) De morbo mucoso, p. 26, 83.
(2) *Took*, Hist. de Russie, t. III, p. 164.
(3) Gaz. de santé, 1782, N°. 1.

violent se joignait à ce symptôme cutané, le pronostic était souvent funeste, et la maladie longue (1). — Enfin *Rasori* (2) déclare encore que la fièvre épidémique de Gênes (1799—1800) présenta plusieurs exemples d'ictère borné aux yeux, ou répandu sur toute la peau.

L'ictère n'est donc pas essentiel à la fièvre jaune.

De toutes ces observations, n'est-il pas à conclure ou du moins à présumer que l'ictère, etc., qui survient dans la fièvre jaune, n'en est que la métaptose symptomatique ou consensuelle, c'est-à-dire, une certaine forme ou modification de cette affection qui, peut-être encore devient, par cette modification, plus susceptible de se communiquer (3). Mais ce qui fournira d'utiles éclaircissemens et des motifs suffisans pour faire prononcer que la fièvre jaune et la peste du Levant ne doivent pas être essentiellement distinguées (4), et qu'on ne doit au plus admettre qu'une variété entre elles ; c'est le tableau qui va en être tracé, et

(1) S. R. de méd., 1778 M., p. 5.

(2) Hist. della febbre epid. di Genova, p. 18.

(3) *Lorry* de conv. et mut. morb., p. 206.

(4) *Rush* dit expressément que la peste est une maladie qui ressemble parfaitement dans ses causes, et en partie aussi dans ses symptômes, à la fièvre jaune. An. de littér. méd. étr., etc., t. III, p. 163.

d'après

d'après lequel il est plus que probable qu'on regardera comme constant que l'une et l'autre de ces fièvres ataxiques pestilentielles reconnaissent une identité de causes, de circonstances, de siége, de symptômes et de traitement.

En effet (1), le rapport plus qu'exact des temps et des lieux où la peste d'Orient et la fièvre jaune ont coutume de faire des ravages; — la conformité plus ou moins parfaite des changemens qui surviennent dans l'habitude du corps (2), quand l'une ou l'autre fièvre maligne s'établit; — l'égale influence du scorbut, qui est contraire à l'apparition des deux fièvres (3); — la diminution de la fièvre

Preuves des rapports qui existent entre la peste et la fièvre jaune.

----

(1) Répétons ici ce que dit *Finke* (de morb. bilios. , p. 3o) : « Magnitudines vel accidentia rerum naturas non » mutant, neque genera , sed species sistunt ». Et ailleurs (ibid, p. 98) : « Cum homines simus, non omnes » relationes statim intelligentes; neque in rerum naturâ vix » alia exstet morbi anomalia, nisi habitâ ratione ad in- » tellectum humanum ».

(2) Les périodes de l'invasion et de l'état nerveux , soit de la peste du Levant , soit de la fièvre jaune , n'offrent aucune différence frappante dans l'ensemble et les rapports de leurs symptômes.

(3) Voy. *Pugnet*, mal. insid. du Levant et des Antilles, p. 546. Voy. aussi mon traité du scorbut, in-8°. , Lyon, 1819 , chap. VIII. — Cependant il faut avouer que mon opinion , à ce sujet , n'est pas celle du docteur *Leblond* ,

jaune (1), ainsi que celle de la peste, quand la dyssenterie ou les fièvres intermittentes surviennent et dominent ; — l'analogie des affections fébriles qui en précèdent ou suivent l'invasion (2) ; — l'irrégularité presque la même de l'intervalle qui s'observe entre leur invasion et leur solution ; — l'anomalie presque semblable de tous leurs symptômes ; — la parité du danger dans les deux maladies, suivant la rapidité de leurs progrès, ainsi que suivant la célérité avec laquelle la période des deux fièvres se complique fréquemment de la diarrhée spontanée (3) ; — une dominance à peu près égale de la peste ou de la fièvre jaune, dans les temps où la température

---

qui reconnaît des affinités entre le scorbut et la fièvre jaune. Journ. de méd., par Sédillot, t. XXIV, p. 182.

(1) *Savarésy*, de la fièvre jaune, t. I, p. 21, 35, 65.

(2) *Orée*, descript. pestis in Jassiâ, etc., 1784. — *Schotte*, de la fièvre du Sénégal, etc. — J'ai vu la peste d'Égypte succéder le plus souvent à la dyssenterie, et le docteur *Saunders*, dans une lettre sur les Indes orientales, nous apprend qu'il a remarqué de grands rapports et des consensus notables entre les fièvres bilieuses, les fièvres jaunes, les intermittentes doubles et le flux de sang, et que toutes ces affections régnaient en même temps, ou dégénéraient les unes dans les autres. Gaz. salut., 1785, N°. X.

(3) *Linning*, Essays phys. and litterary. Edimburg, t. II, p. 404, etc.

chaude et sèche pendant le jour (1) contrasté
avec les fraîcheurs de la nuit; — l'utilité des
sueurs qui surviennent au commencement de
chacune; — la turgescence cutanée que présente la fin de la première période de l'une et
de l'autre; — l'insensibilité de la peau, à mesure que ces deux maladies vont en avant; —
l'inutilité de leur traitement, quand l'organe
cutané est parvenu à un certain degré d'inertie, d'anæsthésie, d'aridité et de débilité mortelle (2); — les infarctus du système biliaire,
qui se manifestent souvent dans la peste comme
dans la fièvre jaune (3); — les vomissemens
bilieux, ærugineux, poracés, qui de temps à
autre compliquent la première fièvre pestilentielle (4); — les éruptions pétéchiales, char-

---

(1) *Savarésy*, de la fièvre jaune, p. 78.

(2) *Chaufessié*, v. *Brera*, sylloge opusc, etc., t. IV,
p. 67. — *Pugnet*, ibid. p. 366.

(3) *Rubini* (*Pietro*), Reflessioni sulle febbre gialle,
etc., p. 82. — Bibl. brit. (*Sciences*), t. XXX, p. 152.

(4) La peste *noire* de 1374, où il y avait des vomissemens continuels, des hémorragies nasales, orales, etc.,
des déjections alvines noires, jaunes, ou cendrées, et la
peste *bilieuse* du docteur *Paris*, qui s'accompagnait de
vomissemens de bile verdâtre, de cardialgie, de couleur
jaunâtre des yeux, rarement de bubons, fréquemment de

bonneuses, glanduleuses, qui par fois se montrent dans le typhus ictérodes (1) ; — la gravité des symptômes, le mode de propagation et de communication, qui sont les mêmes pour les deux fièvres ; — la tendance qu'en général le sang manifeste ordinairement dans l'une et l'autre maladie, à se convertir en bile et à se diriger vers le foie (2) ; — enfin l'inoculation de la peste à l'aide de la bile (laquelle indubitablement est aussi altérée

---

charbons, et par fois d'une mollesse extraordinaire, d'une teinte jaunasse et cadavérique de la peau, ne devraient-elles pas être regardées comme intermédiaires entre la peste du Levant et la fièvre jaune ! Ne trouverait-on pas encore un mélange de symptômes de l'une et de l'autre dans la fièvre putride-maligne décrite par *Kirby*, et notamment dans la peste qui régna à Lisbonne en 1723, et qui avait pour symptôme propre et particulier des *vomissemens noirs*, ainsi que dans celle de Marseille en 1720, qui très-souvent se montra, accompagnée de légères épistaxis ? Voy. Journ. de méd., t. LXI, p. 352. — S. R. de méd., 1780, 1781. H., p. 215. — *Pugnet*, ouvr. cité, p. 126, 128.

(1) *Linning*, ouv. cité, etc. — *Pugnet*, ibid. p. 384. *Gilbert*, Hist. méd. de l'arm. franç. à St-Domingue, etc., p. 73. — Du reste, si l'on veut s'assurer que la peste d'Egypte n'offre pas des caractères plus constans et univoques que la fièvre jaune, il faut consulter *Manget*, Bibl. med. pract., t. IV, p. 68. — *Sarcone*, etc., t. I, p. 35 ; — le Dict. des sc. méd., t. XV, p. 338.

(2) *Villars*, obs. de méd., p. 328.

dans la fièvre jaune) , tirée de la vésicule du fiel des pestiférés, et injectée dans les veines des animaux (1) : — tout indique qu'il existe entre la peste d'Orient et la fièvre jaune les analogies les plus directes et les affinités les plus évidentes; tout désigne que les formes sous lesquelles ces deux maladies se présentent , loin d'être essentiellement différentes , offrent plutôt un point de contact intermédiaire qui les rapproche et les réunit, de manière qu'il n'existe entre elles d'autre variété que par quelques symptômes simplement accidentels , et dont la présence , nullement nécessaire à l'existence de ces maladies, doit être considérée comme l'effet de quelques circonstances locales (tirées principalement de la condition de l'atmosphère et du pays, ainsi que de l'état du système abdominal) , dont la réunion , opérée à propos , avec d'autres causes morbides , pourrait produire les mêmes symptômes qui ont été jusqu'à ce jour regardés comme propres à la fièvre jaune, qui enfin ne diffère de la peste d'Orient qu'en ce qu'elle s'établit sous une température *également* chaude et humide (2), pen-

____

(1) Traité des causes , des accidens et de la cure de la peste , Paris, chez Mariette , 1744.

(2) *Gilbert* ; ibid. p. 26.

dant que la dernière arrive dans les pays et dans les temps plus chauds ou plus froids (1) qu'humides (2).

En effet, 1°. *Jackson* dit expressément (3) que la fièvre jaune contagieuse augmente par l'air froid et humide ; 2°. lors du développement de la fièvre atrabilieuse dans l'île Gorée, *Schotte* a noté que la chaleur ne fut point grande ; 3°. l'ictère, que nous remarquons souvent dans les fièvres de nos climats tempérés, ne se manifeste ordinairement que dans les époques de l'année (savoir, le printemps et l'automne) où la température de l'air est le résultat de l'union d'une certaine

Nécessité d'un état de combinaison proportionnelle d'humidité et de chaleur dans l'atmosphère, pour l'apparition de la fièvre jaune.

___

(1) Ces deux circonstances du *froid* et du *chaud* empêchent la distribution libre des forces toniques ; mais comme le froid les pousse au centre, et que la chaleur les attire à la circonférence, il est hors de doute que les symptômes de la peste, survenue dans un climat froid, doivent différer de ceux de la peste d'un pays chaud. Au reste, *Lind* avait déjà observé que l'air froid et humide augmentait souvent la malignité de la contagion. Com. Lips., t. XXII, p. 344.

(2) D'après les observations et les calculs de *Kirwann*, il conste que la température moyenne et actuelle est à peu près la même au Grand-Caire que dans l'île St-Domingue, quoique la latitude de chacune de ces contrées soit différenté ; mais en même temps, il faut noter que l'humidité est plus grande dans la dernière que dans la première.

(3) Journ. de méd., par *Corvisard*, t. X, p. 316.

quantité d'humidité avec un certain degré de chaleur (1) ; 4°. enfin, la fièvre jaune qui a tout récemment ravagé la ville de Malaga, a suffisamment prouvé que son apparition et son développement n'avaient pas exigé que l'on fût sous l'influence d'une très-grande chaleur, ainsi que le pensait *Makittrik* (2), qui d'après cette idée ne croyait pas que cette maladie pût paraître en Europe. Cette exception, qui aurait été bien à désirer, doit être si peu admise que dans les saisons et les lieux tempérés, la jaunisse vient compliquer les maladies régnantes, lorsque l'humidité, auparavant ou trop grande ou pas assez tranchante, s'accompagne d'un degré de chaleur plus convenable et plus proportionnée (3). Ainsi, en confirmation des exemples nombreux déjà rappor-

(1) *Huxam*, de aere, etc., vol. II, p. XIV. — S. R. de méd., t. III. M., p. 5.

(2) *Baldinger*, sylloge, etc., t. I, p. 96.

(3) Pourrait-on trouver quelque analogie entre la fièvre jaune de l'espèce humaine et la coloration en vert que prennent les huîtres (mises dans un mélange d'eau douce et d'eau salée), probablement par un état maladif, dans les temps d'une chaleur modérée, comme en mars, avril, septembre et octobre, qu'elles ne présentent point ni dans les mois d'hiver, ni dans ceux de grande chaleur, et au développement de laquelle s'opposent les temps de pluie et d'orage, ainsi que l'agitation de l'eau, par le vent du nord surtout! Dict. des sc. naturelles, t. XXII, p. 12, 14.

tés, ci-devant, page 33, de cette complication
d'ictère sous une telle température, et auxquels se rattacheraient des cas semblables
consignés dans les œuvres de Sydenham
(t. II., p. 95.), et dans les mémoires de la
S. R. de méd. de Paris (t. III., p. 5.), j'ajouterai avec des médecins anglais (1) que, quoique l'air marécageux et étouffant des climats
chauds (surtout après une averse) soit plus
que favorable à l'établissement de la fièvre
jaune, toujours une excessive chaleur n'a-t-elle
pas été trouvée comme plus propre à produire
ce typhus contagieux. Ainsi encore, en supposant qu'on empêche le rapport établi ci-
dessus entre la chaleur et l'humidité (2), et

____

(1) The London medical and physical journal, N°. 239.
January, 1819, p. 53.

(2) *Volney*, œuvres complètes, t. VII, p. 306. —
C'est peut-être en pensant à cette proportion de chaleur
et d'humidité, que la commission médicale française envoyée en Espagne l'automne passée, aurait pu facilement expliquer pourquoi, 1°. pendant les mois d'avril,
mai, juin et jusque vers la fin de juillet, que la température était élevée depuis 19 à 22 degrés (R.), on n'enten-
dait point parler de maladie à Barcelonne; tandis qu'une
humidité chaude, causée par de grands rassemblemens,
dans des lieux resserrés et mal-sains, par des communications tumultueuses, au milieu des plaisirs de tout genre,
venant à rompre la dominance de la chaleur sèche, fût
comme l'époque du réveil terrible de la fièvre jaune; et

présenté comme nécessaire pour l'apparition de la peste, et qu'on augmente l'humidité dans les lieux où sévit cette fièvre adéno-nerveuse, de manière que la chaleur ne prédomine pas comme à l'ordinaire, on aura probablement une température favorable à la production et à la propagation de la fièvre jaune : c'est effectivement et justement ce qui est arrivé à l'occasion du siége du grand Caire (en 1800) par l'armée française d'Orient, sous le généralat du magnanime et infortuné *Kléber*, et après lequel les blessés assez nombreux, et tous, plus ou moins dangereusement mutilés, se virent réellement atteints d'une vraie fièvre jaune (1), parce que se trouvant placés dans

2°. pourquoi en 1820, où la température de la même ville était sensiblement plus élevée, il n'y eût pas d'accident du typhus icterodes, tandis qu'en 1821, où l'humidité de l'air fut moins dominée par la chaleur, qui se montra effectivement moins forte que celle de l'année précédente, l'infection se répandit avec rage dans Barcelonne. Voy. le rapport de la commission envoyée, etc., part. I, p. 14, 19.

(1) M. le docteur *Larrey* en a consigné des exemples nombreux dans sa relation historique et chirurgicale de l'expédition de l'armée d'Orient. Si j'eusse eu cet intéressant ouvrage, je me serais empressé d'en extraire quelques observations...; mais j'espère réparer cette omission, dans le répertoire de médecine-pratique, auquel je travaille depuis 30 ans, et dans la confection duquel je prends à tâche

des chambres basses , dont l'air pesant et peu agité devint encore plus méphitique par sa combinaison avec celui qui s'élevait, ou plutôt qui cherchait à s'élever des vastes plaies de ces malades , ils eurent bientôt leur atmos-phère *proportionnellement* (1) chaude et hu-mide, et absolument semblable à celle qui a lieu dans les pays chauds de l'Amérique ou d'autres contrées analogues, et principalement pendant l'automne, où le système hépatique se montre plus susceptible et plus irritable qu'en été et en hiver, et en général que sous une

de faire entrer un grand nombre d'ouvrages *majeurs* en allemand, anglais, français, italien et latin , et parmi lesquels ne seront point oubliées les savantes productions de M. le baron *Desgenets* , médecin en chef de la même armée d'Orient, et du célèbre M. *Percy*, l'aigle de la chirurgie militaire française. Je profite de cette occasion pour payer à ces trois savans et respectables inspecteurs-généraux du service de santé des armées, ma part du tribut de dévouement et d'admiration auquel leurs connaissances et leurs services leur donnent tant de droits. Puisse ce même tribut les dédommager un peu de l'injustice du sort qu'ils ont pu éprouver dans des temps malheureux pour les vrais Français !

(1) Cette proportion d'humidité et de chaleur cesse-t-elle par la précaution de mettre à la voile et de s'éloigner de la terre , ou de ne faire que naviguer entre les deux tropiques ! Les vaisseaux infectés de la fièvre jaune s'en voient bientôt délivrés, dans le premier cas, et ceux qui n'ont pas cette maladie, ne la prennent jamais. N'a-t-on

température plus chaude et plus sèche (1).
Huxam avait déjà dit que si, en été, l'air
est humide et tranquille ; si le vent du midi
souffle, et s'il demeure quelques mois dans
cet état, l'ictère se manifeste très-fréquem-
ment (2). Ce même médecin a aussi remarqué (3) que même dans les temps froids une
humidité permanente de l'atmosphère, faisait
souvent, ainsi que le vent du sud quand il
dominait, éclore la jaunisse qui maintes fois

---

pas aussi observé que la partie de la ville de Saint-Pierre
(île Martinique), appelée *nouvelle cité*, ou quartier
moderne, est devenue extraordinairement plus salubre
que les autres (qui sont très-mal-saines) depuis que l'on en
a rafraîchi la température à l'aide de canaux et de ruis-
seaux d'eau courante, qu'on a obtenus de la rivière
Pérés, qu'on a fait monter à cette *nouvelle cité !*
Savarésy, t. I, p. 151, 194. *Rouppe*, de morb. navigant.,
part. II, p. 65.

(1) *Saunders*, traité du foie, p. 107. L'hôpital des
Osmanlis, placé dans une grande mosquée du grand Caire,
bien aérée et assez propre, me procura un bien petit nombre
d'accidens de fièvre jaune *traumatique*, et encore crois-je
bien me rappeler que la plupart se rencontrèrent chez des
Mameloucks, sujets ordinairement très-replets et jouissant d'un tempérament sanguin-lymphatique.

(2) *Huxam*, de aere, etc., part. I, p. 48. *Savarésy*
(de la fièvre jaune, t. I, p. 36) a noté aussi que le mois
de floréal, *plus sec* que les mois précédens, voyoit diminuer beaucoup la fièvre jaune.

(3) *Huxam*, ibid. t. I, p. 127, 129, 135, 139; et t. II,
præfat., p. VIII, 31, 37.

s'est alors montrée avec des tumeurs glanduleuses et des fièvres catarrhales. Ici, il ne faut
point oublier que la contagion de la fièvre
jaune peut se communiquer à un individu qui
y est exposé, sans cependant produire toujours dans ce dernier une fièvre strictement
jaune : car si cette personne est en *proie à
des affections morales*, si la saison est très-
chaude, le foie ne sera pas affecté comme il
l'est dans la plupart des malades ictériques ;
mais ce sera le cerveau, etc. etc. etc. (1).

En vain m'opposera-t-on l'autorité de *Stoll*
qui dans un hiver a vu un certain nombre
d'ictériques ; car les observations de ce grand
praticien ont été faites dans les hôpitaux où
l'air existe toujours dans un état simultanément chaud et humide, et où conséquemment
il peut agir comme le fait (hors de ces établissemens) l'atmosphère aux équinoxes du
printemps et de l'automne. En outre, je ferai
remarquer que ce même médecin a traité dans
le mois d'août des sinoques putrides, qui,
dans leur troisième période, se compliquèrent
de la jaunisse particulière des yeux (2). — L'affection ictérique a bien encore été observée

---

(1) *Broussais*, Examen, etc., p. 109, 147.
(2) *Stoll*, Rat. med., edit. Ticini, t. IV, p. 58, 72.

par *Geoffroy* dans le mois de février 1789 à Paris ; mais c'était dans une époque où le *froid était tombé, où le dégel était survenu, où le temps était doux et humide, et où les catarrhes dégénéraient facilement en fluxions bilieuses* (1).

Cette influence d'une chaleur combinée avec un certain degré d'humidité (2), favorise tellement la production des affections bilieuses, que dans le mois d'avril 1792, où les chaleurs, qui étaient plus que fortes pour cette saison, présentèrent en même temps quelques journées venteuses et fraîches, les maladies populaires prirent le caractère bilieux, que caractérisèrent des urines safranées, des crachats jaunâtres, des selles bilieuses, des vomissemens de bile verte, des teintes jaunes au visage et dans les yeux, et même par quelques ictères légers et par des choléra-morbus, symptômes que l'on vit se renforcer dans l'été suivant qui fut humide (3).

------

(1) S. R. de méd., t. X, M., p. 4.

(2) Le savant M. ALEX. MOREAU DE JONÈS pourrait m'accuser de lui avoir emprunté cette idée (Bibl. méd., t. LXXV, p. 381); mais en 1809, je l'avais déjà émise et développée dans un ouvrage imprimé à Lyon, sous le titre *De Ætiologia contagii*, etc., in-8°.

(3) Journ. de méd., t. XCII, p. 186, 189, 380, 390.

Ainsi la fièvre jaune peut paraître ailleurs qu'en Amérique.

De ces différens faits, il est au moins à conclure que la fièvre jaune peut paraître dans d'autres climats que dans ceux de l'Amérique ; et qu'en effet c'est elle qui a paru dans différentes parties de l'Europe. J'irai même jusqu'à dire que dans une contagion de fièvre jaune, cette maladie peut encore exister simultanément comme épidémique dans quelques individus, et comme sporadique dans d'autres.

Outre l'état de l'air, décrit ci-devant, les erreurs dans le régime font beaucoup pour la production de la fièvre jaune.

Cependant, il faut l'avouer, comme la fièvre jaune, que j'ai dit plus haut avoir compliqué accidentellement les blessures et les plaies, s'est déclarée parmi les Français et parmi ceux des soldats égyptiens et notamment des mamelouks qui, avant leur condition et leur état de gens mutilés, avaient tenu un régime échauffant, et s'étaient adonnés aux boissons spiritueuses, aux alimens salés (1) ; — comme d'ailleurs dans les Indes orientales, on la voit principalement attaquer les Européens que l'on sait trop enclins à observer une manière de vivre trop excitante, surtout après leur débarquement, à l'occasion duquel ils passent d'une oisiveté longue et involontaire (pendant la navigation) à une vie active et pénible, et se

____

(1) *Schotte*, ouv. cité. — V. aussi gaz. de santé, 1783, N°. 14.

croient encore et mal-à-propos obligés de diminuer l'influence affaiblissante d'un climat chaud par l'usage des liqueurs, etc. (1) ; — comme encore on a remarqué que les indigènes ne sont à l'abri de cette fièvre, qu'en se tenant le ventre libre, en prenant beaucoup de boissons aqueuses, et en usant des plaisirs de l'amour avec beaucoup de modération (2) ; — et comme enfin on a observé que les natifs de ces contrées, et même que les nègres qui étaient *habitués* aux alimens échauffans usités dans le pays, ou adonnés à une nourriture intrinsèquement moins tonique, sont moins fatigués de l'ictère épidémique que les Européens, tandis que ceux de ces derniers qui se privaient plus ou moins du vin et du café, ne le prenaient que bien rarement, ou ne l'avaient que bien peu fort (3), il est raisonnable et naturel de conclure et d'admettre qu'outre la condition tirée de l'état de l'atmosphère dont j'ai parlé amplement plus haut, comme nécessaire pour l'apparition de la fièvre jaune, il faut encore que chez les individus qui sont exposés à la prendre, il existe un certain de-

____

(1) *Bertin*, voy. *Retz*, précis sur les maladies épidémiques, p. 221, 224.

(2) *Rouppe*, de morb. navig., p. 29.

(3) *Schotte*, ouv. cité, p. 134.

gré d'irritation constante et établie (par suite d'un régime de vie trop stimulant, tenu avant, et jusqu'alors) sur les organes digestifs et le système biliaire.

Pourquoi l'Européen est, dans l'Inde, plus sujet à la fièvre jaune ?

Déjà le docteur *Saunders* avait fait observer que la qualité et la quantité de la bile étaient coordonnées avec l'abondance de la partie rouge dans le sang (1); et j'ajouterai que ce rapport et cette proportion doivent être en raison de l'état intrinsèque de ce fluide. Aussi l'Européen, plus sanguin que l'Indien, arrivant dans le climat chaud de ce dernier, a déjà en lui-même, et manifeste facilement une aptitude à voir, non-seulement sa bile, mais encore son sang s'augmenter, et éprouver une espèce de turgescence, surtout si, comme cela arrive ordinairement, il s'adonne à un régime de vie incendiaire, tandis que l'Indien n'éprouve d'augmentation que dans sa bile, dont d'ailleurs la propriété stimulante, ainsi que je l'ai déjà avancé, est diminuée et corrigée par des boissons aqueuses et abondantes. Mais si dans l'Européen, dont le sang et la bile éprouvent une plus grande incandescence, l'effet de cette double irritation se dirige naturellement et se fixe sur le système biliaire et digestif, pourquoi voudrait-on nier qu'il en fût de même

_____

(1) *Saunders*, traité du foie, p. 93, 96.

de

de l'impression épidémique et contagieuse, et qu'en effet elle se portât et se concentrât sur des parties déjà auparavant irritées ? Et ensuite, pourquoi l'augmentation de l'irritation naturelle, dont il vient d'être fait mention, ne pourrait-elle pas provoquer l'établissement de l'ictère, à la production duquel d'ailleurs le seul excès dans l'usage des boissons spiritueuses suffirait, sans qu'il fût besoin du concours de l'épidémie ou de la contagion (1) ?

Avouons donc que, dans les climats chauds, les miasmes fébriles et contagieux sont plus qu'à même d'exercer une action directe et manifeste sur les parties solides et fluides du système biliaire. Au surplus, cette tendance ou cette faculté pour amener une affection fâcheuse sur un organe, déjà primitivement compromis, n'est pas exclusivement particulière à la fièvre jaune ; car des fièvres varioleuses catarrhales peuvent facilement se compliquer d'un mal de gorge, quand le malade a été, avant et dès ses premières années, sujet à souffrir par intervalles du gosier ; et même l'on voit des femmes enceintes prendre souvent des pertes utérines, plus ou moins fâ-

Action des causes maladives sur les organes antérieurement lésés.

_____

(1) *Huxam*, de aere, etc, vol. I, p. 145. *Saunders*, ouv. cité, p. 145.

cheuses , quand elles sont exposées à des
fièvres putrides (1). C'est encore par la même
raison que les fièvres intermittentes, qui surviennent à des personnes fatiguées d'une dissolution ou cachexie hépatique , se transfor-
ment en d'autres maladies, comme en fièvre
muqueuse, vertigineuse, etc. dont le cours
présente un peu du type intermittent dans
leurs symptômes. Cette conversion ou trans-
formation des maladies ne serait-elle pas à
craindre sous l'action d'un climat chaud, et ne
pourrait-elle pas donner alors lieu à une fièvre
bilieuse plus ou moins continue , surtout après
des excès dans le manger, à l'occasion desquels
on a vu en effet un temps lourd , un air saturé
de vapeurs humides et méphitiques favoriser le
développement d'accidens graves , et même
une fièvre, laquelle précédée d'un état d'ivresse
ou de toute autre intempérance , a été mortelle sous les vingt-quatre heures (2). Cette
influence doit encore être plus terrible chez
les malades dont les indispositions les plus
légères dégénèrent si facilement en fièvres
malignes, et principalement s'ils sont rassem-

____

(1) *Roussel* , Recherches sur la petite vérole , 1781 ,
p. 28.

(2) *Lind* , ouv. cité. — Gaz. sal. , 1786, N°. XXIII.
— *Van-Swieten* , etc. , t. III, p. 83.

blés en grand nombre dans un hôpital, et près d'un sol marécageux ; et c'est surtout avec ces dernières circonstances qu'aux Antilles les fièvres régnantes revêtent assez fréquemment les caractères et reçoivent en effet le nom de fièvre jaune (1).

Mais tout comme l'état d'excitation antérieure du système biliaire prédispose fortement au typhus d'Amérique, de même l'état d'excitation antérieure de l'organe cutané, prédispose d'une manière sensible à la peste d'Orient ; et c'est pour déterminer quelque chose de positif à l'égard de ces deux maladies cruelles, que l'on se croit obligé d'avancer que l'énergie augmentée de l'un ou de l'autre système contribue beaucoup à l'apparition de la peste ou de la fièvre jaune. Cette assertion deviendra plus plausible, et plus admissible par les éclaircissemens suivans, qui serviront à expliquer pourquoi souvent l'une des deux maladies se développe plutôt que l'autre.

Le système abdominal et le système cutané s'affectent réciproquement, et simultanément, et se balancent mutuellement. Une énergie trop grande dans le premier amène une moindre énergie dans le second, dont conséquemment l'excitation ultérieure modère et

L'invasion de la peste a lieu par suite d'une irritation antérieure et habituelle de la peau, dont l'énergie s'oppose à la diathèse bilieuse, mais dont l'asthénie subséquente et constante permet l'effet du régime échauffant, c'est-à-dire, la lésion des viscères abdominaux, etc.

Action réciproque, etc., du ventre et de la peau.

---

(1) *Rubini*, ouv. cité, p. 98.

réprime la force de l'autre. C'est donc sur cet état général et mutuel des deux systèmes que plusieurs circonstances morbifiques fondent et règlent leur sphère de puissance et d'action. D'après ce, la température élevée, sèche et particulière à un climat chaud, s'exerçant continuellement sur la peau, peut y permettre l'établissement des affections catarrhales qui sont à même de devenir contagieuses aussi bien et aussi facilement que les affections bilieuses, que les mêmes circonstances peuvent également laisser se développer, lorsque leur impression, provoquée par un état antérieur d'irritation du système biliaire ou autres organes analogues, se dirige vers ces dernières parties, et s'y fixe fortement. Mais, quoique cette direction morbide (sur les viscères abdominaux) se montre constamment capable d'un effet quelconque, elle peut de temps en temps être susceptible d'une modification, d'une déviation et même d'une espèce *d'annihilation*, ainsi que cela arrive effectivement quand, par exemple, l'organe cutané se trouve doué d'un état d'énergie où l'entretient continuellement la chaleur atmosphérique, et quand par cette raison cet état de force de la peau enraye, ou empêche l'établissement de la diathèse bilieuse ; et c'est ce qui arrive à l'Egyptien, qui nuit et jour fume du tabac ou

Quand les affections catarrhales et les bilieuses s'établissent.

Pourquoi l'Egyptien est plus

fait abus du café, et dont la peau, alors sèche et contractée, tend de plus en plus à diminuer et à empêcher le spasme qui, d'après un régime constamment échauffant, tendrait à s'établir sur le système biliaire.... Voilà la vraie raison qui fait que les habitans de l'Egypte éprouvent moins souvent la fièvre jaune que la peste, à laquelle on peut encore dire qu'ils sont plus sujets, parce que leur peau, journellement exercée sous une latitude brûlante, est par-là même plus exposée à tomber dans un état d'asthénie, circonstances nécessaires à l'action et aux progrès des miasmes contagieux de la peste du Levant, ainsi qu'il sera dit plus bas; et de plus, si ce relâchement, si cette asthénie de l'organe cutané arrive sous l'influence d'une atmosphère *mollasse*, et qu'en même temps le système biliaire éprouve l'action d'un régime de vie plus que stimulant, c'est alors que ce même système biliaire deviendra comme l'aboutissant de l'action des nouveaux miasmes morbides, et que l'individu prendra la fièvre jaune, ou au moins la plus grande disposition à la contracter.

L'on ne saurait donc trop répéter que le typhus *ictérodes* ne se déclare sur un point du nouvel hémisphère, et quelquefois même sur un point de l'Europe, qu'autant qu'il y est provoqué, 1°. d'une manière générale par un

sol marécageux et un air chaud et humide ;
et 2°. d'une manière particulière par un régime de vie qui exerce trop le système abdominal, et surtout le biliaire. Aussi a-t-on
remarqué d'une part, que le nord (au moins
de l'Europe) où l'atmosphère est moins *pour-*
rie, et dont les habitans sont plus actifs et
vivent plus sobrement, a bien rarement à se
plaindre de la fièvre jaune, et que de l'autre
part, ceux qui ont des dispositions, soit par
eux-mêmes, soit par l'effet de l'air, etc., à prendre cette maladie, peuvent cependant s'en préserver en diminuant et en combattant l'irritation
de leur système biliaire par l'usage des lavemens (1) et l'emploi d'autres moyens émolliens.

Pour que la discussion assez courte que je
viens de me permettre par anticipation sur les
causes adjuvantes et déterminantes de la fièvre
jaune, puisse être autant utile que claire,
je pense devoir remettre sous les yeux du
lecteur qu'une fièvre bilieuse *simple* peut être
épidémique ; mais que, si elle s'étend au-delà
des premières voies, ou plutôt si une affection d'autres parties répercutent vers les
premières voies des humeurs excrémentitielles,
comme cela est à même d'arriver par un dé-

Division de la fièvre jaune en épidémique et en contagieuse.

---

(1) *Huxam*, de aëre, etc ; vol. II, p. 150. *Carrey*,
descrizione della febbre gialla ; trad. dall'Englese, p. 74.

rangement de la transpiration, à la suite des variations fréquentes de l'atmosphère, alors la fièvre bilieuse se complique, et devient non-seulement épidémique, mais encore contagieuse. J'ajouterai encore que probablement pour la production de la fièvre jaune, il n'est pas nécessaire que le système biliaire soit toujours irrité au même degré; et c'est pour mieux me faire comprendre sur ce sujet, que je distinguerai la fièvre jaune en deux espèces: l'une, produite par l'action d'une ou de plusieurs des six choses non-naturelles et qui doit être bien distinguée de celle qui résulte de l'influence réciproque de plusieurs individus réunis : la première est seulement *épidémique :* elle dépend moins de la disposition particulière de nos corps que de la constitution de l'année, des saisons, etc. (1) : La dernière est la *contagieuse* proprement dite ; et indubitablement elle exige, pour sa production, une moindre irritation dans le système biliaire et digestif : mais cette moindre irritation est suppléée par de nombreuses affinités qui servent comme de moyens de liaison et de

---

(1) *Richa,* dans *Sydenham* , op. omnia , etc., t. II, p. 385. Je dois déclarer ici que je ne restreins pas l'épidé-mie à la seule action de l'air, comme quelques-uns le font ; mais je pense qu'elle peut résulter également de l'action d'une des autres six choses non-naturelles.

consensus entre les habitans d'une même ville et entre les membres d'une même famille, et avec l'absence desquelles la contagion ne s'étendrait point.

De la fièvre jaune épidémique. La fièvre jaune *épidémique* règne souvent dans les îles Caraïbes et dans l'Amérique septentrionale où la tempérance n'est pas tout-à-fait la vertu dominante, et où elle se répand, moins par les relations entre les colons et les habitans, que par l'influence des six choses non-naturelles. Mais la *contagieuse* peut se montrer parmi les Européens qui sont supposés respirer un air chaud et humide, et en outre contracter et exercer des rapports évidens avec des étrangers qui sont contagiés, et qui arrivent dans les parages des premiers. Il faut donc convenir ici, 1.º que les individus exposés à la contagion, doivent être considérés comme se trouvant dans des circonstances *extrinsèques* analogues à celles où sont ceux qui ont déjà la maladie, et 2.º qu'il doit exister entre les uns et les autres un certain nombre de relations *réciproques*, de sorte que l'une ou l'autre de ces conditions manquant, la contagion n'aura sans doute point lieu : mais dans ce moment, il n'est question que de la fièvre jaune *épidémique;* me réservant de parler par la suite et avec plus de détail de la contagieuse.

Relativement à la *certaine* proportion d'humidité réunie à la chaleur de l'atmosphère, que j'ai déjà représentée comme nécessaire à la production de la fièvre jaune; me serait-il permis de chercher à en assigner le point fixe dans l'état de repos, le plus parfait possible, où l'air peut se trouver, et où il se trouve réellement pendant des mois entiers, dans les climats chauds que l'on voit effectivement et fréquemment ravagés par ce fléau (1)? Toutefois, ce même point fixe qui s'établit et se manifeste plus rarement dans les pays tempérés ou froids, et qui est variable à l'infini pour chaque contrée, ne peut pas être précisé, mais seulement désigné par approximation, vû qu'il nous manque à cet égard des données positives et certaines : au surplus, l'on doit d'autant mieux consentir à avouer comme nécessaire au développement de la fièvre jaune, une combinaison proportionnelle de chaleur et d'humidité, qu'on a été obligé de l'admettre pour l'apparition des fièvres populaires : car l'on observera, 1°. que les épidémies d'hiver sévissent beaucoup moins dans le temps du froid sec, que dans celui où le froid diminue et devient plus humide, et 2°. que les épidémies estivales attendent, pour se montrer

Quelle est la combinaison de la chaleur et de l'humidité pour causer la fièvre jaune?

____

(1) Journ. de méd. , par *Sedillot*, t. XXIV, p. 182.

dans toute leur activité, que les grandes chaleurs tombent, et qu'elles se tempèrent par
plus d'humidité, ce qui s'effectue principalement à l'approche de l'automne. Aussi est-il
notoire que cette dernière saison est la plus
fertile en maladies populaires contagieuses,
en celles surtout qui intéressent le système
abdominal (1).

Quand les maladies du midi de l'Europe ressemblent à celles de l'Afrique ?

Lind (2) trouve de la difficulté à expliquer
pourquoi les maladies, qui ont lieu dans certaines contrées australes de l'Europe, et quand
il n'y tombe pas de l'eau, sont analogues à
celles qui règnent dans l'Afrique (par exemple au Sénégal) sous l'influence des pluies :
mais ne pourrait-on pas dire que la température des premières régions méridionales, lors
même qu'elles sont privées de la quantité de
pluies qui ont coutume de les arroser et de les
humecter annuellement, se rapproche beaucoup de celle des pays brûlans de l'Afrique,
lorsque par extraordinaire ces derniers sont
tempérés par un peu de pluie? Ce rapprochement, cet accord de températures dans des
parages éloignés les uns des autres, doit faire
diminuer la différence, le plus souvent et le
plus mal-à-propos admise dans les maladies

(1) S. R. de méd. ; 1780, 1781, p. 45, 58, 75.
(2) An essay, etc., p. 43.

qui surviennent dans chacun d'eux, et surtout si les saisons n'y sont que très-peu variées. Ainsi l'on ne s'étonnera pas plus de voir éclore des épidémies contagieuses dans une contrée, par une saison trop long-temps froide, que des maladies pestilentielles dans des pays qui sont trop constamment chauds. En outre, c'est d'après la différence rencontrée dans la combinaison de la chaleur et de l'humidité de l'air qu'il a été observé 1°. que si la température des régions torrides, où la fièvre jaune se manifeste fréquemment, est décidément sèche, alors la solution de cette maladie se fait et se manifeste par des charbons, des parotides ou par la gangrène (1) et la rapproche ainsi de la peste d'Orient; — 2°. que si dans les contrées tempérées, la diminution de la chaleur laisse augmenter d'autant l'humidité, toutes les maladies participent sensiblement du caractère bilieux, et la fièvre jaune même se développe alors avec facilité et véhémence (2). — 3°. Enfin, que si pendant les ravages de la fièvre jaune, il survient une assez grande humidité pour qu'elle soit l'état dominant de l'atmosphère, le changement qu'en éprouve la température, suffit pour di-

____

(1) *Chaufessié*, v. *Brera*, ibid , p. 66.

(2) *Tomassini*, sulla febbre di Livorno, etc., p. 335.

Utilité des grandes pluies.

minuer le typhus ictérode. Aussi M. *Berté* a-t-il rapporté (1) qu'une légère pluie qui n'avait pas diminué la chaleur de l'air, avait rendu la fièvre jaune de l'Andalousie beaucoup plus dangereuse (parce que sans doute une humidité *plus grande* ajoutée à une chaleur non changée, *non diminuée*, établissait une égalité ou un rapport plus proportionnel entre ces deux qualités de l'atmosphère); tandis qu'au contraire des pluies plus abondantes, plus capables de rafraîchir l'air, et d'en diminuer ainsi la chaleur, ne pouvait que faire perdre à la maladie de sa propriété contagieuse (2). *Lind* avait également fait remarquer que le Bengale n'était jamais si salubre que lorsqu'il tombait une pluie averse (3). Si donc *Raymond* a avancé (4) qu'il n'arrive aucune maladie, et que les affections morbides

---

(1) Précis historique de la maladie de l'Andalousie, p. 156.

(2) *Hoffmann* a aussi dit que des pluies *abondantes* adoucirent beaucoup les symptômes d'une peste qui désolait Naples. Suppl. I, part. I, p. 783. V. *Rochoux*, Recherches sur la fièvre jaune, p. 269. Ann. de litt. méd. étr., t. III, p. 152.

(3) *Hoffmann*, t. V, p. 782. — *Lind*, de febre putrida in Bengalia, 1782. Thesaur. med. Edim., t. III, p. 118. *Huxam*, de aere, etc., vol. I, p. 117.

(4) Mém. de la S. R. de méd., 1780, 1781, p. 41.

régnantes disparaissent dans le temps des pluies, cela ne doit s'entendre que de ces pluies qui ventilent, agitent et secouent l'air, et qui le rendent moins accablant, etc. Car l'on a réellement vu dans nos climats que dans les mois de juillet et août, le concours du vent d'ouest et d'un air tranquille, mou, chaud et nuageux, mettait tellement nos corps dans la même situation que celle où se trouvent les individus qui habitent des pays dont la température très-élevée, est à peine modifiée par des pluies légères, que c'est alors que s'est développé l'*ictère* accompagné de fièvre et souvent d'une forte hémorragie (1).

Ces considérations, sur les divers degrés respectifs de l'humidité et de la chaleur réunies dans l'atmosphère d'un climat, offrent peut-être le moyen d'expliquer pourquoi les feux allumés et les fumigations aromatiques employées pendant une peste qui arriva dans un temps sec et chaud, ont été très-désavantageux, et pourquoi les uns et les autres ont été utiles dans des temps humides et pluvieux (2).

---

(1) *Huxam*, ibid, t. I, p. 47, 48. — *Clark*, on the diseases of long voyages to hot climates, p. 129. — Ann. de litt. méd. étr., cah. XIV, p. 152, 159.

(2) *Hoffmann*, suppl. I, pars. 1ª., p. 791.

Quelle consti-
tution des corps
animés favorise
la fièvre jaune?

Une question curieuse et importante à
faire ici, c'est de savoir si, dans la constitution particulière d'un individu, on ne peut
pas trouver un obstacle à l'invasion de la
fièvre jaune, provenant, par exemple, du défaut d'un certain équilibre entre l'humidité et
la chaleur.

Pour répondre à cette question d'une manière un peu satisfaisante, et pour faire voir
d'abord que la dominance de l'humidité sur
la chaleur (dans l'individu) est une circonstance qui ne favorise point l'intus-susception
de la contagion, je représenterai 1°. qu'en
Europe (dans l'Espagne, par exemple,) des
bateliers (1), accoutumés à rester sur l'eau,
à demeurer isolés, et à vivre dans une température plus humide que chaude, se sont vus
à l'abri de la fièvre jaune (2); — 2°. que les
indigènes des pays chauds ne la prennent pas

____

(1) *Berte*, ouv. cité, p. 158, 356.

(2) Des pêcheurs, au nombre de plus de 300, voyant les
progrès de la fièvre jaune à Barcelonette, s'étant ménagé
les moyens de vivre sur le sable du port et de se livrer à
la pêche, et n'ayant voulu qu'indirectement communiquer
avec la ville, n'ont eu que quatre ou cinq malades, sans
avoir de morts. — D'autres pêcheurs, postés au milieu de
flaques d'eau stagnante, dans le point le plus mal-propre
du port, et tenant la même conduite, n'ont également
point eu de malades. Rapport de la Com. méd. franç., envoyée à Barcelonne, part. I, p. 16, 17.

souvent, parce que leur chaleur naturelle est
moindre de 3 ou 4 dégrés (1), que celle des
nouveaux débarqués, qui, en conséquence,
s'en voient plus facilement atteints; — 3º. que
la dégénération des maladies en *fièvre iclé-
rique* n'a pas eu autant lieu chez les marins
à qui l'on avait accordé de rester à leurs
bords, que chez ceux qui avaient été débarqués pour être reçus à l'hôpital, où encore
la convalescence fut lente, pénible, incer-
taine, et où même ils éprouvaient fréquemment des rechutes à la moindre erreur dans
le régime (2), inconvéniens qui firent proposer de tenir les étrangers qui arrivaient
dans un climat chaud, et à qui on voulait
éviter la maladie, dans des habitations flot-

____

(1) *Titsing*, obs. de insulâ Curacaoa, p. 381. — L'augmentation de la chaleur dans notre corps, surtout dans
nos humeurs, en suppose une plus grande expansion.
C'est donc alors qu'on peut concevoir que nos systèmes
ont des rapprochemens plus nombreux et plus immé-
diats avec les six choses non-naturelles, et notamment
avec l'air, à l'état duquel nous participons plus amplement;
et, quoique encore cette expansion de nos solides et de nos
fluides vienne à cesser, nos parties n'en restent pas moins
soumises à l'influence de ce nouvel état des six choses non-
naturelles, etc., et cela toujours en raison de l'état opposé
qui a précédé.

(2) *Lind*, An essay, etc., p. 160, 161. — Gaz. salut.,
1786, Nº. XXIII,

tantes sur l'eau, et assez éloignées de terre,
pendant la mauvaise saison (1); — et 4°. enfin
que des officiers et des soldats de marine, qui
s'étaient vus frappés de la fièvre jaune, régnante à Cadix, où ils étaient descendus,
tous ceux qui furent envoyés à bord des vaisseaux, stationnés au surplus dans des parages
salubres, en réchappèrent, tandis que cette
même maladie pestilentielle fit un grand
nombre de victimes dans la ville (2).

Quand les ac-
climatés éprou-
vent la fièvre
jaune ?

Toutefois, cette différence de chaleur dans
le système général des indigènes, et l'avantage qu'ils en retirent d'être moins exposés à
la fièvre jaune, peut finir quand ils sont
éloignés de leur patrie, depuis plus ou moins
de temps; et alors ils ne sont pas plus privilégiés que les étrangers, et ils sont en effet à
même de prendre, comme ces derniers, le
typhus ictérique, en arrivant dans leur pays
natal, où ce fléau est supposé régner (3).
Sous ce rapport, les maladies épidémiques
qui ont lieu fréquemment à Rochefort, se-
ront-elles analogues à la fièvre jaune ? car

----

(1) Nouvelles de médecine, t. II, 1786, p. 109. *Lind*,
ibid, p. 163.

(2) *Lind*, ibid, p. 161.

(3) *Brera*, ibid, t. IV, p. 88. — Voy. dans la 3ᵉ section, les articles *Causes adjuvantes*, *Différences*, etc.

elles

elles n'attaquent que les étrangers, et épargnent ceux qui sont accoutumés au climat de cette ville; et enfin ces mêmes habitans en encourent les atteintes, quand après une longue absence, ils reviennent respirer l'air de la cité où ils sont nés (1). De plus, ces mêmes fièvres, qui apparaissent dans l'été, se convertiraient probablement en vraie fièvre jaune, si les malades eussent, dans leur régime précédent, commis autant d'erreurs que l'on a coutume d'en commettre dans les Indes; et peut-être encore cette transmutation les rendrait-elles plus contagieuses...! car quoique le docteur Retz (2) ne regarde pas les épidémies de Rochefort comme contagieuses, cependant les récidives qu'elles manifestent fréquemment, sembleraient devoir les faire regarder comme telles, du moins chez les étrangers (voyez plus loin).

Quant aux constitutions individuelles (3)

Analogie des fièvres de Rochefort avec la fièvre jaune.

---

(1) Journ. de méd., t. LXIII, p. 265.

(2) Malad. épidém., p. 71.

(3) La sécheresse ou l'humidité de nos fibres modifie la réaction de la force vitale, dont l'état influe lui-même sur la formation et l'intensité des maladies. La force de cohésion ou la sécheresse de ces fibres, surtout s'il y a en même temps augmentation du calorique, *diminue*, il est vrai, *leur irritabilité;* mais elle donne à la réaction plus

qui présentent une dominance de chaleur sur l'humidité, elles paraissent posséder également une moindre disposition naturelle à la fièvre jaune. N'est-ce pas en effet à la chaleur continuelle et forte que les habitans d'Alkala, qui sont tous, en général, des boulangers, et qui ainsi sont comme au milieu du feu, durent l'avantage de ne pas prendre la contagion des malades qu'ils avaient parmi eux, et qui avaient pris la fièvre jaune des étrangers (1)?

L'usage des boissons spiritueuses n'a-t-il pas préservé certains individus des îles d'Amérique, des Etats-Unis, de la Hollande, etc., des fièvres intermittentes, malignes, endémiques ou épidémiques, en détruisant ou diminuant la constitution molle et humide,

---

d'énergie et plus de durée : leur mollesse et leur humidité augmentent leur mobilité; mais elles diminuent l'énergie et la régularité de leur réaction : ces circonstances sont à observer, surtout pour la peste d'Egypte.

(1) *Berte*, ibid, p. 158, 350. — Toutefois les boulangers de Barcelonne y ont presque tous succombé (Rap. de la Com. méd. franc., part. I. p. 32) : cette différence tiendrait-elle à ce que la chaleur de ces derniers était beaucoup tempérée par une atmosphère humide, et plus humide que celle d'Alkala? ou tiendrait-elle encore à ce que les causes de l'une n'étaient pas les mêmes que celles de l'autre ?

particulière aux autres habitans qui en étaient attaqués, etc. (1)?

Comme il a été question jusqu'ici des diverses manières dont les différens degrés de chaleur, comparés et réunis à ceux d'humidité, peuvent influer sur l'apparition de la fièvre jaune, il me reste à dire quelque chose sur le développement de la peste d'Orient, favorisé ou empêché suivant les changemens et les rapports des mêmes qualités de l'air.

La peste qui se déclare comme annuellement dans les pays chauds, où la chaleur surpasse de beaucoup l'humidité, s'affaiblit et cesse quand cette même température élevée s'abaisse, et quand en même temps l'humidité augmente. C'est ainsi que le Delta de l'Egypte, souvent ravagé par la peste, la voit s'adoucir dans le temps des grandes inondations; c'est ainsi que la ville d'Alexandrie, régulièrement visitée tous les ans par ce fléau, qui paraissait même y avoir comme établi son siège, n'a présenté aucun accident de cette maladie, depuis que les Anglais, qui assiégeaient en 1800, cette place défendue par les Français, eurent ouvert la digue qui séparait le lac

L'abaissement de la température ou l'augmentation de l'humidité s'oppose un peu à la peste d'Egypte.

______

(1) Voy. *Volney*, œuvres complètes, t. VII, p. 285.

Madier du lac *Maréotis*, desséché depuis un très-long temps, et eurent ainsi rendu le territoire et l'atmosphère des environs beaucoup plus humides qu'ils ne l'étaient auparavant. C'est ainsi qu'en 1799, l'inondation du Nil étant parvenue (au Caire) à une hauteur extraordinaire, il ne survint, du moins à ma connaissance, aucun cas de peste. (1). Pendant ce temps (que la peste fut en *calme* au grand Caire), l'on y vit s'établir une affection catarrhale populaire, que la plupart des Français éprouvèrent, et sous l'influence de laquelle quelques-uns d'entre eux prirent des ictères bénins. Moi-même je fus atteint de cette dernière affection bilieuse cutanée que je conservai pendant quelques semaines, et que probablement je dus beaucoup aux ennuis que j'eus à cette époque, et au régime échauffant que j'observai en même temps. C'est à ce sujet que je pourrais avancer que, si la généralité des Français qui habitaient le Caire, eût vécu d'une manière tonifiante, l'ictère aurait été indubitablement plus fréquent ; et cette remarque me paraît d'autant

Peste du Caire remplacée par une épidémie catarrhale et ictérique.

---

(1) L'on doit bien concevoir qu'il ne s'agit ici que des inondations proprement dites, et nullement de leurs résultats, savoir des marais que la retraite des eaux laisse après elle, et que tout le monde avoue être capables de donner naissance à des épidémies et à des maladies pestilentielles.

plus fondée , que ceux qui s'adonnaient aux liqueurs spiritueuses, eurent à se plaindre d'affections hépatiques, sous la forme d'infarctus et de congestions , et que dans cette partie de l'Afrique j'eus à traiter beaucoup d'inflammations du foie, et toujours chez les gens irascibles, et chez les buveurs , sur lesquels une atmosphère plus chaude qu'humide (laquelle a lieu constamment en Egypte, et quelquefois dans les Antilles) agit d'une telle manière qu'elle fait dominer la bile chez ces sujets, et que cette bile, sans tendre précisément à l'altération et à la putrescence , concourt directement à la production des congestions, des inflammations et des abcès dans le système biliaire (1).

D'après ce qui vient d'être rapporté , il résulte que la fièvre jaune diffère de la peste du Levant, en ce que, sous une température à peu près *également* humide et chaude ou froide, les humeurs de la transpiration dirigent (dans la 1re. maladie) et fixent leur impression sur les organes digestifs et principalement sur les biliaires (2) , les uns et les

____

(1) *Retz* , mal. épid. ; p. 218.

(2) C'est probablement en pensant de cette manière que *Rubini* appelle la fièvre jaune *typhus contagieux biliaire.* Ouv. cité , p. 85 , 94.

autres ayant été maintenus dans un état d'irritation continuelle, par un régime échauffant
qui a précédé ; tandis que dans la peste, qui
se déclare sous une température *plus* chaude
ou froide (1) qu'humide, les mêmes humeurs
de la transpiration, déviées ou altérées, ont
leur impression comme *réfléchie* du centre à
la circonférence ou à l'organe cutané, vu
que ce dernier est constamment et profondément stimulé, ou par la chaleur vive et permanente de la chaleur, ou par le froid qui
l'entretient dans un état d'éréthisme (2). L'on

---

(1) *Dappert*, dans sa description de l'Egypte (p. 127),
avait déjà fait l'importante remarque que jamais la peste
ne vient par une chaleur excessive, sous l'influence de laquelle elle disparaît plutôt. (*Hoffmann*, t. I, p. 208.) —
Il est plus ordinaire que, dans les Echelles du Levant et en
Egypte, la peste se déclare au printemps et en automne,
et il est très-rare que son invasion y ait lieu pendant les
fortes chaleurs de l'été, ou pendant les pluies abondantes
de l'hiver. (S. R. de méd., 1777, H., p. 304.) — L'on doit
encore dire ici que, dans la Haute-Egypte les chaleurs
constantes et fortes s'opposent à l'apparition de ce fléau,
qui toutefois s'y montre, quand, par extraordinaire, l'inondation a été au point de changer la température de
l'Egypte supérieure, qui alors est effectivement plus humide.

(2) La direction et la stase des humeurs dans la fièvre
jaune, sur le système abdominal, est sans doute une métaptose épidémique, que détermine sur le foie l'influence
de la saison et du climat, et qu'y ont sans cesse provoquée

ne doit point s'étonner d'ailleurs de voir un même résultat être produit par l'humidité, jointe ou à la *chaleur* ou au *froid* : car on a vu dans les armées françaises, ainsi que dans celles de la monstrueuse coalition formée contre la France, qu'un haut degré ou de *chaud* ou de *froid* avait produit la même fièvre putride, dont ainsi la fureur parut s'exercer, et au milieu de l'été et au milieu de l'hiver (1). Enfin, et toujours d'après l'impression des humeurs de la transpiration dirigée et fixée sur les *parties intérieures*, ou réfléchie par irradiation sur *l'organe cutané*, les symptômes morbides, qui se manifestent dans la seconde période de la fièvre jaune, doivent être différens de ceux de la même période de la peste d'Orient; et, en effet, ils présentent un moindre appareil de dilatation, de raréfaction, du moins à l'extérieur; car dans la peste, il y a réellement tuméfaction reluisante du visage, turgescence de la langue, et divers autres épigénomènes qui apparaissent dans l'habitus extérieur du corps, par

Les symptômes de la 2e. période de la peste diffèrent de ceux de la 2e. période de la fièvre jaune.

---

les différentes erreurs commises auparavant dans le régime. V. *Lorry*, de morb. mutat. et convers., p. 253, 268, 302.

(1) *Marcus*, voy. Bibl. méd. Broun. German., t. IV, p. 37.

exemple, des ecchymoses, pétéchies, anthrax, bubons, etc.; au lieu que dans la fièvre
jaune le développement des symptômes est
moins extérieur qu'intérieur, et s'annonce par
l'augmentation du volume de la vésicule du
fiel, par la congestion ou l'infarctus du système biliaire, et de temps en temps par des
charbons dans l'estomac, ou consensuellement par une pareille lésion dans le système
pulmonaire, etc.

En bien réfléchissant sur les assertions ou
sur les observations précédentes, on aura
sans doute bien de la peine à ne pas admettre
au moins quelque analogie entre la peste du
Levant et la fièvre jaune. Si cependant l'on
s'appuyait sur ce que j'ai dit des Français
blessés au Caire, et dont quelques-uns, vivant dans une atmosphère proportionnellement *chaude* et *humide* (v. page 46), furent
presque les seuls attaqués de la fièvre jaune,
pour penser et faire croire que cette dernière
était non-contagieuse, et qu'ainsi elle diffé-
rerait essentiellement de la peste, je répon-
drais que les miasmes ou effluves de la première maladie, étant moins volatils, doivent
se répandre et s'étendre moins facilement
dans l'air. Il est vrai que, s'élevant moins
haut et moins aisément, ces miasmes peuvent
et doivent, par leur plus grande pesanteur,

par leur plus grande tenacité, faire courir plus de chances pour les voir adhérer plus long-temps à la surface des corps, et conséquemment pour être même absorbés par plus d'une voie de notre système. M. *Bailly* (1) n'est cependant pas de cet avis, et il pense que le gaz qui produit la fièvre jaune est plus volatil qne celui de la peste. Mais si l'on fait attention que l'atmosphère des lieux où règne, comme de préférence, ce typhus, est chaude, humide, brumeuse, pesante, etc., l'on sera obligé de convenir que les odeurs, que les exhalaisons doivent se vaporiser plus difficilement, plus lentement, plus incomplètement, et s'élever moins haut (2), et en un mot qu'elles ne doivent point se montrer aussi volatiles qu'elles le seraient dans un air chaud et sec qui domine le plus souvent dans les pays où la peste apparaît fréquemment. En outre, comme il n'y a point de contagion absolue (v. plus loin), et comme la propagation de toute contagion n'a lieu que d'après la parité des organes, et d'après la conformité des circonstances où se trouvent les malades et les indi-

---

(1) Opinion sur la contagion de la fièvre jaune, par M. *Bailly*, in-8°., Paris, 1810, p. 14.

(2) *Godard*, sur les anti-septiques, Acad. de Dijon, p. 337.

vidus qui sont exposés à le devenir (1); il ne faut pas s'étonner si la peste et la fièvre jaune, en se déclarant dans des salles de blessés, paraissent l'une et l'autre reconnaître des limites, et épargner tous ceux dont l'organisation, partielle ou générale, se trouve différer de l'organisation des premiers. Ainsi, il faut admettre que l'action propre et directe de la contagion consiste dans le changement de la disposition présente et même dans sa prompte conversion en la maladie (2).

Me voici maintenant arrivé à parler d'une maladie susceptible de se communiquer, et surtout de la fièvre jaune contagieuse, proprement dite; et c'est pour me rendre plus intelligible que je soumets au lecteur les généralités suivantes, applicables particulièrement à ce *typhus ictérodes*.

Division des maladies en épimiques, en celles par infection, et en contagieuses.

Je divise d'abord les constitutions maladives, 1°. en *épidémiques*, ou celles provenant de l'action défavorable et dominante de l'une ou l'autre des six choses non-naturelles; 2°. en celles *par infection*, produites

_____

(1) *Hoffmann* avait d'abord dit que la peste venait comme indistinctement, sans aucun égard pour le tempérament, l'âge, les habitudes, la nourriture, etc., et qu'elle était à même d'attaquer les hommes de toute condition (suppl. I, p. 779); mais ailleurs (ibid, p. 782), il est à peu près de mon sentiment.

(2) *Marcus*, ouv. cité, ibid, p. 52. 55.

par des miasmes délétères que peuvent fournir les substances végétales ou animales, mais
désorganisées, et privées de la vie; et 3°. en
contagieuses, ou celles qui doivent être attri-
buées à des miasmes morbides transmis des
corps malades à d'autres corps qui ne le sont
pas encore réellement, mais qui sont disposés
à le devenir.

Il ne sera pas précisément question ici des
épidémies proprement dites; ainsi je ne vais
m'occuper que des deux autres divisions de
constitutions maladives.

Relativement à l'infection *inorganique*, ou   De l'infection.
au résultat des effluves provenans de subs-
tances animales ou végétales, sans vie, on
peut mettre en question si les maladies causées
par les miasmes d'un corps mort, même d'un
typhus pestilentiel, ne sont pas différentes
des altérations morbides, par suite des exhalaisons que fournit un individu vivant, atteint
de la fièvre typhoïde; et si les premières, réellement et beaucoup moins contagieuses que
les dernières, ne constituent pas précisément
une classe de maladies, tenant le milieu, ou
servant d'intermédiaires entre les maladies
contagieuses proprement dites et les épidémiques (1). En outre, en supposant que des

______

(1) Doit-on penser et dire que la contagion *vive* (celle

effluves marécageux existent en même temps que des exhalaisons sortent de substances animales mortes, il n'y aura de manifeste que l'action des premières, tandis que les dernières n'en offriront point de caractère morbide (1). L'on ajoutera que les maladies causées par les unes et les autres de ces deux espèces d'émanations nuisibles, sont en général uniformément marquées par des exacerbations et des rémissions, ou par des paroxysmes et des intermissions : enfin l'on dira que l'infection *inorganique*, rigoureusement parlant, ne suppose pas la contagion, tandis que celle-ci suppose toujours l'infection, et que s'il est vrai que la putridité et la malignité ne supposent pas davantage la contagion, il ne l'est pas moins qu'elles se joignent ordinairement à la contagion qui complique et caractérise certaines affections, fébriles surtout. Ici l'on pourrait encore se demander si l'infection n'est pas pour les fluides ce que la malignité est pour les solides, et si la combinaison des deux ne donne pas constamment lieu à la putridité.

Rapports de l'infection avec la contagion.

De la malignité et de la putridité.

---

qui est le produit de corps vivans. Bibl. german., t. III, p. 255) affecte moins terriblement que celle qui est le résultat d'un miasme conservé dans une substance inanimée, et qu'on appelle *contagion morte !*

(1) Ann. de litt. méd. étr., t. XIII, p. 155.

L'infection *organique*, que quelques-uns appellent *miasmatique*, et que la plupart nomment *contagion vive*, *contagion* proprement dite, a lieu par des émanations délétères qui sortant *activement* de quelques animaux malades, ou fournis *passivement* par ces mêmes individus (1), se transmettent à d'autres, de manière que ceux-ci, pouvant en devenir malades, deviennent à leur tour propres à transmettre également à de nouveaux individus leur état morbide (2).

Les miasmes ou effluves d'animaux vivans, qui se trouvent dans un état de concentration, peuvent en devenir un poison plus méphitique, plus meurtrier, et plus capable d'asphixier et de tuer subitement, que lorsqu'ils sont divisés, agités et étendus, etc. De plus, leur action peut être accrue de celle des effluves de marais ou de substances animales mortes, et produire alors une maladie compliquée, et en

Infection organique, miasmatique, ou contagion vive, etc.

---

(1) N'est-il pas naturel de penser qu'il existe une grande différence entre l'action des miasmes *lancés* en quelque manière par l'activité d'un corps convalescent, et celle des miasmes provenant d'individus malades, mais directement attirés, absorbés par ceux qui sont dans l'atmosphère de ces mêmes malades ?

(2) *Jius. Frank*, osservazione teor. prat., etc., part. II, p. 83.

cela plus dangereuse et plus difficile à traiter.

C'est en supposant la dominance où des effluves organiques ou des miasmes inorganiques, que l'on peut expliquer pourquoi la même maladie (en apparence) peut se montrer contagieuse dans un pays et pendant une année, etc., ou simplement épidémique dans une autre année, et dans une autre contrée (1) ?

Ici, l'on aurait à demander si la fièvre jaune, par exemple, contractée en Amérique où quelques médecins la supposent non-contagieuse, n'est point susceptible de se propager et de se communiquer parmi les équipages des vaisseaux qui font une longue navigation, où toutes les six choses non-naturelles, et notamment le régime qui est échauffant, bilieux, etc., sont les mêmes pour tous les marins, qui alors peuvent prendre facilement la fièvre jaune par contagion ; et dont l'arrivée dans des ports de l'Europe et la communication avec les habitans de ces dernières contrées, où règne une fièvre bilioso-marécageuse, ordinaire et indigène, sont à même d'influer sur cette dernière maladie, et de la faire dégénérer en *typhus ictérodes*.

______

(1) *Bailly*, ouv. cité, p. 15.

Ceci me mène naturellement à mentionner et à expliquer un autre incident qui a quelque rapport avec ce qui vient d'être dit, et qui a provoqué les plus sérieuses réflexions. On a dit qu'à Séville il avait existé une fièvre jaune *sporadique* parmi ceux des habitans qui, après avoir fui et évité la contagion que cette cité avait éprouvée l'année précédente, et n'y être revenus qu'à l'approche de l'hiver, furent cependant *seuls* atteints d'une vraie fièvre jaune dans les chaleurs de l'été suivant, de telle sorte que les personnes qui les soignaient et les entouraient en furent exemptes. Cependant, en admettant le fait *dans tout son entier*, en est-il à conclure que cette fièvre jaune fût simplement sporadique ? L'espèce de fureur avec laquelle en furent exclusivement attaqués ceux qui, l'année précédente, lui avaient échappé par l'éloignement, ne prouverait-elle pas, au contraire, qu'elle a été contagieuse, non pas *absolument* pour tous les habitans de Séville, mais *seulement* pour ceux qui, depuis long-temps se trouvaient dans une même sphère d'activité morale et physique ? On doit d'autant mieux être porté à souscrire à cette dernière idée, que l'on est obligé d'expliquer de la même manière les catarrhes qui ont régné exclusivement et épidémiquement parmi les coureurs de sermons et de cérémonies religieuses , lesquels en effet respirent simultanément un même air chaud et étouffant , et éprouvent les mêmes sensations ou commotions morales , en entendant la voix plus ou moins persuasive d'un prêtre éloquent , en faisant des prières ferventes , ou en chantant des hymnes qui attristent ou exaltent. Aussi a-t-on souvent observé le retour d'une contagion pestilentielle parmi le peuple qu'une dévotion mal-entendue appelait et rassemblait trop tôt dans les temples. On est donc fondé à croire que les différentes nuances dont s'environne en diverses circonstances une épidémie contagieuse, dépendent souvent autant de la nature du lieu où elle s'établit et se propage, que de la disposition particulière et du tempérament des malades.

Déjà on doit avoir pressenti que je n'admettais point de contagion constante, absolue etc.; autrement c'en serait fait de toute une population, de toute l'espèce humaine.. Je vais à ce sujet entrer dans quelques détails pathologiques qui serviront peut-être à faire comprendre et admettre mon assertion. D'abord le miasme dont l'introduction dans l'intérieur du système, ou l'action sur l'organe cutané, est requis pour constituer un état maladif, doit opérer quelques phénomènes sensibles ou

cachés

(81)

cachés dans le corps de l'individu infecté...
et il est probable que pendant le temps de
cette action morbide, l'élément de la contagion n'agit point au dehors du sujet en proie
à ses atteintes. Le principe, ou le résultat de
l'action de cet élément contagieux peut et doit
se borner d'abord à une lésion ou à un dérangement quelconque de l'économie du contagié
sans qu'il y ait à craindre, pendant ce temps,
pour la transmission de la maladie aux individus environnans. Cette période d'action
morbide, exclusive au malade, a reçu les diverses dénominations de *nerveuse*, de *sténique*,
de *latente*, de *centripète*, etc. par les uns; de
concentration, de *délitescence* par les autres;
tandis que la période suivante, celle pendant
laquelle l'état du malade peut influer sur
celui des personnes qui communiquent avec
lui, a été désignée par les noms d'*expansive*,
de *centrifuge*, d'*asthénique*, de *constitutionnelle*, d'*action générale*, de *contagion proprement dite*, etc. (1).

La première période peut être supposée
avoir lieu quand le système exhalant diminue,
et qu'en même temps l'absorbant augmente

---

(1) Ann. de litt. méd. étr., t. IV, p. 549. Giornale di
Parma, etc., t. VI, p. 154. Bibl. med. Broun. German.,
t. IV, p. 40. *Rubini*, ouv. cité, p. 157, 166.

d'énergie , circonstance que favorisent ou provoquent la digestion, les passions de l'âme répressives , le temps froid succédant à un temps chaud, le coucher du soleil, etc., etc., et pendant laquelle le sujet, chez qui s'établissent ces phénomènes (annoncés par une peau sèche, pâle ou livide, par la lésion plus ou moins grande de la sensibilité , par des anxiétés précordiales, par un trouble dans les fonctions du système abdominal, et même du cérébral , qui va jusqu'à l'établissement du délire , etc.), ne peut communiquer son état aux individus environnans.

2e. période. Mais cette direction vicieuse d'humeurs ou de mouvemens nerveux fait bientôt place à une espèce de relâche dans les solides, à l'aide duquel se préparent et s'annoncent des sécrétions et excrétions qui se ressentent de la maladie : c'est alors que commence la deuxième période, ou la période *contagieuse*, et que les miasmes, qui sortent du corps malade, se répandent ou se déposent plus ou moins chauds sur divers corps, ou s'étendent et se perdent dans les airs.

Une maladie contagieuse, considérée dans tout son ensemble, consiste donc dans une action morbide, 1°. sur le sujet atteint et malade ; et 2°. sur celui qui est exposé à l'infection du premier. Ainsi des pestiférés, des personnes ayant la fièvre jaune, auraient pu, dans la première période de leur maladie, se trouver parmi d'autres individus, sans cependant avoir fait encourir à ces derniers le danger de l'infection, pourvu toutefois que leur séparation ait eu lieu avant la fin de cette même période : et c'est une observation que j'ai eu lieu de faire, principalement dans la peste du Levant.

Quelle est la durée de cette première période ? c'est sur quoi l'on ne peut rien déterminer de positif, de fixe : seulement l'on peut penser qu'elle doit être subordonnée au type et à l'*acuité* de la fièvre. Ce qu'il y a de plus certain, c'est que le développement de la seconde période ne se fait pas aux mêmes époques dans toutes les maladies ; et qui plus est, c'est qu'elle peut arriver plus tôt ou plus tard dans la même maladie, suivant diverses circonstances, parmi lesquelles sont en première ligne l'âge plus ou moins avancé, l'habitation, le régime changé, l'approche de l'automne, la complication de la maladie, l'espèce d'humeur qui a servi de véhicule à la matière de la contagion, etc., ainsi que, suivant la quantité de miasmes qui ont été absorbés, et la rapidité de l'agitation fébrile occasionée par cette absorption, etc. Malgré cette irrégularité, qu'on est forcé d'admettre,

La contagion n'a lieu qu'à la fin de la 2.ᵉ période.

et qui peut encore tenir à ce que la dose du miasme déposée varie à l'infini, à ce que les rapports et la communication entre le malade et l'exposé ont lieu par le contact direct ou indirect, et enfin à ce que les voies par lesquelles peut s'absorber le miasme, ne sont pas toujours les mêmes ; il paraît que généralement on est convenu que le danger de la propagation ou de la manifestation de la propriété contagieuse hors du corps malade, ne dépasse pas 40 jours, en comptant de l'incubation du miasme.

En bien réfléchissant sur toutes ces circonstances réunies ou séparées, l'on pourra rester convaincu que parmi les maladies contagieuses il en est (comme la peste d'Orient, la fièvre jaune, etc.), qui, pour se développer en dehors et pour pouvoir être transmises d'un individu à un autre, ont besoin du moindre rapport entre le malade et l'exposé, et que toutes, en général, seront plus ou moins promptes à atteindre les sujets environnans, suivant qu'il y aura plus ou moins de malades réunis ; tandis que cette transmigration sera plus tardive, si elle n'est l'œuvre que d'un malade.

Maintenant, comment agit le miasme contagieux sur le nouveau corps qui vient de le recevoir ? y conserve-t-il son premier caractère? ou son action consiste-t-elle à imprimer aux solides et aux fluides une certaine modification à laquelle le système du sujet infecté sera *seul* soumis, mais dont ensuite le résultat pourra être la sécrétion et l'excrétion d'une humeur, d'une matière alors contagieuse pour les autres corps environnans (1)?

-- Tout en avouant qu'il est plus que difficile de résoudre ces questions, ou plutôt ces problèmes, on est obligé d'admettre, ainsi qu'il a déjà été fait, que la *seconde* période d'une fièvre contagieuse diffère absolument de la première, et qu'elle se caractérise spécifiquement par la faculté que la même maladie obtient à cette *seule* époque de se propager et de revivre dans d'autres individus. En effet, la morve chez les chevaux n'est contagieuse qu'autant qu'il y a flux nasal (2). — L'épizoo-

____

(1) Une contagion agit-elle parce que son miasme délétère est absorbé, et qu'il altère les fluides; etc.? ou bien, serait-il vrai que l'action de la contagion dérangeât et bouleversât les fonctions des vaisseaux lymphatiques cutanés, de manière que les glandes et les organes résultant du système vasculaire et lymphatique, etc., contiendraient un fluide non suffisamment élaboré, et qui par cela même serait morbide, d'où suivrait une lésion dans les fonctions de ces glandes et des parties avec lesquelles elles sont en consensus, etc.?

(2) *Paulet*, mal. épizoot.; t. II, p. 307; 355.

tie des bêtes à cornes, décrite par *Abildguard*, ne s'est montrée communicable qu'au moyen de la toux qui survenait du 5e. au 8e. jour (1). — Point de danger de prendre la petite vérole spontanée, que depuis la suppuration des pustules jusqu'à la chute des croûtes (2), intervalle de temps où l'haleine des malades devient fétide. — Il en est de même de la rougeole, qui ordinairement ne se montre transmissible que de 14 en 14 jours (3). Il est vrai qu'*Odier*, de Genève, croit que la rougeole et la fièvre scarlatine se communiquent dès les premiers jours de leur invasion, et même avant l'éruption (4) ; mais pourquoi la faculté contagieuse se manifesterait-elle dans le temps de l'inflammation de ces phlegmasies cutanées, quand il est d'observation qu'en général l'inflammation n'est pas propre à la contagion (5) ? — Les fluxions épidémiques

---

(1) Gaz. sal., 1788, N°. XIV.

(2) Gaz. littér. de l'Europe, 1768, N°. XII, p. 179. Gaz. salut., 1785, N°. XLV. Journ. de méd. angl., 1785, p. 211. Ann. de littér. médic. étr., t. IV, p. 16, 521. *Menuret*, action de l'air dans les mal. contag., p. 97. *Denmann*, prat. des accouch., t. II, p. 333.

(3) *Loew*, Hist. epid. Hungariæ, p. 27.

(4) Bibl. britannique (Sciences), t. XIX, p. 360.

(5) Comment. Lips., vol. XXII, p. 369.

de poitrine, les phthisies pulmonaires ne se
montrent contagieuses (quand elles le sont)
que dans le stade de leur *état*, ou quand elles
parviennent à leur dernier degré, et nullement dans leur principe (1). — *Fothergill* a
pareillement observé que ce n'était que dans
leurs derniers jours que les personnes attaquées de maux de gorge contagieux, les trans-
mettaient à ceux qui communiquaient avec
elles (2). — *Hildenbrand* paraît être du même
avis ; car, quoiqu'il dise que c'est principalement dans la *période nerveuse* que le principe
contagieux du typhus en général se développe
et se communique, il est hors de doute qu'il
n'a point voulu dire que cette *période nerveuse*
fût la première, ou celle de *crudité* du typhus :
car 1°. il la met après la période inflammatoire ; et 2°. il n'appelle de ce nom que le
temps de la maladie où des symptômes nerveux viennent la compliquer, à la suite d'un
traitement vicieux, ou par un défaut de réaction générale suffisante (3). — Semblable re-

_____

(1) Académie de Dijon, 1784, p. 5. — *Evers*, de
phthysico. contagio., Gaz. salut., 1783, N°. XLIV. Ann.
de litt. méd. étr., t. II, p. 29. Bibl. britan., t. XXVII,
p. 346.

(2) Med. Observ. and Enq., t. I, p. 216. *Godard*, sur
les anti-sept., p. 385.

(3) V. Journ. de méd., de *Sedillot*, t. XLI, p. 189.

marque a été faite par *J. P. Frank* (1), relativement à des fièvres miliaires épidémiques,
dont la contagion s'est seulement répandue
lorsqu'elles ont été bien et constitutionnelle-
ment établies, et avec d'autant plus d'énergie que ces fièvres étaient plus *continentes*;
ainsi que par *Sarcone* (2), concernant l'épidémie de Naples en 1764, laquelle ne se prenait
que lorsqu'il survenait des pétéchies, que les
selles et les sueurs étaient fétides, etc. — Enfin
le docteur *Richard* assure que la fièvre bilieuse, qui régnait en 1797, 1798 et 1799,
dans les environs de Birmingham, en Angle-
terre, ne paraît pas du tout être contagieuse
dans le premier degré, mais seulement après
le 11e. et le 14e. jour, lorsqu'elle tend fortement vers le typhus. (An. de litt. méd. étr.,
t. III, p. 143). — Il ne sera donc pas sur-
prenant de m'entendre répéter que la peste
d'Orient et la fièvre jaune sont inhabiles à
se communiquer avant la fin de leur deuxième
stade; j'ajouterai que leur propriété contagieuse dépend probablement de leur caractère
fébrile, et qu'elle a coutume de se développer
dans les temps et les lieux où règnent presque

____

(1) Epitome de cur. hom. morb., t. III, p. 138.

(2) T. II, p. 50, 240. *Huxam*, de aere, etc., 1742,
p. 27, *Lind*, fièvres contag., p. 20.

exclusivement les fièvres intermittentes et rémittentes bilieuses, et chez les personnes
dont l'idyosincrasie favorise le plus la constitution bilieuse (1) ; et que plusieurs praticiens (2) ont remarqué que la peste avait paru
attaquer successivement les différens membres
d'une même famille, à peu près vers le 9e. jour.
— J'ai eu lieu d'observer moi-même que les
pestiférés français de l'armée d'Orient ne laissaient point de germes ou miasmes dangereux
dans les endroits, même dans les lits qu'on
leur faisait quitter avant l'*état* de leur maladie
pestilentielle ; et, en cela, je me trouve d'accord avec *Hoffmann*, qui recommandait de
ne pas trop demeurer près des pestiférés,
quand ils étaient sur le point de mourir (3).
— Pour la fièvre jaune, *Jackson* et *Clark* (4)
partagent aussi l'opinion que ce typhus *icté-
rodès* n'est communicable que vers son état.
Pugnet (5) l'a confirmée en nous apprenant

---

(1) *Brera*, sylloge, etc., t. VI, p. 39.

(2) *Manget*, Bibl. medic. pract., t. IV, p. 63, 68.
Sorbait dans *Vans-Swieten*, com., etc., t. V, p. 168.

(3) *Hoffmann*, suppl. I, part. II, medicus politicus,
p. 415, 782.

(4) Journ. de méd., par *Corvisard*, t. X, p. 321.
Rubini, reflessioni, etc., p. 13.

(5) Malad. insid., p. 394.

que les vaisseaux et les bâtimens occupés par ceux dont la fièvre jaune n'avait encore parcouru que les deux premiers stades , n'en avaient point présenté d'accidens , tandis que cette terrible maladie avait constamment fait des ravages dans tous les lieux où elle avait parcouru *tous* ses temps.

Une remarque importante et que sans doute on a déjà faite, c'est que la faculté contagieuse d'une maladie *hors* du corps qui en est affecté, commence à s'exercer dès-lors que cette maladie cesse d'agir *intérieurement* dans la propre substance et au détriment de ce même corps. Ainsi, en me résumant, *l'état* de la maladie et même la convalescence du malade sont les circonstances les plus évidentes où la contagion cesse d'agir dans le corps primitivement affecté de ce dernier , et où en même temps elle cherche à se dédommager en quelque manière, en tendant à se transmettre à d'autres individus disposés à en recevoir les miasmes ou l'impression.

Conditions pour que la contagion passe d'un individu à un autre.

Sans m'occuper à prouver que la transmission d'une contagion est plus ou moins facile, plus ou moins prompte, plus ou moins infaillible (1) , suivant la partie du jour, suivant

____

(1) *Paulet* , malad. épizoot. , t. II., p. 267 , 365, Journ.

la saison, suivant que les animaux sont de la même espèce, etc. etc. et sans disserter sur la dégénération qu'éprouvent les effluves contagieux, en passant d'une espèce d'animal dans une autre, et qui leur fait produire des symptômes différens, et même perdre (dans cette occurrence) de leur communicabilité (1), je me bornerai à conclure de tout ce que j'ai dit, et de tout ce que l'on a observé, que pour l'établissement et le développement d'une contagion, il faut qu'il existe (entre le sujet malade et celui qui est exposé à le devenir) des rapports de consensus et d'identité, 1.° dans l'usage de *plusieurs* des six choses non-naturelles, et 2.° dans l'état d'organisation des parties qui doivent absorber les miasmes fournis par les *mêmes* parties du contagié. — Ces observations sont d'autant plus utiles que l'ab-

de physique, Introduct., t. I, p. 270. Gaz. salut., 1784, N°. XXVII. S. R. de méd., 1777, M., p. 167.

(1) Voy. *Leclerc*, Hist. nat. de l'hom. mal., t. II, p. 481. *Fracastor*, de morb. contag., cap. X, p. 173. Bibl. méd. Broun. Germ., t. IV, p. 18. *Enaux* et *Chaussier*, man. de traiter les mors. des chiens enragés, etc., p. 27. *Moreschi*, della milza, p. 145. *Bouriat*, rech. sur la rage, p. 9. *Murat*, de la vaccination des moutons, 1808, p. 7, 17. *Hunter*, mal. vénér., p. 23. *Menurer*, ouv. cité, p. 55. *Orée*, pestis Jassiæ, etc., p. 155. Essais philosoph. d'un voyageur, p. 247.

sence de ces conditions affaiblit ou empêche la contagion, tandis qu'en général cette dernière ne diminue pas en passant d'un animal à un autre de la même espèce. Aussi les hommes se communiquent-ils plus ou moins facilement leurs maladies ; mais, encore, répétons-le, il faut le concours de plusieurs conditions ou circonstances pour constituer une contagion, et c'est de ces conditions que je vais m'occuper.

1.re condition, le contact.

La première est le contact *direct* entre les deux corps (l'exposé et le malade). On n'oubliera pas que le contact ne consiste pas toujours dans une approximation complète, dans une apposition ou jonction absolue (1). Car il est des cas où une personne, trop voisine de celle qui est affectée, et se trouvant en quelque manière plongée dans l'atmosphère de cette personne malade, en contracte l'état morbide, quoiqu'elle ne l'ait pas précisément touchée. « En thérapeutique, dit *Matthieu Carrey* (2), » le contact n'indique pas uniquement l'apposition d'un corps sur l'autre, mais encore » ce grand rapprochement au moyen duquel

---

(1) *Fordyce.*, v. Ann. de litt. méd. étr., t. V, p. 115. *De Ratte*, v. Bibl. franç., 4e. année, 7e. livraison, p. 23.

(2) Descrizione della febbre gialla nella cita di Filadelfia, 1804, p. 4.

» les atmosphères des deux corps peuvent
» s'unir et se confondre, et l'activité des
» effluves, sortant d'un corps inquiné, vient
» à altérer un autre corps qui a l'apparence
» de la santé. » Cette annotation donne à
penser que la plus ou moins grande approximation du sujet *malade* avec le sujet *exposé*
n'est peut-être ici de conséquence qu'à raison
de l'état de chaleur humide que les vapeurs
ou émanations fournies par le premier sujet
doivent avoir pour réaliser leur puissance
contagieuse (1).

La seconde condition nécessaire pour le
développement d'une contagion est un certain
degré et une certaine combinaison de chaleur
et d'humidité dans l'atmosphère particulière
à chaque corps vivant : car si le froid, par
exemple, ou la sécheresse dominait, la faculté
expansive du corps malade serait restreinte et
diminuée, et nécessairement ses effluves n'auraient pas cette humidité nécessaire pour son

2.ᵉ condition, température chaude et humide de la partie.

-----

(1) On trouvera des exemples de contagion portée par
les vapeurs pulmonaires ou cutanées des individus malades,
dans *Paré*, liv. I, de la peste, chap. 12, — *Grand-Vil-
liers* (*Marteau* de), Description des maux de gorge,
in-12, Paris, 1768, p. 2, — Journ. de méd. par *Sédillot*,
t. IV, p. 477, — *Conradi*, Anat. patol. traduz. ital., t. II,
p. 110, — *Vogel*, prax. med., t. II, p. 70, *Frank*, Bibl.
med., Broun. German., t. I, p. 40.

introduction dans un autre corps sain, au moins en apparence; de plus, sans une température moyenne, à l'aide de laquelle les miasmes sont humectés et étendus dans l'humeur de la perspiration cutanée, les vaisseaux absorbans, n'aspirent point l'air, ne pompent point l'eau où le corps se trouve ou peut se trouver plongé (1). A cet égard, l'on sera fondé d'appliquer à l'air ce qui est dit au sujet de l'eau dans les mémoires de Dijon, où en effet l'on a comme prouvé 1°. qu'il ne se fait point d'inhalation dans l'eau froide, qu'il commence à s'en opérer dans une eau presque nullement froide, et qu'il y en a une plus qu'active dans l'eau tiède : 2°. Que quand la chaleur de l'eau augmente ou parvient à son *maximum*, l'inhalation diminue d'autant, ou cesse totalement; et 3°. enfin que l'exspiration cutanée a lieu et qu'elle augmente beaucoup avec la chaleur de l'eau. On sera donc porté à croire, d'après ce qui vient d'être dit, qu'il est possible que le miasme contagieux, d'abord déposé sur la peau, y demeure, sans aller encore plus avant, tant que ce dernier organe ne jouit pas d'un certain état de souplesse, ou tant que le miasme délétère ne reçoit pas de l'air atmosphérique un degré convenable d'hu-

Promptitude ou retard dans l'absorption de l'eau, des miasmes, etc.

____

(1) *Fourcroy*, médecine éclairée, etc., t. IV, p. 239.

midité ; et c'est pendant qu'il sera dans cette
espèce d'inertie que l'air qui nous environne
et nous touche immédiatement, peut diviser,
étendre, dissoudre et même neutraliser ce
même miasme ; et en supposant encore qu'une
portion de ce miasme, ainsi étendu, s'intro-
duisît dans le torrent de la circulation, toujours arriverait-il que son action en serait de
beaucoup diminuée. Il serait donc à désirer
que l'on pût déterminer 1°. le temps que l'organe cutané peut rester dans un état de rigi-
dité, peu propre à l'absorption, et 2°. celui
que la température de l'air peut demeurer
supérieure à celle qui égalant la température
de notre système, peut provoquer ou du
moins favoriser la mixtion des effluves contagieux avec l'humeur perspirable de la peau.

Quoiqu'il ne me soit pas donné de statuer sur
la détermination dont il s'agit ici, l'on peut cependant regarder comme plus que probable
qu'au bout de 10, 12 et 15 jours au plus d'isolement des personnes contagiées et des objets
suspects, il y a lieu de ne plus craindre d'action
du miasme de la contagion. Aussi *Chenot*
croyait-il que l'on pouvait borner la quarantaine à 15 jours (1). Au surplus, plusieurs
médecins se sont crus fondés à la faire pro-

Durée des qua-
rantaines.

____

(1) *Rubini*, ouv. cité, p. 98. Gaz. sal., 1788, N°. XII.

longer quand il s'agissait de fièvres contagieuses, simples, bénignes, et dont le développement est tardif; car il ne faut pas oublier
que la promptitude avec laquelle la contagion
se déclare est plus ou moins grande, suivant
que les symptômes de la maladie sont plus ou
moins graves.

Revenant à la nécessité du concours d'une
chaleur humide pour la propagation et la
communication des miasmes morbifères, je
ferai remarquer l'utilité du conseil que donnait *Lind* (1), de ne pas tremper les vêtemens
et les linges des contagiés dans l'eau chaude,
sans qu'au préalable on ne les ait plongés dans
l'eau froide.

Quand et de qui la contagion est plus à crain-dre ?

Ne serait-il pas aussi à conclure de tout ce
qui précède, 1°. que les malades qui entrent
dans le dernier stade de la contagion, présentent plus de danger pour les propager, que
ceux qui en sont morts (2), et cela parce que
dans le degré de vie dont jouissent encore les
premiers, la faculté assimilatrice est encore
augmentée (3), et qu'ils fournissent plus d'effluves que les cadavres (4) ; et 2°. que les ac-

____

(1) *Fièvres contagieuses*, p. 89.

(2) *Hoffman*, t. I, p. 203.

(3) Mém. de l'Acad. de Dijon, 1785, p. 374.

(4) *Menuret*, ouvr. cité, p. 51.

cidens

cidens contagieux que l'on attribue trop ordinairement aux malades, aux convalescens,
ou aux morts, etc., doivent être plutôt attribués à la déposition des miasmes sur les linges
et les habillemens qui enveloppent ou re-
couvrent les uns ou les autres (1) ?

Outre le concours simultané d'un degré de chaleur convenable, et d'un état de moyenne humidité dans la température de l'atmos-phère, pour favoriser la translation, la pro-pagation et le développement des effluves con-tagieux, il faut encore que le corps qui le reçoit, présente avec le corps malade une ana-logie de tempérament, et des affinités de fonc-tions ou de structure dans les diverses parties : ces rapports, plus ou moins exacts entre l'*in-fecté* et l'*exposé*, donnent lieu à ce qu'on ap-pelle la *disposition*, l'*opportunité* de ce dernier à recevoir, à prendre par contagion la maladie du premier ; et, tant que cette opportunité existera, il y aura à craindre la susception de l'affection morbide du contagié avec lequel on a de vrais consensus, etc. ; et de plus, tant que la même aptitude subsistera, il y aura une plus grande difficulté à combattre la maladie contractée par communication ; c'est du moins

Les rapports de fonctions, etc., entre l'exposé et l'infecté sont né-cessaires à l'éta-blissement de la contagion.

____

(1) *Manget*, Bibl. med. pract., t. IV, p. 72.

ce que pense *Ontyd* (1), dans son mémoire sur la phthisie pulmonaire. Mais pour confirmer la nécessité ou plutôt l'influence des conditions dont il vient d'être parlé, pour la transmission des miasmes contagieux, il est utile, je pense, d'abonder en preuves nombreuses, tirées soit de l'hippiatrique, soit de la médecine humaine, et qui, sans appartenir exclusivement à la peste d'Orient et à la fièvre jaune, auraient trait aux différentes maladies contagieuses en général.

Pourquoi les animaux éprouvent moins la contagion que les hommes?

D'abord si l'on ouvre les annales de l'économie rurale, l'on verra, 1°. que les *épizooties* sont plus fréquentes, plus générales, en un mot plus contagieuses que les *épidémies*, parce que les bestiaux de même espèce, réunis, sont soumis au même régime et à la même intempérie de l'air, etc., tandis que chaque homme, chaque membre d'une société a son idiosyncrasie particulière, s'adonne à des occupations différentes, a sa manière propre de vivre, et n'est point agité des mêmes passions; — 2°. que des bœufs, venus de la Hongrie (où on les nourrit avec beaucoup de sel), en Hollande, où régnait une maladie épizootique, ne prirent point cette dernière, quoi-

____

(1) Ann. de litt. méd. étr., t. II, p. 28.

qu'ils se trouvassent dans une même étable avec les bœufs du pays, et même avec ceux qui étaient déjà malades (1) ; — 3°. qu'il arrive quelquefois parmi les vaches des avortemens tellement contagieux, qu'on a observé que, si une d'elles à qui cet accident arrive, se trouve auprès d'une autre vache pleine, celle-ci met bas également avant terme, mais bien plus inévitablement qu'une troisième placée plus loin dans l'étable (2). Les cotylédons qui ne suivent pas, ou qui ne suivent qu'en partie la sortie du fœtus, se putréfiant et donnant lieu à une odeur très-fétide dans l'étable, n'aurait-on pas à soupçonner que, par une analogie qui ne serait pas sans exemple, des cotylédons désorganisés et putrescens dans le corps d'un animal malade, disposeraient à la même altération les cotylédons d'un animal de la même espèce, mais plus sain ? Cette idée pourrait-elle être appuyée de ce que plusieurs chasseurs ont assuré à *Jenner* qu'il n'est point rare de voir la maladie des chiens se manifester en même temps parmi ceux de ces animaux qui sont de la même portée (3).

____

(1) *Paulet*, ouv. cité, t. II, p. 16. Journ. de physique de *Rozier*, etc. , introduction, t. II , p. 424.

(2) S. R. de méd. , t. V, M., p. 552.

(3) Bibl. brit. (Sciences), t. XX, p. 218.

Mais rentrons dans l'espèce humaine, et voyons combien son histoire offre de faits propres à confirmer mon opinion concernant l'influence des rapports réciproques sur la génération et la fréquence des maladies contagieuses.

Cas de maladies contagieuses parmi des individus dont la position est à peu près la même.

1°. La fièvre pétéchiale dont parle *Hoff-man* (1) fut seulement contagieuse pour les militaires qui avaient éprouvé dans le *même* temps un *même* refroidissement, et qui étaient restés dans la sphère des *mêmes* circonstances, tandis qu'elle épargna d'autres personnes quoiqu'elles habitassent la même maison. — La fièvre rémittente bilioso-putride qui régna à Anvers en 1772, n'épargna aucun membre d'une famille nombreuse (2), parce que tous respiraient le même air impur, vivaient d'une manière uniforme, et couchaient ensemble (3). — Les femmes qui étaient réglées en même

---

(1) Opera omnia, t. II, p. 84.

(2) Est-il bien constant que, dans une même famille, les symptômes d'une fièvre contagieuse peuvent augmenter d'intensité dans les personnes qui en sont atteintes les dernières ! Cette plus grande gravité paraît devoir avoir lieu, surtout chez celles qui ont été en proie aux inquiétudes sur le sort des premiers malades. Voy. S. R. de médec., t. VIII, M, p. 99.

(3) *Schlegel*, Thesaur. pathol. therap., t. I, p. 377. *Fuller*, Exanthematologia, t. 104. *Lorry*, ouvr. cité, p. 161.

temps, et qui à cause de cette circonstance avaient l'inhalation cutanée plus grande (1), se communiquaient plus volontiers la peste de Cadix, laquelle se propageait encore plus promptement chez les personnes du sexe qui étaient sous l'influence de l'âge de puberté, que chez les autres jeunes sujets (2). — La fièvre jaune qui, au commencement de ce siècle, a fait tant de ravages dans l'armée française à St-Domingue, ne frappait-elle pas, comme par préférence, tous ceux qui présentoient une analogie, une conformité d'âge, de régime, d'occupations, de passions (3)? La même remarque fut faite, en 1793, dans la fièvre jaune de Philadelphie, laquelle effectivement se montra plus funeste envers les individus dont l'état moral et physique se trouvait à peu près le même (4). Ici doit être mentionnée cette famille dont parle l'abbé *Tissier* (5), et dont tous les membres, à l'exception d'une petite fille de trois ans qu'on emporta hors de la maison,

---

(1) S. R. de méd., 1780, 1781, M, p. 77.

(2) Journ. de méd. de *Corvisard*, t. XI, p. 498.

(3) *Gilbert*, ouv. cité, p. 45, 53, 55. *Pugnet*, ibid., p. 390.

(4) *Matteo Carrey*, descrizionne della febbre gialla, etc., p. 74.

(5) S. R. de méd., t. III, M, p. 27.

contractèrent une fièvre ataxique qui de leur domicile se répandit de proche en proche dans tout le village. Afin de donner plus de poids à ces faits, capables de convaincre sur la nécessité de l'influence des rapports réciproques entre plusieurs sujets, pour faire développer et transmigrer une maladie générale et pestilentielle de l'un à l'autre de ces sujets, je vais mentionner quelques observations relatives au résultat de ces mêmes rapports dans des affections fébriles, mais presque locales, et auxquelles l'on peut rapporter ce qui a déjà été dit (page 99), concernant des avortemens contagieux parmi des vaches. — Six charbonniers qui faisaient chambrée ensemble, meurent successivement en deux mois de temps, tous attaqués de fluxion de poitrine (1). — A la fin de l'automne 1757, et dans l'espace de douze jours, neuf vieilles religieuses d'un couvent de Paris, tombent malades, et sept, traitées de la même manière, meurent victimes d'une attaque pulmonico-cérébrale, les unes au deuxième jour, et les autres au cinquième ou septième jour : les deux qui restent, probablement soumises à une différence quelconque dans leur manière d'être, ou moins gravement attaquées à la fin de l'épidémie,

---

(1) Journ. le Constitutionnel, 25 avril 1817.

ou traitées autrement que les premières, en
réchappent, quoiqu'avec beaucoup de peine (1).
— Une péripneumonie hivernale se déclare,
d'abord chez la seconde des trois filles d'une
veuve, lesquelles touchaient au temps de la
cessation de leurs règles, et s'étaient volontai-
rement dévouées au célibat. Cette malade succombe au dixième jour : sa mère qui lui avait
donné des soins, ainsi qu'à une domestique
morte de la même affection de poitrine, périt
bientôt elle-même d'un étouffement subit. Les
deux autres sœurs ne tardent pas à être également prises de la péripneumonie, et de
présenter les mêmes symptômes. La plus jeune
n'y résiste pas au bout de quelques jours d'un
traitement inconsidéré par les sudorifiques,
dont l'omission pour l'aînée laisse venir cette
dernière à la résolution avantageuse de la maladie (2). — Une pareille identité donna lieu
au même résultat chez plusieurs femmes en
couche rassemblées et fermées dans une même
salle d'hôpital, où elles prirent la fièvre puerpérale qui souvent régnait épidémiquement et
contagieusement dans cette maison, tandis
que cette même fièvre n'apparaissait que ra-

---

(1) Journ. de méd., t. VIII, p. 85, 163.
(2) Comm. Lips., 1753, p. 12.

rement et sporadiquement parmi les autres femmes en couche, traitées séparément et hors de l'hôpital. — C'est encore au sujet de ces nouvelles accouchées, rassemblées et soumises au même régime, aux mêmes fonctions, aux mêmes peines et douleurs, etc., que l'on doit attribuer à la sympathie et au consensus la propagation de leur fièvre puerpérale, à l'occasion de laquelle on les a entendues se plaindre toutes successivement d'un point de côté droit, ou de nausées, ou d'oppression, etc., du moment qu'une d'elles eût commencé à ressentir et à manifester ces mal-aises. — De jeunes enfans, renfermés dans une chambre, dans une salle d'hôpital, mais où l'air n'était pas assez ventilé, et où en conséquence tout en général était identique pour ces êtres délicats, prendre les convulsions et en périr. (*Darwin,* Zoon. class. III. 1. 1. 5.) Ces trois exemples, que l'on pourrait accompagner de mille autres semblables, suffiront seuls pour empêcher d'être de l'avis de M. *Rich.* D. L. P. qui a solennellement et fastueusement déclaré dans un petit et mince discours d'apparat qu'une École clinique ne peut avoir lieu que dans un hôpital, ce qui veut dire que le médecin praticien ne peut se former que sur ce théâtre des misères humaines : cependant je demande à cet écrivain, qui vient d'être nommé profes-

Les hôpitaux ne sont pas la meilleure école clinique.

seur de clinique, non au concours comme ses autres collègues, mais à huis clos par une administration, dont il a ainsi mérité, non les suffrages, mais le choix arbitraire ; je demande, dis-je, à ce médecin, si de bonne foi il peut faire regarder comme une école de médecine-pratique un hospice, où toutes les maladies sont nécessairement influencées et dénaturées ; où conséquemment l'exercice de la médecine est moins l'application méthodique des règles les plus sages et les plus avouées de l'hygiène et de la thérapeutique, qu'une *Méditation continuelle et variée sur la mort*, et où enfin, les meilleures dispositions et le zèle le mieux dirigé peuvent bien former et produire un *excellent médecin d'hôpital*, dont le génie n'est rien moins qu'indépendant, mais non un médecin vraiment *civil*, qui est bien plus à même de voir la simple nature, jusque dans ses erreurs, dans ses déviations et dans sa décadence, et qui n'est que bien rarement gêné dans la direction et l'emploi de ses moyens curatifs ou au moins palliatifs. Quant à moi, je tiens pour constant que l'enseignement médical à l'aide de trois ou quatre malades (pour chaque cas de pathologie) vus en ville, formera mieux les jeunes médecins, que cette confusion d'individus malades réunis, qui s'empoisonnent en s'avoisinant, en se fréquentant et même en se regardant. Cet avantage s'obtiendra surtout, si appliquant la méthode *mutuelle* ou d'*interrogation réciproque*, ainsi que mon honorable ami, M. le docteur *Pacoud*, de Bourg, l'a si fructueusement employée dans son Cours d'accouchemens pour les sages-femmes du département de l'Ain, l'on profite du conseil de *Bernardin de St-Pierre*, qui veut qu'au rebours de notre manière d'instruire, ce soit à l'ignorant et à celui qui doute, à *demander*, et à celui qui sait ou qui croit savoir, à *répondre* (1).

Jusqu'ici, il a été question de la propagation ou transmission des maladies pestilentielles générales ou locales parmi des individus plus ou moins réunis, et en masses plus ou moins considérables : maintenant, je vais rapporter quelques cas de communication d'un état maladif, bornée à deux ou trois individus seulement ; et ces observations particulières concourront probablement beaucoup à me rendre encore plus intelligible sur ce que j'entends par contagion (voy. Section 1.re).

Trois enfans de la même famille prennent

---

(1) Cette modification, dans l'enseignement en général et dans celui de la médecine en particulier, gênera, fatiguera, tourmentera un maître routinier, un professeur vulgaire... Mais que d'avantages réels et immenses n'en retirera pas l'élève dont on aura l'instruction vraiment à cœur ! Médecins Philantropes, jugez et prononcez...

la petite vérole, et tous trois paraissent y échapper : mais bientôt ils sont indistincte-ment atteints de douleurs articulaires dans les *mêmes* parties, ainsi que d'une fièvre lente à laquelle succombent les deux plus jeunes, qui étaient du sexe masculin. Quant à l'autre malade, probablement la différence de son sexe en amena dans le dénouement de son état morbide, puisqu'elle s'en sauva, quoi-qu'avec la plus grande peine (1). — Deux en-fans de sexe différent, idoles de leur mère, qui les nourrissait, soignait et instruisait de la *même* manière, et qui les couchait même avec elle, moururent dans la *même* semaine, d'une angine gangréneuse. L'âge et la diffé-rence des facultés affectives empêchèrent sans doute la mère de prendre la même maladie, mais elle devint mélancolique, etc. (2). — Je viens de donner des soins à deux jeunes per-sonnes couchant et étant, même le jour, con-tinuellement ensemble, s'adonnant aux mêmes occupations, etc., pour une affection catar-rhale, dont l'impression s'est portée assez for-tement sur la gorge, pour rendre la dégluti-tion pénible et douloureuse. L'aînée, déjà

Continuation des preuves que la contagion exi-ge une identité de fonctions, etc.

---

(1) *Hoffmann*, t. II, p. 59.

(2) *Darwin*, id., class. III, 1, 2, 10.

nubile, a commencé à être malade, et la plus jeune, prête à l'être, n'a pas demeuré 8 jours sans prendre la même maladie (1). — Dans la bibliothèque des écrits de médecine par *Manget* (t. I, p. 414), on voit un exemple bien frappant de la communication d'un état morbide d'un homme à sa femme, qui effectivement en éprouva les mêmes phases et le même dénouement, lequel fut fatal. — Enfin deux époux, accoutumés à boire chaque jour, et pendant plusieurs années, une ou deux drachmes d'esprit avec l'infusion de baies de laurier-cerise, moururent *tous les deux* paralytiques, après avoir perdu, pendant quelque temps, l'usage de la langue (2). Cette identité de maladie n'a sans doute été, dans ce cas, si bien exprimée que parce que l'estomac a été exercé constamment de la même manière chez les deux sujets, et que l'estomac est un des principaux organes servant à l'assimilation. — J'accouche Mme. *Versié* de deux jumeaux, dont je retourne et retire le dernier, demi-heure après la naissance du premier...

---

(1) Sur une fièvre continue communiquée d'un frère à un plus jeune frère, v. *Darwin*, supp. XIII.

(2) *Callisen*, principi del sistema della chirurgia, etc., trad. en ital. da *Antonio Cappuri*, etc., 1796, t. I, p. 225.

On les donne à la même nourrice... Ainsi tout est commun pour ces deux enfans, l'air, l'habitation, la nourriture, etc., etc. Aussi leurs rapports, leurs consensus étaient si évidens et si directs, que quand l'un se portait bien ou qu'il était malade, l'autre était de même, et *vice versâ*. Cette uniformité, ou plutôt cette réciprocité dans les symptômes de santé et de maladie dura tout le premier mois...; mais au bout de ce temps, l'un des deux jumeaux prend des convulsions que l'autre éprouve bientôt : enfin le premier succombe à cette attaque, et le second, demi-heure après. Cette observation se rapproche bien de celle faite dans quelques hôpitaux où l'on a vu quelquefois des jumeaux mourir le même jour. (1) — La dame *Dujour* a deux jumeaux qu'elle nourrit elle-même, et qui se portent bien jusqu'au 27e. jour de leur naissance...; mais cette mère s'étant mise en colère, voit ses deux enfans tomber dans les convulsions... Celui qu'elle continue d'allaiter, meurt après 30 heures de souffrances; et l'autre ne doit son salut qu'à ce qu'on lui donne une autre nourrice. — *Buchner* parle de deux jumelles qui moururent, l'une à neuf, et l'autre à douze mois,

---

(1) Com. Lips, t. XII, p. 542.

mais après avoir présenté le même état physique, et absolument les mêmes affections maladives (1) — Le docteur *Desgautières* a communiqué à la société de médecine de Lyon (2) l'observation curieuse de deux jumeaux d'un âge adulte, qui ayant pris une maladie aigüe, dont le début et la marche ont présenté une parfaite ressemblance, en ont été délivrés le même jour. — Deux frères hollandais, se défiant à qui fumerait le plus de cigares ou pipes, furent tous les deux frappés d'apoplexie, et moururent à deux heures de distance l'un de l'autre (3). — Deux Suisses, jumeaux, dont l'un vint au monde huit heures avant l'autre, sont morts de même à 82 ans ; ils s'étaient mariés le même jour, et ils se trouvaient doués des mêmes goûts, des mêmes penchans, et tellement dépendans l'un de l'autre, que lorsqu'il survenait une maladie ou quelque incommodité à l'un, l'autre en était attaqué sur le champ (4). — Deux autres jumeaux (MM. *De La Curne*) se ressemblant parfaitement, ayant les mêmes habitudes, les mêmes goûts, le même caractère, tenant le

---

(1) *Haller*, disputat. ad morb. , etc. , t. VI , p. 279.
(2) Séance du 15 octobre 1813.
(3) *Hoffmann* , supp. II , part. 2ª. , p. 124.
(4) Gaz. salut. , 1775 , N°. XVII.

même régime, se livrant aux mêmes occupations, eurent aussi en même temps les mêmes maladies, qui les éprouvèrent, soit dans l'enfance, soit dans l'âge mûr, etc. (1).

Pour compléter ce que j'ai à dire sur les affinités et les sympathies entre différens individus, j'ajouterai que les unes et les autres augmentent encore pendant les horreurs de la guerre, où chacun souffre et vit mal, où tous observent le même régime, supportent les mêmes peines, les mêmes privations, les mêmes misères, et éprouvent les mêmes anxiétés, et pendant les calamités publiques, où tous les habitans d'une ville, tous les soldats d'une armée sont au milieu des mêmes circonstances énervantes, et sont en proie aux mêmes fatigues du corps, aux mêmes contentions d'esprit; de manière que dans ces conjonctures une maladie quelconque tend à devenir générale, épidémique et contagieuse, pour peu qu'il vienne se joindre à leur action l'influence des temps, des lieux, de l'idyosincrasie, etc.; tandis que, survenant dans toute autre occasion où l'exercice, les affaires, l'état de l'âme et du physique varieraient pour chacun, cette même maladie ne pourrait être que sporadique, et nullement contagieuse. N'est-ce

---

(1) Journ. des Dames et des Modes, 15e. année, N°. 57. — 1811, 15 octobre, p. 449.

pas en effet par suite d'une position différente, que les blessés de l'armée française d'Orient, transportés dans les hôpitaux immédiatement après la bataille d'Héliopolis, y présentèrent *seuls* des accidens de fièvre jaune, tandis que les autres militaires, également mutilés, mais traités dans des maisons particulières, et plus résignés ou moins à plaindre dans leur triste position, n'en offrirent aucun ? Et *vice versâ*, n'est-ce pas à la parité ou à l'identité de condition et d'état, où se trouve toute une population, que dans une famine, qui est, de toutes les circonstances débilitantes, celle qui influe le plus désavantageusement sur le système digestif en particulier, et dont les fonctions, décidément affaiblies, permettent plus facilement l'action de ces mêmes causes fâcheuses (1), l'on doit attribuer, plutôt qu'à la seule mauvaise qualité des vivres, la mortalité que dans pareille occasion l'on a à déplorer ? Avouons donc que c'est autant pour empêcher la contagion *absolue*, que pour prouver sa puissance productrice, que la Nature fait varier à l'infini les corps animés et inanimés ? Rendons-lui donc des grâces de ce qu'elle a établi, et de ce qu'elle renouvelle chaque jour dans nous et parmi nous, des variétés et des

____

(1) *Hoffmann*, suppl. I, part. I, p. 790.

différences

différences sans lesquelles nous deviendrions
les victimes nécessaires d'une contagion inévitable (1). Et certes, si l'agricole observe
que la rouille survient plus facilement et plus
fréquemment dans les pièces de blé où il n'y
n'y a que du froment, que dans les *méteils* où
les céréales sont entremêlées (2), pourquoi,
d'après un grand nombre de faits et d'après
des analogies évidentes se rangerait-on de
l'avis du docteur *Le Blond*, qui avance que
la fièvre jaune n'est contagieuse (3) que parmi
plusieurs malades rassemblés et renfermés
dans un même local ? car il est plus que probable que l'apparition d'une contagion quelconque a dû avoir lieu d'abord d'un *seul* individu communiquant avec un autre ; et la
supposition d'un pareil événement ne contra-
rie nullement mon opinion, qui établit qu'une
identité plus ou moins immédiate, plus ou
moins parfaite entre l'infecté et l'exposé, est

____

(1) Que les grands, qui veulent être *constamment privilégiés*, n'argumentent pas en leur faveur de la nécessité
d'établir des différences entre les individus d'une société !
La nature consent bien des nuances ; mais elle les veut mo-
mentanées, transitoires, harmoniques en un mot, et nullement immuables, ni choquantes, ni comme étant un
apanage constant et exclusif pour une seule et même
caste.

(2) *Targioni*, v. mémoires de Bern, 1765.

(3) Journ. de méd. de *Sédillot*, t. XXIV, p. 184.

nécessaire pour constituer la contagion (1) : car il est des circonstances, contraires à cette identité, qui réellement s'opposent à la communicabilité de la contagion, et c'est d'elles que je vais m'occuper.

L'âge amène une si grande différence parmi les hommes, que les maladies des vieillards se transmettent bien difficilement aux adultes et aux enfans, dont les affections maladives, surtout dans les premières années de ces individus, sont éminemment contagieuses, vis-à-vis des sujets du même âge : je dirai encore que les maladies des vieilles personnes ne se communiquent pas volontiers à d'autres également âgées : 1°. parce que la vie des vieillards n'est presque que par *végétation*; et 2°. parce que, perdant de jour en jour de leur faculté loco-motrice, ils ne se trouvent pas

Circonstances contraires, ou au moins peu favorables à la contagion.
1°. L'âge.

---

(1) Ce n'est pas seulement à la fièvre jaune et à la peste orientale que peut être appliqué ce qui a été dit jusqu'ici sur l'influence des relations réciproques, des affinités mutuelles, etc. On l'a également remarqué dans d'autres maladies moins aigües. Ainsi la siphilis se propage, se communique plus souvent et plus aisément aux personnes des deux sexes qui couchent ensemble, qui s'adonnent plusieurs fois dans la même nuit aux plaisirs vénériens... Ainsi plusieurs filles ou plusieurs femmes, qui sont pareillement et constamment ensemble, prennent leurs règles, presque toutes au même temps, etc.

ordinairement exposés à communiquer les uns
avec les autres. Ainsi il n'est pas étonnant que
le vieux gouverneur de Mogodor ait échappé
à l'épidémie pestilentielle qui dépeupla la
Barbarie occidentale en 1799=1800, et qui lui
enleva tous ses enfans, au nombre de douze,
et trois de ses femmes : une quatrième prit
aussi la maladie, mais elle en revint, et elle
fut la seule qui resta à ce satrape (1).

L'idiosyncransie et le tempérament influent
tellement sur la puissance et l'énergie de la contagion, que l'on a remarqué que tous les symptômes de la fièvre nerveuse qui, en février
1793, fit beaucoup de victimes parmi les officiers de santé de toute classe, à Bruxelles et
à Aix-la-Chapelle, furent plus graves chez les
blonds que chez les bruns, et que les premiers,
quand ils ne succombèrent pas, eurent une convalescence beaucoup plus laborieuse (2), etc.
C'est surtout dans l'observation suivante que
l'on trouve une preuve bien claire que la différence de tempérament amène le plus de
modification dans une maladie contagieuse.
Deux jumelles, nourries par leur mère, observant le même régime, prennent la petite

2°. Le tempé-
rament.

---

(1) Ann. de litt. méd. étr., t. XII, p. 435.
(2) Bibl. germ., t. III, p. 194.

8.

vérole ensemble : mais comme l'une est grande, molle, et l'autre vive et maigre, il arrive que la première a l'éruption plus tard, qu'elle ne présente point l'état de suppuration, et qu'elle meurt le 11e. jour, tandis que l'autre a également une petite vérole confluente, mais laquelle parcourt plus rapidement ses divers temps, et dont la terminaison est favorable (1). L'avantage de cette diversité de tempérament contre une maladie contagieuse se fait également remarquer chez les bestiaux : car des brebis bien vigoureuses sont restées parmi d'autre brebis atteintes de la clavelée, sans prendre cette maladie (2). Au surplus, l'identité de tempérament, de fonctions, etc., qui influe quelquefois si activement sur l'intus-susception d'une maladie chez des sujets d'une même famille, qu'on a cru voir prendre la scarlatine presque tous en même temps, quoiqu'ils fussent éloignés les uns des autres (3), doit encore mieux favoriser la propagation des maladies fébriles contagieuses chez ces mêmes individus, s'ils sont rapprochés, s'ils

---

(1) *Hoffmann*, etc., t. II, p. 60.

(2) *Rozier*, Journ. de phys., Intr., t. I, p. 264. *Vitet*, méd. vétérin., etc.

(3) *Wasserberg*, fascicul. II, p. 212.

habitent le même toît, s'ils respirent le même air.

Quant à la différence du sexe, elle ne s'oppose pas moins quelquefois à la contagion. A ce sujet, *Huffeland* nous apprend que quatorze femmes renfermées dans une même infirmerie, avaient pris une affection convulsivo-contagieuse, laquelle ne s'était communiquée à aucune personne du sexe masculin, si ce n'est à deux jeunes gens (dont probablement la constitution se rapprochait de celle des femmes), qui étaient garde-malades, et qui encore, après avoir éprouvé deux ou trois accès de la maladie, n'eurent besoin d'aucun remède, mais seulement de leur éloignement (1) pour guérir vite et facilement (2). Cette diversité de sexe peut surtout faire varier la terminaison et même la forme de la maladie. C'est ainsi que l'on a vu une fièvre pétéchiale atteindre moins les hommes que les femmes, qui par compensation en guérissaient plus facilement (3), ou attaquer successivement la sœur et le frère, mais n'emporter que

3°. Le sexe.

----

(1) Cette séparation ne fut-elle pas utile à ces deux personnes en les mettant à l'abri de l'action d'une plus grande quantité de miasmes contagieux !

(2) Bib. german., t. VII, p. 278.

(3) S. R. de méd., t. II, M; p. 60.

la première, qui déjà auparavant était en proie
à un âcre humoral , tandis que le dernier, qui,
en outre, n'avait peut-être pris la maladie
que d'après le chagrin qu'il ressentait de la
mort de sa sœur, en fut quitte pour l'établissement du pourpre rouge, qui fit bientôt disparaître les pétéchies (1).

Néanmoins la *seule* différence, tirée ou de
l'âge, ou du tempérament ou du sexe, ne
suffit pas toujours pour en rayer ou empêcher la contagion : car le plus souvent, chacune de ces circonstances, prise isolément et
séparée des autres, n'agit au plus qu'en diminuant l'opportunité et la disposition que le
miasme peut acquérir ou rencontrer pour la
facilité de son développement. Toutefois encore, il peut arriver qu'en supposant le manque
d'une ou de deux de ces mêmes circonstances les
plus favorables à la contagion, l'établissement
et l'action de miasmes contagieux n'en ait pas
moins lieu : mais alors il faut que l'énergie de
l'effluve délétère supplée en quelque manière
le petit nombre de conjonctures qui peuvent
aider les progrès de la maladie. C'est ainsi que
les enfans, qui, en général, étaient les plus
épargnés par la peste de Moscou (2), en

---

(1) *Hoffmann* , t. II, p. 90.
(2) *Haller*, disput. , etc. , t. V, p. 50.

étaient les plus maltraités quand ils en avaient éprouvé les atteintes (1) : c'est ainsi encore que la rage est plus terrible pour l'espèce humaine, qui cependant n'y est pas aussi sujette que d'autres animaux. Mais il est temps de convenir et de prouver que des circonstances qui sont les plus propres à diminuer le danger de voir la contagion se répandre, la diversité dans la manière de vivre doit tenir le premier rang.

Effectivement, les jeunes enfans qui sont différemment nourris, et qui ne vivent pas dans la même atmosphère, varient entr'eux par les maladies qui les affligent... A ce sujet, je rapporterai, 1°. que *Stalpart-Vanderviel* a vu les enfans italiens et espagnols être les moins travaillés par la petite vérole (2); — 2°. que *Schotte* (3) nous apprend qu'un individu

Autres circonstances qui diminuent la contagion, par ex., la différence de régime, etc.

____

(1) *Mertens*, observ. med., part. I, p. 103.

(2) Centuria postrema, obs. 42.

(3) De la fièvre atrabilieuse du Sénégal, etc., p. 104, 134; les détails de cette observation sont intéressans. Il convient de dire ici que si le régime, constamment différent de celui que tiennent les contagiés, est utile pour la non-susception de leurs maladies, il ne faut pas pour cela croire qu'il soit également avantageux de changer sa manière de vivre accoutumée contre une autre, mais décidément affaiblissante, dans les maladies épidémiques, auxquelles ce changement ne peut que disposer davantage. *Sarcone*, etc., t. II, p. 59.

s'était préservé de la fièvre atrabilieuse, en
s'abstenant du vin, des liqueurs et du tabac,
dont tous les autres faisaient un abus; —
3°. qu'en sens contraire, on lit dans les voyages
du célèbre *Cook*, que tous les matelots de
l'escadre en station dans le port de Batavia,
y furent affligés d'une fièvre pestilentielle,
hors un seul qui s'enivrait constamment chaque
jour (1); — 4°. que d'après *Diogène Laërce*,
il n'y eut que *Socrate* d'épargné par la peste
d'Athènes, par l'effet d'une abstinence constante à laquelle il s'était soumis (2); — 5°. que
j'ai été à même de voir en Égypte les Cophtes
et les Européens, qui ne commettaient point
d'excès dans l'usage des liqueurs, comme les
autres, ne point prendre la peste; — 6°. qu'il
est probable que les individus qui furent guéris de la peste, en prenant beaucoup d'alimens, ne durent leur salut qu'à ce que leur
manière de vivre était, par cela même, très-
différente de celle du vulgaire; — 7°. enfin

---

(1) *Baumes*, méth. de guérir, etc.; p. 128. Voy. aussi le
voyage dans l'intérieur de la Chine et en Tartarie, par
lord *Macarthy*, t. I, p. 319, où se trouvent des exemples
d'une semblable exemption de la fièvre de Batavia, par
une différence notable dans le régime, etc.

(2) *Hoffmann*, t. I, p. 204. Gaz. de santé, 1788,
N°. 2.

que les bestiaux qui étaient nourris de sel, etc., ne durent qu'à l'usage de cette substance leur préservation d'une épizootie qui fit de grands ravages parmi des troupeaux qui étaient dans le voisinage, mais qui étaient privés des alimens salés (1).

Voilà sans doute assez de faits pour prouver qu'un régime modéré (2), mais opposé à celui qui est tenu par les malades en général, peut être un obstacle favorable contre la propagation et la susception des maladies pestilentielles, ainsi que des autres maladies contagieuses. D'autre part, une uniformité dans la manière de vivre, dans l'âge, dans les études, etc. etc., est bien propre à provoquer ou à faciliter la communication de la plupart des affections morbides qui en sont susceptibles; c'est du moins ce que portent fortement à croire les faits suivans : 1°. Tous les neuf cas de fièvre nosocomiale dont *Joseph Frank* (3) nous a laissé le tableau, roulent sur de jeunes médecins de 22 à 24 ans, astreints au même genre d'études et de travaux, au même régime, et tous très-liés entr'eux : — La

Nouvelles preuves de l'influence des circonstances précédentes sur l'apparition des maladies contagieuses.

___

(1) S. R. de méd., 1777, 1778, M, p. 632.

(2) *Hoffmann*, t. I, p. 203.

(3) Bibl. med. Broun. German., t. II, p. 52, etc.

classe des étudians est la *seule* qui ait été frappée de la *fièvre* dite de *l'université d'Altorf*, sans qu'ils l'aient communiquée aux autres habitans de cette ville (1). — C'est aussi de cette manière que l'on concevra et que l'on expliquera pourquoi les enfans dans les hôpitaux éprouvent les mêmes affections nerveuses et exanthématiques (2) ; pourquoi des femmes alitées dans la même salle, soumises au même état physique, ont été *toutes* atteintes de fièvre adynamique (3) ; — pourquoi une fièvre pétéchiale apportée fortuitement par un individu dans l'hôpital St.-Marc de Vienne, s'est propagée et répandue dans cet établissement qui en avait été préservé jusqu'alors (4) ; — et pourquoi enfin les étrangers et même certains habitans d'une ville où règne une fièvre pestilentielle, s'en trouvent à l'abri, à l'aide d'une manière d'être et de vivre, différente de celle de ces derniers (5), dont la diversité suffit

----

(1) *Heister*, voy. Journ. de méd., t. XL, p. 205.

(2) *Gianini*, memor. di med., t. II, p. 43.

(3) *De la Motte*, accouch., 2ᵉ édit., in-8°., 1765, t. I, p. 253. — Journ. de méd., par *Corvisard*, t. X, p. 377.

(4) *Max. Locher*, observ. pract. circa luem veneream, maniam, etc., 1762, p. 43.

(5) Journ. de méd., t. XL, p. 206.

pour donner la raison qui fait que les malades qui n'ont pas encore succombé, sont
plus propres à communiquer la contagion que
ceux qui en sont morts (1), et que ceux qui
sont déjà affligés d'une maladie organique,
comme les hydrocéphales, prennent moins
aisément une maladie contagieuse (2).

Toutefois, comme toutes les affinités consensuelles et toutes les relations réciproques
dont il a été question jusqu'ici, ne donnent
point lieu à une identité parfaite et absolue;
—comme les unes et les autres doivent diversement agir suivant le tissu et la manière d'être
physiologique des parties, ainsi que suivant
l'état de l'air; —comme enfin le résultat de ces
mêmes rapports des individus entr'eux peuvent
varier suivant les progrès de l'épidémie et de
la contagion, l'on peut se demander « si l'in-
» fluence réciproque de plusieurs individus,
» plus ou moins immédiatement réunis, aug-
» mentant dans les circonstances sus-men-
» tionnées d'une maladie pestilentielle, l'ac-
» tion de l'atmosphère sur ces mêmes individus
» ne doit pas en être modifiée sensiblement? »

Nos influences mutuelles modifient celle de l'air sur nous. Et *vice versâ*, etc.

____

(1) *Hoffmann*, t. I, p. 203.

(2) Ann. de litt. méd. étr., t. IV, p. 175.

C'est pendant cette modification de l'influence de l'air que les maladies *prises* font des progrès dans l'intérieur de nos parties.

Je ne répondrai que partiellement à cette question, que je limiterai ainsi en ne l'appliquant qu'à un air marécageux, par exemple : et alors je dirai que c'est au milieu des exhalaisons épaisses de cet air que les habitans d'un hameau, d'un bourg, d'une ville, voient leurs relations d'expansion mutuelle se circonscrire, devenir comme stationnaires, et que c'est dans cette même circonstance d'un temps nébuleux et pluvieux (surtout quand simultanément il est froid) que la maladie, dont probablement le miasme délétère a été déposé ou appliqué sur une partie de notre corps par un air un peu léger et un peu chaud, s'introduit et fait des progrès dans l'intérieur de nos systèmes, lesquels en conséquence, soumis à une impression maladive, manifestent et exercent une moindre expansion à l'extérieur ;... mais, par une espèce de compensation, chaque corps malade est en quelque manière plus pour lui-même. C'est alors que l'on conçoit que les efforts et les mouvemens vitaux s'opèrent de la circonférence au centre, et s'occupent moins à absorber les miasmes avec lesquels ils ne sont encore qu'en contact, qu'à agir sur ceux qui sont déjà introduits dans leur tissu, ou à en recevoir une influence, une modification quelconque.

Me voilà donc amené naturellement à avancer que l'apparition des symptômes des maladies épidémico-contagieuses, ne doit pas toujours être attribuée à l'action nuisible de l'air ; mais plutôt que leur développement a lieu (chez le malade) et que leur gravité augmente toutes les fois que l'action de l'atmosphère sur nos corps est gênée, et qu'elle diminue. Les Antilles ne seraient-elles pas moins favorables à la contagion de l'affection ictérico-maligne, parce que leur atmosphère est plus aqueuse, plus dense, etc. tandis que la fièvre jaune du continent serait plus contagieuse, etc. parce que l'air y est plus chaud, à proportion de son humidité qui y est moindre ? L'on n'ignore pas du reste, que les fièvres régnantes se dessinent avec une régularité plus constante dans les tems secs et dans les constitutions naturelles de l'air, que dans les mois pluvieux où l'atmosphère inquinée ou altérée ne jouit plus de son action ordinaire sur nous, et que les corps célestes éprouvent aussi en même temps, un changement dans leur influence accoutumée et manifeste, principalement sur les végétaux et les animaux de notre globe. Finalement et pour énoncer plus clairement mes idées sur ce sujet, je ferai remarquer (d'après mes observations sur les fièvres pestilentielles d'Egypte) que la pro-

duction des maladies *contagieuses* tient en général à la *longue durée* de l'influence des six
choses non-naturelles, et en particulier *à l'air
trop long-temps le même* ; et au contraire, que
c'est aux différentes vicissitudes de l'atmosphère que l'on doit attribuer les fièvres *épidémiques*. Aussi ces dernières sont-elles plus
fréquentes à la campagne où l'air est plus
souvent agité, et où il éprouve des mutations,
et le jour et la nuit (1), tandis que les autres
apparaissent plus volontiers dans les villes
peuplées, où l'atmosphère est plus tempérée,
moins ventilée, et dont les habitans en
outre sont tous en relation de travaux, de
régime, de goût, etc. etc.

Il est plus que probable que l'invasion et
la station de la contagion ne consiste que dans
une espèce d'assimilation, laquelle, quoique
morbide, offre toujours quelque analogie et
quelque rapprochement avec l'assimilation
naturelle. De là, s'explique pourquoi les enfans et les vieillards, chez lesquels cette dernière assimilation est lente et difficile (2), sont

----

(1) L'île Ferroë, où les vents renouvellent souvent l'air,
ne voit point survenir de maladies contagieuses. Coll. acad.
part. étr. , t. IV, p. 194.

(2) *Plinii*, Hist. natur. , lib. 7, cap. 1. *Ramazzini*,
etc. , p. 842.

(127)

moins exposés à la fièvre jaune que les adultes
et les gens robustes ; de sorte qu'on peut
dire que les deux âges extrêmes sont, autant
que les températures extrêmes de l'atmosphère
(voy. section 1), contraires à l'établissement
des maladies pestilentielles. N'est-ce pas en
effet dans l'âge et à l'époque où les fonctions
se ressentent de l'assimilation, que les filles et
les femmes de la ville de Cadix durent le
malheureux privilége d'être les plus exposées
à la fièvre jaune ? N'est-ce pas au travail
d'une vraie assimilation que l'on doit attribuer le danger de mourir que courent presque
tous ceux qui prennent la fièvre jaune après
des nuits passées avec les filles (1), l'infection contagieuse que gagnèrent des personnes
qui avaient cohabité avec des femmes pesti-
férées, ainsi que l'épizootie de 1776, que
contractèrent (à St-Germain) les cerfs, alors
qu'ils étaient en rut (2) ?

Tout individu doit donc posséder et manifester un certain degré d'énergie, avant que
de donner prise et entrée dans ses parties à la
contagion. Nous expliquerons 1°. pourquoi on
vu des affections contagieuses se développer,

C'est après la
cessation des ca-
lamités publi-
ques que sur-
viennent en gé-
néral les maladies
contagieuses.

____

(1) *Rochoux*, p. 278.

(2) *Manget*, Bibl. med. pract., t. IV, p. 69. — *Papon*,
Hist. de la peste, t. I. — S. R. de méd., 1777, p. 152.

soit dans des villes, après la cessation d'une
famine, soit parmi des troupes, à l'occasion
et à l'époque d'un cantonnement où elles
étaient entrées après beaucoup de fatigues et
de privations (1) ; 2°. pourquoi la fièvre épidémique, qui assiégea Gênes en 1799, parut
s'adoucir pendant le blocus de cette ville par
les ennemis (temps où tous les habitans
étaient affaiblis par une infinité de peines,
de misères et de privations), mais pour reparaître avec fureur quand le siége fut levé,
et que les grandes chaleurs se firent sentir (2) ;
3°. pourquoi des chevaux, qui ont été nourris et elevés dans les bas prés, et que les ma-
quignons appellent *chevaux pourris*, pour
exprimer l'état de cachexie dans lequel sont
leurs solides et leurs fluides, éprouvent bientôt la contagion de la morve, dès qu'ils sont
soumis tout-à-coup à une nourriture so-
lide (3) ; et 4°. enfin pourquoi les *acclimatés*
sont moins sujets à la fièvre jaune que les *non-
acclimatés* : car les premiers, soit avec le
temps, soit par quelques perturbations ou
altérations dans leur santé, sont tombés graduellement dans une telle dégradation, dans

---

(1) *Hoffmann*, suppl. I, part. I, p. 790.

(2) *Rasori*, ouv. cité, p. 22.

(3) S. R. de médec., 1779, p. 370.

un tel affaiblissement moral et physique , que devenus indolens , incapables d'un travail régulier et soutenu , ils ne font rien que par saccades , qu'ils courent à des émotions fortes, et qu'ils veulent du *piment* dans tout (1). De ces diverses observations , il résulte évidemment que les maladies pestilentielles n'arrivent pas précisément dans les temps des calamités publiques , mais plutôt après leur diminution, ou vers leur fin. En un mot, une certaine vigueur est tellement requise pour la propagation de la contagion (2) , que les leucophegmatiques sont ordinairement à l'abri de la peste et de la fièvre jaune ; — que l'inoculation du vaccin au pis des vaches a principalement lieu dans le printemps et dans l'été , saisons où les éruptions cutanées sont plus fréquentes et indiquent ainsi un état d'énergie et une espèce de travail dans le système de la peau (3), tandis qu'elle ne prend point chez ceux de ces animaux dont les mamelles man-

> L'asthénie est plus opposée qu'on ne pense à la contagion.

----

(1) *Rochoux* , p. 281.

(2) *Gianini* , della natura delle febbri , etc. t. I. , p. 312. Dans les pays chauds , la peau est tellement excitée , même dans les animaux , que les chevaux , les bœufs , les moutons et les chiens , y sont atteints des épizooties charbonneuses , glandulaires ; vermineuses ou cutanées. (*Savarésy*, p. 60 , 162.)

(3) *Jenner* , recherch. sur le vaccin. , p. 40.

quent de lait (1) ; — que la gale ne se communique en général que par l'exercice, ou à l'aide de la chaleur du lit, qui précèdent le contact mutuel d'un galeux et d'un individu qui ne l'est point encore ; — que les dartres et autres maladies cutanées ne sont fréquentes dans l'île d'Haïti qu'autant que la peau s'est trouvée souvent et précédemment excitée par l'action d'un soleil brûlant ; — et que l'insition artificielle du virus psorique, vainement tentée pendant long-temps, a été enfin obtenue à l'aide de *frictions* faites entre les doigts (2), et dont l'emploi sur les endroits à vacciner m'a constamment servi à faire réussir l'opération. Enfin l'on rappellera qu'une maladie, quoique contagieuse pour plusieurs individus, ne l'est point pour celui dont la force vitale est exercée et développée à l'occasion d'une autre maladie aigüe (3).

Cette dernière assertion me conduirait naturellement à faire remarquer que telle ou telle contagiou peut et doit différer dans son siége et dans son action, selon le degré d'activité de l'un ou de l'autre système qu'elle compromet ; mais je me bornerai à dire que, dans

La turgescence des organes, etc. précède la contagion.

---

(1) *Woodville*, Bibl. german., t. V, p. 165.

(2) Bibl. german. , t. I, p. 446.

(3) *Lorry*, ouvr. cité, p. 164, etc.

(131)

la peste et surtout dans la fièvre jaune, une
certaine expansion ou dilatation, résultant
de l'activité cutanée dont j'ai parlé, a toujours
lieu dans nos organes quand nous arrivons,
comme brusquement, dans les climats chauds,
et qu'elle est tellement nécessaire à l'invasion
et à la manifestation de la fièvre jaune, etc.,
que cette dernière et terrible maladie semble
se complaire à survenir à l'époque des constitutions atmosphériques molles, sans l'influence desquelles la turgescence cutanée,
qui est constamment précédée de l'impression
assez longue d'un air plus ou moins sec, et
quelquefois encore provoquée ou favorisée
par des lotions ou des immersions dans l'eau
chaude (1), doit à la fin et subitement décliner.

Cette succession de changemens ou de phénomènes arrive également quand le vent du
sud, remplaçant celui du nord, permet réellement aux épidémies de s'établir et aux contagions de se développer (2). Car il ne faut
pas oublier que tant que l'excitement cutané
existe, les maladies épidémiques et conta-

Toutefois la contagion n'a point lieu, tant que la peau est dans un état d'excitation.

(1) *Hoffmann*, supl. I, part. I, p. 784-790. *Orœus*,
ouvr. cité, p. 134, etc.

(2) *Sarcone*, ouvr. cité, t. II, p. 26, 40. — *Lepecq* de
la *Clôture*, Epidémies, etc. in-4°. t. I, p. 326.

gieuses sont comme assoupies. Ainsi, d'une part, tant qu'une affection catarrhale *déterminée* règne, la petite vérole, par exemple, a de la peine à s'établir; et d'autre part, diverses affections cutanées, comme des furoncles, des éruptions miliaires, ortiées, des douleurs rhumatismales, etc., garantissent, tant qu'elles existent, d'une fièvre pestilentielle régnante (1); mais cette exaltation de l'organe cutané vient-elle à cesser par asthénie directe ou indirecte, alors apparaissent les maladies populaires ainsi que les épizooties. Relativement à ces dernières, n'a-t-on pas vu, par exemple, que les bêtes à laine, qui après les fatigues d'une longue route, pendant laquelle leur système cutané et musculaire, maintenu dans un état d'activité bien sensible, n'a point présenté la clavelée, n'ont pas toutefois tardé à être affectées de cette dernière maladie, quand leur arrivée à leur destination leur a permis de prendre du repos et de se mêler avec d'autres moutons qui étaient atteints de cet exanthème contagieux, que tou-

Les affections pestilentielles sont empêchées ou bien, dissipées quand il se fait des éruptions à la peau.

______

(1) *Orée*, ouvr. cité, p. 66. —Sur l'influence des maladies habituelles, des écoulemens continuels d'humeurs, de la grossesse, de l'allaitement, contre la susceptibilité, ou la prédisposition à prendre la contagion. Voy. S. R. de méd. t. IV, M. p. 221, 222. t. V, H. p. 62.

tefois l'on n'eut point lieu d'observer parmi les animaux de la même espèce, qni depuis long-temps avaient tranquillement eu le même pâturage et fréquenté le même parage (1)?

Ne voit-on pas encore cet état de vigueur, de sthénie, d'éréthisme dans les fibres, de phlegmasie dans les organes, empêcher la gonorrhée vénérienne de donner la vérole, parce que la partie, qui en est le siége, est phlogosée (2), et rendre les éruptions cutanées, ou préservatrices des affections pestilentielles, ou un signe certain que ces mêmes maladies contagieuses sont à leur fin, ou qu'elles sont remplacées dans les saisons subséquentes (3). Cette dernière substitution a été particulièrement remarquée à Louviers, où l'épidémie, qui ravageait cette ville en 1770 (4), n'a paru, au commencement du printemps 1771, que sous la forme d'une éruption psorique, populaire, ainsi qu'à Madrid,

---

(1) *Paulet*, ouvr. cité, t. II, p. 80.

(2) Giorn. de Parma, t. II, p. 19.

(3) Une angine fut tellement contagieuse dans une seule et même famille que de 12 personnes qui la composaient, il n'y eut de préservés que le père dont les occupations empêchèrent le long séjour chez lui, et une jeune fille, couverte d'une éruption de boutons suppurans. Journ. de méd. t. XXVII, p. 434.

(4) *Lepecq de la Clôture*, épidémies, etc. t. I, p. 345.

où les personnes qui, l'été de l'année subséquente à celle où elles avaient eu la fièvre
jaune à Malado et à Carthagène, se virent
toutes prises de la gale (1).

Le défaut d'une excitation anté-rieure à la peau empêche l'éta-blissement d'une maladie pestilen-tielle.

En général, les sujets dont l'organe cutané
n'est point dans un état antérieur d'énergie
et d'action, sont la plupart à l'abri de la
peste, etc. Aussi les scorbutiques qui ont la
peau dans une asthénie soutenue, n'éprouvent
nullement les atteintes des miasmes pestilentiels, quoiqu'ils y soient exposés (2). Il en
est de même des leucophlegmatiques, des
hydropiques dont l'*habitus* extérieur offre un
état d'expansion et de turgescence sensible (3),
mais par diathèse asthénique, ainsi que des
personnes du sexe qui ont leurs menstrues :
du moins, dans une épidémie qui affligea en
1669 la presque totalité de la ville de Leyde,
il n'y eut que les femmes dont les règles parurent pendant le temps de leur grossesse,
qui furent préservées de cette maladie (4).

Voilà sans doute un assez grand nombre de
faits pour réduire à sa juste valeur l'argument

---

(1) Bulletin de l'Europe, 1805, n°. 178. p. 3.

(2) *Lind*, fièvres contag., p. 6, 7, 19.

(3) *Orée*, ouvr. cité, p. 60, 65. *Ludwig*, adversaria,
etc. t. I, pars I, p. 32.

(4) *Manget*, Bibl. S. med., t. III, p. 478, col. 2.

(135)

que le docteur *Devèze* tire, contre la contagion
de la fièvre jaune (1), de ce que plusieurs sujets faibles ou convalescens en ont été exempts.
L'on voudra toutefois ne pas oublier que l'opinion, que j'émets ici, n'est relative qu'à la
contagion, et nullement aux épidémies dépendantes d'un air insalubre, ou du vice d'une
des six choses non-naturelles, et auxquelles
n'échappent point les sujets affaiblis, et conséquemment les individus acclimatés dans les
*Antilles, où pour vivre il faut être constam-
ment un peu malade* (2) et se trouver ainsi
dans une opportunité à recevoir l'impression
morbide d'une ou de plusieurs des six choses
non-naturelles; tandis que pour être soumis
à celle du principe contagieux d'une maladie,
il faut être dans une telle position qu'on puisse
y éprouver et y manifester une analogie, une
identité de fonctions, de travaux, de régime, etc., avec celui ou ceux que l'on avoisine et qui en ressentent déjà et convenablement les atteintes, identité que sont bien loin
de présenter les leucophlegmatiques, les va-
létudinaires, etc. Néanmoins je ne nie point
que ces derniers individus ne soient à même
de se communiquer réciproquement une ma-

Cependant l'action épidémique n'est point alors empêchée.

____

(2) *Rubini*, ouvr. cité, p. 25, 31.
(3) *Rochoux*, ouvr. cité, p. 290.

ladie quelconque, s'ils sont soumis à la même
diathèse humorale, et s'ils ont les mêmes impressions nerveuses et morales. D'ailleurs, s'il
arrive que ces mêmes personnes affaiblies
prennent une fièvre contagieuse, il faut bien
voir, bien scruter, bien approfondir si auparavant, et moyennant des affections vives de
l'âme et un travail physique extraordinaire,
elles n'ont pas eu leur système cutané dans
un état antérieur d'excitation.

Quoique l'exci-
tation *antérieu-*
re de la peau soit
nécessaire , elle
n'est cependant
pas la cause es-
sentielle de la
susception de la
contagion.

L'on a déjà dû entrevoir que cette sthénie,
requise pour donner lieu à la susception du
miasme contagieux, n'est point la cause directe de ce dernier phénomène, de ce dernier
résultat morbifique, lequel, en effet, tient
plus immédiatement au collapsus du système
exhalant de l'organe cutané, qui a lieu après
l'excitation dont il vient d'être parlé, et à
l'occasion duquel le germe contagieux est absorbé avec une force constamment proportionnée à l'énergie avec laquelle la faculté
expansive de la peau s'était auparavant manifestée : ce que l'on concevra facilement, si l'on
se remémore qu'il y a *exhalation* alors que la
périphésie du corps se présente dans un état
de *raréfaction* augmentée ; tandis qu'il est
comme certain que par la dominance d'action
des organes intérieurs, sous l'influence de
laquelle se produit la force de *contraction*,

l'absorption s'établit et s'exerce sensiblement. L'on observera que l'asthénie qui suit ou accompagne tous ces dérangemens de l'extérieur et de l'intérieur du corps, compromet tellement le tissu de la peau dans les affections contagieuses, que le cuir des bêtes de somme, mortes de ces maladies, ne peut que difficilement servir, vu qu'il est comme macéré, qu'il se déchire aisément, et que leur poil tombe spontanément, parce qu'il est privé de sa nourriture (1). Je rappellerai donc encore à ce sujet que les affections catarrhales surviennent bien par un comme macéré, et par des chaleurs humides et accablantes, mais toujours après que l'organe cutané s'est trouvé préalablement et plus ou moins de temps stimulé par une température froide et sèche, ou chaude et aussi en même temps sèche (2); et cela est si vrai qu'en rétablissant la peau dans ses premières fonctions naturelles, l'on peut espérer de voir combattre son dernier état morbide asthénique, et arrêter même la contagion dans sa marche. C'est ainsi qu'agissent avantageusement les aspersions et les affusions d'eau froide, faites sur les corps infectés, par exemple, de la contagion nosocomiale, vario-

(1) *Wasserberg*, fascic. II, p. 221.
(2) *Lepecq de la Clôture*, ouvr. cité, t. I, p. 32.

lique, etc., et par l'action tonifiante desquelles l'organe cutané éprouve une commotion vraiment vitale qui s'étend au tissu cellulaire subjacent, et qui se communique même aux humeurs contenues dans l'un et dans l'autre (1). D'ailleurs, la nature ne semble-t-elle pas indiquer et approuver elle-même cette manière d'agir, quand, dans la plupart des fièvres putrides, malignes, exanthématiques, etc., elle développe des phénomènes d'*expansion cutanée*, pourvu qu'ils ne surviennent point trop brusquement?

L'état maladif d'un autre organe empêche plus ou moins la contagion d'agir. La diminution de l'irritabilité de l'organe cutané sur lequel les causes matérielles de la contagion paraissent agir, peut avoir lieu par cela même que celle d'un autre organe, d'un autre système est augmentée : dans cette occurence, l'on a moins d'aptitude, de disposition à être attaqué du miasme pestilentiel ; delà vient que pendant la dominance d'une dyssenterie, d'une ophtalmie, etc., l'on ne participe que bien rarement aux maladies épidémiques (2). Fort de cette observation, le

---

(1) *Lettsom*, *Currie*, etc. Voy. *Banau*, manière de traiter les fièvres putrides et contagieuses; *Odier*, observations sur les fumigat. nitriques, et *Black*, observ. sur la petite vérole, p. 37.

(2) *Rasori*, ouvr. cité, p. 155.

docteur *Fordyce* avait déjà dit que la matière contagieuse, qui le plus souvent produit la fièvre, restait sans effet quand il y avait une activité, un travail non-ordinaire dans une autre partie; quand avant le péril de l'infection il y avait déjà d'autres mouvemens fébriles d'établis (1). Voilà pourquoi 1°. les varioleux convalescens (dont l'état d'ailleurs n'est en général nullement analogue à celui des contagiés) se sont trouvés en Russie et en Turquie exempts de la peste (2); et 2°. pourquoi les Maures affectés de la gale, ne prennent point non plus les fièvres putrides ou exanthématiques, ou n'en sont atteints qu'après que l'affection psorique a totalement disparu (3). Enfin je terminerai en représentant que le relâchement de la peau, après son excitement antérieur, ne favorise la susception des miasmes délétères, qu'autant qu'il n'y a que peu de temps qu'il a lieu, et qu'il suppose ainsi que les parties tombées dans une asthénie récente n'ont pas pour cela perdu

---

(1) Ann. de litt. méd. étr., t. IV, p. 208.

(2) *Jiuseppe Frank*, osservazioni teorico-pratiche, etc., part. 2, p. 86.

(3) *Schotte*, ouvr. cité, p. 81. Bibl. german., t. I, p. 368. Voy. ci-devant p. 134.

leur susceptibilité et leur excitabilité pour recevoir l'impression d'un stimulus quelconque ; tandis que l'atonie de ces mêmes parties, mais qui date de quelque temps, et qui est chronique et habituelle, ne s'accompagne pas de leur disposition à être facilement impressionables.

Enfin la contagion est admise ; elle est reçue dans nos corps... Il faut maintenant parler de quelques modifications, de quelques variétés ou différences qu'elle peut présenter dans sa marche et dans ses effets.

La complication des parties fait varier la contagion.

L'état de complication et le nombre des parties ou des organes exposés à la contagion concourent beaucoup à son prompt développement et à son intensité. Car plus les animaux présentent de complexion dans la structure de leurs systèmes et de leurs viscères, plus évidentes et plus étendues sont la synergie et la sympathie dont jouissent leurs parties constituantes ; et *vice versâ*, plus leur organisation est simple, moins elles sont dépendantes les unes des autres, et moins *toute* la vie de l'individu consiste dans la vie propre à chaque organe particulier. D'après ce principe, ceux qui se présentent mutuellement des ressemblances réciproques, immédiates et multipliées, ceux, par exemple, qui se procurent entr'eux des jouissances vénériennes, etc.

manifesteront les plus grandes dispositions à contracter une maladie contagieuse ; et même certaines maladies offriront des complications de contagion, suivant qu'elles compromettront des parties dont l'organisation est très-complexe, invariable et uniforme chez tous les individus, et dont encore les formes sont particulières à chaque corps et le plus souvent immuables. — L'on expliquera donc facilement pourquoi les affections de l'organe cutané, dont l'organisation est si fixe et si déterminée qu'elle ne peut pas varier sans que la nature du corps en soit fortement altérée (1), seront fortement susceptibles de la propriété contagieuse, et pourquoi les petites véroles confluentes, où le nombre des pustules est plus que considérable, en seront également plus contagieuses (2).

La facilité et la promptitude avec lesquelles une maladie contagieuse se communiquera, seront toujours en raison de l'analogie et de l'affinité que la partie encore saine du corps *recevant* aura avec la partie lésée du corps qui fournit l'infection : par là, l'on conçoit la raison de la communication si facile et si fréquente dont la maladie vénérienne est susceptible ,

Autres circonstances qui font varier la contagion.

----

(1) *Grimaud*, premier mémoire sur la nutrition, p. 73.

(2) Ann. de litt. méd. étr., t. IV, p. 501.

d'après l'influence excitée réciproquement entre les parties génitales des deux sexes, à l'occasion de leur contact et de leur action mutuelle, dont le résultat a surtout été remarqué dans les temps de guerre, et parmi des troupes soumises au même régime et aux mêmes fatigues.

La contagion varie suivant le type de la fièvre, l'état des premières voies, le régime, etc.

Le type d'une fièvre en fait si bien varier la propriété contagieuse, que la fièvre jaune ou la peste d'Orient, qui est intermittente, est infiniment moins communicable que celle qui est rémittente ou continue.

L'état des premières voies (1) modifie aussi et change constamment la faculté avec laquelle la contagion se transmet à un corps encore sain, ainsi que la véhémence avec laquelle elle agit le plus fréquemment. Aussi ne voit-on pas les fièvres pétéchiales, qui dépendent d'une cacochylie gastrique, attaquer les individus bien portans, et dont les organes digestifs remplissent bien et naturellement leurs fonctions (2) : aussi est-il d'observation que l'on peut se préserver de la fièvre scarlatine (malgré que l'on s'expose journellement à l'infection), si l'on a soin d'éloigner la cause

____

(1) *Hoffmann*, t. I, p. 204.

(2) *Car. Strackius*, de morbo cum petechiis, 1788, p. 76.

prédisposante (la faiblesse gastrique) de cette pyrexie exanthématique, en prenant ou l'émétique ou la rhubarbe, ou le calomel, ou le soufre doré d'antimoine, ou la teinture de Belladona à très-petites doses, etc. (1) ? C'est encore en ayant soin de n'exercer que convenablement ses facultés digestives, et conséquemment en observant un régime méthodique, que l'on se met à même de ne pas prendre la fièvre jaune, au milieu de laquelle cependant, l'on se trouve comme plongé (2). Relativement à l'influence de l'action du système digestif sur l'entière susception de la peste, etc. je rapporterai que dans les prisons de Philadelphie où le système alimentaire est calculé sur une échelle de tempérance, et d'où les boissons spiritueuses sont bannies, il n'est pas arrivé un seul accident de contagion pendant que la fièvre jaune régnait dans cette capitale de la Pensylvanie (3) ; et j'ajouterai qu'après la propreté, la plus grande précaution que je prenais en Egypte était d'avoir mangé un peu avant que de faire mes visites, ainsi que de m'abstenir de tout aliment pendant deux ou trois heures après avoir quitté

---

(1) Ann. de litt. méd. étr., t. VI, p. 244, 246.

(2) *Schotte*, ouvr. cité, p. 134.

(3) *Volney*, œuvr. compl., t. VII, p. 320.

le lazareih, à la sortie duquel j'avais encore le soin de changer de linge, et de prendre ensuite un exercice doux, mais prolongé. Le célèbre *Howard* (1) dont j'ignorais la conduite précédente, ne mettait jamais le pied dans un hôpital ou dans une prison qu'il n'eût auparavant déjeûné : Enfin il n'est ni voyageur ni médecin qui n'ait vu ou appris que ceux qui (comme le font la plupart des Européens nouvellement débarqués dans les climats chauds) s'adonnent aux excès de la table, à l'abus des liqueurs, etc. sont les plus maltraités par la peste.

Les lieux bas, surtout s'ils sont marécageux, empirent les fièvres contagieuses.

On a infiniment plus à craindre la contagion dans un lieu marécageux, ou encombré de personnes, que dans un endroit élevé, sec et peu habité (2). A ce sujet, *Otto* a vu que les personnes de Philadelphie qui s'étaient retirées, ayant la fièvre jaune, dans des pays montueux, où régnait une fièvre rémittente,

____

(1) Etat des prisons, des hôpitaux, etc. t. II, p. 451.

(2) *Hoffmann*, supl. I, part. I, p. 782. *Matteo Carrey*, ouvr. cité, p. 74. Est-il bien vrai qu'une maladie pestilentielle, qui d'ailleurs peut perdre de sa force destructrice sans voir diminuer sa propriété contagieuse (S. R. de méd. t. II, M. p. 623.), soit réellement plus à craindre, quand elle est prise par cas fortuit, que quand elle est contractée par suite d'assiduités avec les infectés ! (*Ludwig*, advers. med., etc. t. I, pars I, p. 45.)

n'avaient

n'avaient communiqué leur maladie à aucun habitant de cette dernière contrée (1), tandis que le contraire arrivait à l'égard des malades infectés qui gagnaient les endroits bas. Le même événement a eu lieu au sujet d'une semblable fièvre régnant au Sénégal, dont la mortalité, qui sembla ne pas augmenter dans la saison des pluies, diminua d'une manière bien plus sensible sur les vaisseaux qui quittèrent la Gambie, et qui gagnèrent la pleine mer (2). C'est ici qu'il est utile de noter que, dans les endroits humides, surtout s'ils sont chauds en même temps, on a vu que des fièvres, d'abord simplement intermittentes, deviennent bientôt bilieuses-rémittentes, et qu'elles pren-

---

(1) Ann. de litt. méd. étr. 14e. cahier, p. 1, 8. — Cette non-propagation de la fièvre jaune dans ces lieux élevés doit être attribuée à ce que d'une part l'air plus libre, plus renouvelé n'offrait point cette humidité qui constitue celui des villes trop peuplées et situées dans la plaine ou dans un lieu bas, et qui est si favorable au développement du typhus *ictérodes*; et à ce que d'autre part, on commet moins d'erreurs dans le régime à la campagne qu'à la ville.

(2) *Lind*, an essay, etc., p. 60. *De Haen*, rat. med., t. VIII, pars XIV, cap. IV, t. IX, cap. X. *Sarcone*, t. II, p. 48, 422. *Lepeck de la Clôture*, épidém. t. I, p. 317. *Goddard*, Mém. de l'Acad. de Dijon, 1785, p. 352. *Colombier*, Malad. des gens de mer, p. 265. *Baumes*, Méthode de guérir, p. 145. *Berlinghieri*, Delle cause, etc., t. I, p. 85.

nent même le type de la fièvre jaune. Toutes ces mutations morbides, toutes ces dégénérations funestes se développent encore avec plus de facilité et d'intensité, si les endroits dont il vient d'être question, sont trop fermés et peu aérés, et si par là ils favorisent les miasmes délétères à s'y déposer aisément et à y séjourner avec opiniâtreté (1). Ceci me rappelle que *Pringle* avait déjà observé que des fiévreux traités dans des maisons dont les portes et les fenêtres étaient en très-mauvais état, avaient été guéris plus promptement et en plus grand nombre que ceux qui occupaient des appartemens bien clos (2).

Je ne prétends cependant point faire croire que les exhalaisons, plus ou moins concentrées, plus ou moins corrompues, soient constamment nuisibles, ou plutôt qu'elles n'empêchent jamais la propagation d'un typhus. Car il est rapporté, à l'occasion de la peste qui ravagea Marseille au commencement du dernier siècle, que les rues étroites et sales

Tous les effluves fétides ne fournissent pas toujours la contagion, à laquelle

____

(1) *Fordyce*, Ann. de litt. méd. étr., t. III, p. 115. *Lepeck de la Clôture*, Epidém. p. 320, 328. *Ludwig*, adversaria, etc. t. I, pars I, p. 46. *Clerc*, Medicus veri amator, p. 180. *Smith*, Observ. sur les fièvres des prisons, p. 19.

(2) S. R. de méd., t. IV, H, p. 145.

de cette ville furent exemptes de ce fléau. Mais
que peut-on conclure de ce cas particulier
d'*immunité* de la contagion, si ce n'est que les
exhalaisons, *seulement* fournies par les rues in-
fectes, et bien dissemblables de celles qui
s'élevaient des lieux où la peste sévissait (1),
suffirent pour établir ceux qni y demeuraient,
dans une sphère différente de celle des autres
habitans, et conséquemment pour ne point les
voir soumis à l'action des mêmes causes morbides qui influèrent désavantageusement sur
ces derniers ? Et ne peut-on pas concevoir
que ces vapeurs ne se sont opposées à l'extension des miasmes morbides que de la même
manière qu'elles sont le plus souvent favorables au résultat contraire, c'est-à-dire, en
faisant plus ou moins différer la manière d'être
respective des malades et des bien portans ?

L'on peut d'autant mieux admettre l'expli-
cation que je viens de donner, relativement
à la cause de l'absence ou de l'existence d'une
contagion parmi certaines classes de citoyens,
dans différentes parties d'une cité populeuse,
que 1°. les habitans du quartier de la ville de
Dax, où les bassins des eaux minérales fournissent continuellement des vapeurs chaudes,
se trouvèrent préservés de la fièvre pestilen-

même ils peuvent quelquefois s'op-poser.

Pourquoi cer-tains quartiers d'une ville sont exempts de la contagion ?

____

(1) Journ. de méd. t. LXXII, p. 54.

tielle qui, en 1555, fit périr presque tous ceux des autres quartiers (1), que 2°. d'après l'observation de *Samuel Anhorn*, plusieurs enfans de bouchers, renfermés dans un air saturé de miasmes animaux, furent les seuls qui présentèrent dans leur petite vérole une complication dangereuse de pétéchies, de météorisme abdominal, etc. (2); et 3°. que tous les habitans d'Hardevilliers (Picardie) furent atteints de la suette en 1773, hors ceux qui demeurèrent au château (quoiqu'il fût situé au milieu du village), et qui accoutumés à séjourner dans Paris, avaient un genre de vie absolument différent de celui qu'observaient les picards (3).

Les maladies contagieuses peuvent observer la même marche, présenter les mêmes symptômes, subir la même terminaison.

Ces différentes observations me conduisent à demander si une maladie contagieuse, établie dans un lieu peu spacieux, n'affecterait pas chez tous les malades la même marche, ne présenterait pas, à quelque chose près, la même masse et la même nature de symptômes, et ne subirait pas presque la même terminaison. La solution de cette question pourra être amenée par les faits suivans. — *Périclès*

---

(1) Journ. de méd., t. LXXII, p. 54.

(2) *Sydenham*, t. II, p. 169.

(3) S. R. de méd., 1778-1779, M, p. 48.

perdit tous ses parens de la même peste qui l'emmena également. — *Manget* (1) rapporte que plusieurs enfans ont eu la petite vérole avec les mêmes accidens, et qu'ils en sont morts, à peu près dans le même temps; — *Hoffmann* (2) nous apprend que deux époux et une jeune parente moururent successivement et dans quatre jours, d'une fièvre catarrhale maligne, dont était attaqué le fils des deux premiers. — Dans la douzième observation de *Strack* (3), il est question de la même identité de symptômes et de progrès dans une fièvre pétéchiale dont sept personnes de la même famille étaient attaquées. — Tout récemment, tous les matelots, (hors un) de l'équipage du vaisseau américain *Columbia of providence*, eurent la fièvre jaune, avec délire, vomissemens noirs, et en moururent aussi tous, vers le septième jour (4). — J'ai moi - même été dans le cas d'observer en Égypte que des soldats atteints d'ophtalmie, et rassemblés dans un seul local, lors d'une constitution dyssenterique, ont vu leur état

---

(1) *Manget*, Bibl. med. pract., t. IV, p. 711-724. Voy. encore *Morton*, p. 489, hist. 30; p. 497, hist. 37.

(2) Opera, etc., t. II, p. 91.

(3) De morbo cum petechiis, p. 120.

(4) *Berte*, ouvr. cité, p. 395.

maladif se compliquer, comme subitement, d'une affection également dyssenterique. — Enfin, plusieurs praticiens ont aussi remarqué que d'après l'impression plus ou moins longue d'une même épidémie, et d'après l'influence d'un même régime et de la même température de l'atmosphère, les individus convalescens n'en ont que plus de disposition à contracter une même maladie subséquente, comme la gale, etc., etc. (1).

Classes d'individus les plus susceptibles de prendre la fièvre jaune.

Conformément à ce qui a déjà été dit sur l'influence de *l'humidité chaude* des tempéramens, comme cause adjuvante de la contagion, l'on ne peut que répéter ici que la fièvre jaune s'est également plu à attaquer d'une part les personnes simplement et seulement humides et leucophlegmatiques, comme les femmes pâles, peu vives, les enfans muqueux, les sujets lâches et lymphatiques, et de l'autre part les individus qui étaient d'une fibre roide et pas assez humectée, comme on le voit dans les vieillards, dans les nègres, etc, plutôt que ceux chez qui un tempérament sanguin offrait un mélange proportionné de chaleur et d'humidité (2).

---

(1) *Huxam*, de aëre, etc. M. I, p. 35.

(2) *Berte*, p. 170.

Généralement, la contagion est prise avec une énergie *inverse* de la diathèse des individus qui y sont exposés. Si d'un côté les blancs, par exemple, sont plus affectés par une maladie bilieuse à laquelle est naturellement contraire leur idiosyncrasie, les nègres d'un autre côté se voient plus fatigués d'une affection pituiteuse (1), parce que leur constitution bilieuse semble lui être plus opposée. Ainsi, encore une fois, une épidémie bilieuse qui sévirait contre les Européens, nuirait moins aux noirs.

Au surplus, il est très-probable, 1°. que la peste d'Orient et la fièvre jaune, *naturellement* transmises d'un corps à un autre, sont plus actives que quand elles proviennent d'une action des *causes générales*, et qu'ainsi pour déterminer l'énergie de ces deux terribles maladies, il vaut mieux prendre en considération l'influence réciproque des hommes entr'eux, que celle de la constitution atmosphérique (2); 2°. que les progrès de la contagion se feront en raison du degré d'animalisation subie par les miasmes contagieux; et 3°. enfin, que si la mortalité se trouve souvent en raison ou en

----

(1) *Grimaud*, traité des fièvres (en 3 volumes), p. 249. *Wilson*, ouvr. cité, p. 244.

(2) *Thommassini*, della febbre gialla, etc, p. 340.

comparaison, moins avec la véhémence de la maladie, qu'avec le nombre des malades (1), de même aussi la multitude des infectés sera ordinairement plus grande, suivant que la contagion la sera moins (2). Mais encore, ce qu'il y a de plus certain, c'est qu'une maladie, susceptible d'être communiquée, le sera plus facilement et plus gravement, suivant qu'il y aura plus de parties compromises, et que la maladie ainsi sera plus compliquée. C'est pour cette raison que la fièvre bilieuse *simple* peut régner alors, seulement comme épidémique, mais en même temps qu'elle est susceptible de se montrer contagieuse, dès qu'elle se sera étendue *hors* des premières voies, ou qu'elle se compliquera d'une autre affection morbide, surtout si cette dernière est cutanée, si par exemple, elle est pétéchiale. Enfin l'énergie de la contagion se manifestera en raison verse de la difficulté avec laquelle la maladie qui en est frappée, dominera et existera seule entre les autres maladies, principalement dans les climats qui n'éprouvant que peu de changemens demeurent long-temps presque les mê-

---

(1) *Lind*, malad. contag., p. 26-68. — Medical Observ. and Inquiries, t. I, p. 217.

(2) *Smith*, Observ. sur les fièvres des prisons, p. 166.

mes. C'est ainsi que se concevra la grièveté de la peste d'Orient en Egypte, dont la température se montre des mois entiers avec la même constance et la même uniformité.

Malheureusement on n'a que trop éprouvé combien la contagion était en général plus grave dans la peste du Levant et dans la fièvre jaune, que dans les autres maladies... D'où vient cette plus grande activité dans ces deux premières fièvres ? Elle me paraît tenir à ce que leur miasme contagieux agit primitivement et directement sur l'humeur de la transpiration, et à ce que cette même humeur cutanée peut recevoir cette altération pestilentielle par l'intermède de toutes les autres humeurs partielles; tandis que pour que les contagions plus particulières, comme celles de la rougeole, de la petite vérole, de la gale, etc., deviennent communicables, il faut l'intervention *spéciale* de quelque humeur qui constitue la cause matérielle de la maladie ; et c'est peut-être même cette faculté d'inquiner l'un ou l'autre de nos fluides qu'acquiert à son tour le miasme pestilentiel, qui fait qu'il survient de si grands désordres, quand il est introduit dans une partie qui, tout en lui étant étrangère, lui offre cependant alors des circonstances propres au développement de son action. Enfin, en concluant de tout ce que j'ai cherché à prou-

Les maladies contagieuses ne se communiquent pas dans tous leurs stades.

ver ou à donner comme probable, je répéterai 1°. que la peste et la fièvre jaune, ainsi que les autres maladies contagieuses, ne sont pas communicables dans *tous* leurs stades, mais seulement dans celui de leur *état* ou de leur *déclin*; 2°. Que leur faculté de se communiquer est en raison de la continuité de leur type fébrile et de l'état des relations et affinités entre le contagié et l'exposé; et 3°. enfin, que leur développement est favorisé par le degré d'action antécédente de la part de la peau ou d'un autre organe, par l'état de force de tout le système, par la température de l'atmosphère, par le tempérament des individus, etc. etc.

L'air mou, humide, etc., favorise les fièvres ataxiques en général, et les pestilentielles en particulier.

Des observations générales ont fait reconnaître que l'air mou, chaud, pesant, etc., concourait principalement à provoquer et à renforcer les fièvres ataxiques des climats chauds (1); et des observations particulières ont également fait admettre l'influence de l'humidité de l'atmosphère, (surtout quand elle était encore inquinée par son mélange avec celle d'un sol marécageux) sur la propagation et la violence de la fièvre jaune; car

---

(1) Collect. Acad. part. étr. p. 286-320. — *Hoffmann*, t. V, p. 64. — *Odier*, observ. sur les fièvres des prisons, p. 22.

le nombre des victimes que cette cruelle maladie moissonna en Espagne au commencement de ce siècle, et que fournirent les habitans des lieux situés le long du fleuve
le Guadalquivir, fut infiniment plus considérable que celui qui eut lieu dans les villes
ou villages de l'intérieur des terres. Pareillement, Cadix compta bien plus d'accidens et
bien plus de morts de la fièvre jaune dans
ses quartiers resserrés, populeux, sales, bas,
peu aérés, et où elle fut comme stationnaire (1),
que dans ceux qui étaient naturellement propres, spacieux, élevés et ventilés. — L'humidité même provenant seulement d'une forte
végétation, favorise tellement ces différentes
espèces de typhus, que *Pierre Vanel-Saker* (2)
a vu que la fièvre rémittente et putrido-bi-
lieuse qui fut épidémique à Anvers en 1772,
se renforçait, lorsque la végétation devenait
forte et abondante; — que *Finke* (3) fait mention d'un été chaud de 1778 qui fut remarquable par d'abondantes récoltes, et qui présenta beaucoup de maladies, et surtout nombre
d'angines bilieuses; — que *Jackson* attribue

---

(1) *Berte*, ouvr. cité, p. 161, 162, 164, 372.

(2) *Schlegel*, Thesaur. pathol. therap., vol. 1, p. 343.

(3) De morbis biliosis anomalis, etc., p. 16.

aussi à une végétation vigoureuse, si l'on a à combattre sous les tropiques plus de fièvres endémiques et dangereuses que dans les contrées élevées et sèches (1) ; — et enfin que l'on est allé jusqu'à dire que pour être sujet à la fièvre jaune, il fallait nécessairement respirer l'air de terre, c'est-à-dire, l'air qui est modifié ou altéré par l'influence de la végétation (2). Mais cette influence est encore plus désastreuse, lorsque la végétation est vicieuse, morbide, et délétère : car c'est alors que dans certains pays on voit souvent survenir la fièvre jaune (3), qu'on ne doit pas ainsi s'étonner de voir survenir si fréquemment, et faire tant de ravages dans les Etats-Unis où la végétation, *une fois développée*, est plus active qu'en France (4).

Antagonisme entre la végétation et l'animalisation.

Que conclure de ce qui vient d'être dit des effets d'une végétation vigoureuse sur nos corps sains ou malades, si ce n'est qu'autant la végétation et l'animalisation se favorisent mutuellement, quand elles sont toutes les deux dans un état d'activité moyenne, autant

____

(1) Journ. de méd. par *Corvisart*, t. X, p. 316. *Fouquet,* constit. de l'an V, p. 47.

(2) *Savarésy*, ouvr. cité, t. I, p. 238.

(3) Ann. de litt. méd. étr., t. II, p. 162.

(4) *Volney*, œuvr. compl., t. VII, p. 245.

l'une perd, quand l'autre domine trop? Et en effet, là où l'animalisation se montre avec une supériorité décidée, là languit et périt même la végétation (1), que l'on doit d'ailleurs regarder comme quelque chose de moins parfait que l'animalisation, qui de son côté et pour exécuter l'évolution à laquelle elle tend continuellement, exige et présente un plus grand degré et de plus grandes variations dans son *expansibili*. Plusieurs physiologistes ont donc été fondés à avancer que la végétation est l'effet inverse de la vie animale, et même selon *Becker*, les végétaux sont désoxidés par la chaleur, tandis que les humeurs animales en sont plus oxidées. En un mot, avant que l'animal *vive* précisément, il ne présente que les phénomènes de la simple végétation; et quand il manifeste pleinement une véritable vie animale, son existence végétative n'est presque rien en comparaison de cette dernière... L'on admettra donc plus d'activité, plus de perfection dans le mouvement *créateur* des animaux que dans le mouvement *organisateur* des plantes dont l'arrachement

Différences des végétaux et des animaux.

Différences de l'animalisation et de la végétation.

---

(1) L'endroit le plus tourbeux, le plus fangeux présente jusqu'à un certain temps une grande, ou plutôt une prompte végétation; mais dès que des insectes y fourmillent, on voit les végétaux dépérir et diminuer de jour en jour.

et la destruction sont encore d'autant plus utiles pour les êtres animés, que leurs touffes trop fournies et trop étendues ne peuvent que contribuer à rendre l'air mollasse et peu susceptible d'être renouvelé, et à présenter ainsi tous les inconvéniens des savannes les plus épaisses et les plus marécageuses de l'Amérique. Mais encore une fois, la végétation la plus active ne favorise pas directement la contagion, à laquelle elle ne dispose qu'en relâchant et en humectant l'organe cutané, et en servant comme de véhicule à la translation et à la déposition des miasmes morbides sur différens points de l'organe cutané, lesquelles n'auraient point lieu sous une température chaude et sèche. Sur le tout, s'il faut conclure avec le docteur *Raymond* que les maladies populaires viennent et finissent avec le temps de la végétation (1), il faut aussi avouer en même temps que dans quelques pays, dans les Antilles, par exemple, où les jours sont presque toujours égaux, où la végétation est continuellement en activité, les maladies régnantes ne doivent pas conséquemment être enrayées ni calmées par le changement salutaire des saisons (2).

----

(1) S. R. de méd., 1781, M, p. 43.

(2) Voy. *Schnurrer*, etc., p. 98.

Jusqu'ici il n'a été question que de la transmission des miasmes contagieux, immédiatement d'un corps malade à un corps qui est sur le point de l'être ; mais il arrive tous les jours que ces germes morbides sont d'abord déposés sur des substances animées ou inanimées, avant que d'être mis en contact ou d'être appliquées sur le corps qui doit en recevoir l'impression fâcheuse : et dans cette conjoncture, combien ne serait-il pas avantageux de savoir et de préciser le temps que les germes déposés sur des corps intermédiaires, peuvent y demeurer sans perdre leur qualité ou faculté contagieuse, et c'est ce dont je vais m'occuper, en continuant toutefois d'employer de temps en temps le secours de l'analogie et les observations que pourra me fournir l'art vétérinaire.

D'abord, rien de décidément positif, relativement à la détermination du temps que les substances *inanimées* peuvent garder, sur leur surface ou dans leur tissu celluleux, les émanations nuisibles : Ainsi je me bornerai à faire présumer que cette conservation, ne dépendant que de la force adhésive de ces mêmes effluves, ainsi que de la pesanteur compressive de l'atmosphère, donne à concevoir que plus ces substances, dépositaires des miasmes, seront denses et d'une nature opposée à celle

Combien de temps des miasmes, etc. peuvent rester sur ou dans des corps inanimés, sans perdre de leur énergie ?

des gaz délétères, plus il sera facile à l'agitation de l'air, et à l'action pénétrante ou dissolvante de la chaleur ou de l'humidité atmosphérique et des corps ambians, de déplacer, de diviser, d'étendre, et ainsi de raréfier et annihiler ces mêmes miasmes nuisibles, lesquels, peu retenus en place par l'air, quand il devient plus chaud et plus léger, quand sa compression est beaucoup diminuée, ne tendront plus qu'à s'élever et à se dépouiller ainsi de leurs qualités malfaisantes (à notre égard) qu'ils ne doivent probablement qu'au rapprochement et à la densité de leurs molécules (V. ci-après). Voilà donc d'abord les corps durs, pesans, polis, peu propres à retenir longuement des germes pestilentiels... Cependant il est un espace de temps, quoique court, pendant lequel on doit craindre l'action de ces germes sur ces corps que l'on met en communication ou en contact avec eux, et ce temps d'inconvénient et de danger existe, tant que le miasme déposé n'est pas dénaturé, ou du moins très-affaibli ou par une condensation convenable, à l'aide du froid extérieur, ou par une dissolution dans un fluide ténu, ou par une raréfaction résultant de la chaleur de l'air. Je ne dus donc pas être beaucoup étonné en voyant un jeune pharmacien, qui suivait mes visites journalières dans le lazareth réth d'Alexandrie en Egypte, contracter la peste, pour avoir pris et manié trop tôt une fiole de médecine, qu'un pestiféré venait de déposer dans un lieu particulier, avant d'avoir donné à la transpiration qu'y avaient laissée les doigts du malade, le temps de refroidir ou de s'évaporer.

Quant aux corps ligneux, spongieux, cotonneux, laineux, etc. etc., il paraît hors de doute qu'en général ils peuvent retenir plus long-temps, et même activer les germes contagieux plus que d'autres substances dont l'organisation est plus serrée. Mais serait-il impossible que ces effluves ou émanations, dont l'ouverture de quelques ballots de coton, de laine, etc. permet la sortie brusque, etc. (1) fussent l'effet, non de miasmes provenans de dehors, mais bien de l'effervescence intestine qui, avec le temps, la chaleur et le mouvement, a pu s'établir dans une masse de substances capables de bien conserver le calorique, jusqu'au moment où, dégagé de toute entrave, il

[note marginale :] Les corps poreux, spongieux, etc. les retiennent plus long-temps.

[note marginale :] L'on ne croit pas que tous les effluves qui sortent d'un ballot de coton, de laine, etc. aient été toujours réellement *déposés...* Car ils peuvent être le résultat d'une effervescence intestine, etc.

______

(1) Serait-il bien vrai que le germe des maladies pestilentielles, lorsqu'il est apporté par *mer*, se conserve bien plus long-temps, et qu'il est beaucoup plus actif dans son développement, que celui qui nous est apporté par *terre!* *Schnurrer,* p. 123.

puisse s'échapper avec violence, surprendre et frapper plus ou moins dangereusement les ouvriers ou les marins chargés de déballer, etc.? Et cette action mortifère serait-elle différente de celle d'un égout méphitique (surtout quand l'exhalaison s'enfuit avec force et en masse) sur les parties, sur les organes d'un individu déjà affaibli, et qui en même temps serait à jeûn? C'est ce qui arriva, il y a une quinzaine d'années, à M. *Claret* jeune, négociant, qui, se trouvant arrêté un matin sur le quai de la Baleine, pour parler d'affaires contentieuses, se trouva subitement comme suffoqué par une odeur fétide, provenant de l'écoulement d'eaux et de matières corrompues, sortant à plein goulot d'un tuyau d'évier, près duquel il se trouvait. Dès ce moment, il prit des étourdissemens, eut une marche vacillante, se plaignit continuellement de l'odeur infecte qu'il avait respirée, et présenta tous les symptômes d'une fièvre ataxique cérébrale, qui se compliqua d'une congestion purulente dans le cerveau, et se termina par la mort. Ce cas malheureux a beaucoup de rapports avec les accidens d'asphyxie, de suffocation, etc. qui arrivèrent à bord d'un navire qui revenait des Indes orientales, et dont la cargaison en café, avariée et corrompue

Observation qui a des rapports avec l'idée qu'on vient d'émettre.

par l'eau de la mer, donna lieu au dégagement d'une odeur infecte, etc. Voy. *Schnurrer*, page 97.

Pour terminer ce que j'avais à dire au sujet de ces substances mortes ou inorganiques, mais dépositaires des molécules dangereuses pour les corps vivans, je pense devoir conclure que celles de ces substances qui se présentent dans un tel état qu'elles paraissent se rapprocher de l'*animalité*, semblent aussi absorber plus facilement et conserver plus longtemps des miasmes contagieux, tandis que celles qui en sont les plus éloignées, (par exemple les minéraux, etc.), reçoivent plus difficilement et perdent bien plus promptement le germe communicable ou contagieux.

Maintenant, je suppose les miasmes pestilentiels tenus, en quelque sorte, en réserve sur des plantes vivantes : il s'agit de savoir combien de temps ils peuvent y être conservés. Le soin extrême que les bergers et les cultivateurs mettent à empêcher que leurs troupeaux ne paissent dans les champs où aurait seulement passé dans le jour un autre troupeau suspect, montre suffisamment que les miasmes contagieux, laissés par un ou plusieurs individus de ce dernier, peuvent être retenus pendant quelque temps sur ces végétaux *vivans :* et l'on est si bien fondé à

Combien de temps les miasmes peuvent demeurer sur les végétaux, etc.

attribuer alors la propagation de l'épizootie à cette déposition de miasmes délétères sur le pâturage vert, plutôt qu'à l'air, que toutes les craintes et précautions cessent à cet égard, dès que la rosée ou la pluie est venue l'humecter et que la terre en a été un peu pénétrée (1).

D'après cette observation hippiatrique, il sera permis, je crois, de penser et de conclure que la pelouse, que le gazon sur lequel aurait couché un sujet frappé de la peste d'Orient ou atteint de la fièvre jaune, ne pourrait que faire appréhender l'infection à celui, qui, sans être encore malade, commettrait l'imprudence de s'y reposer avant 12 ou 24 heures ; mais en même temps, il est probable qu'après cet intervalle de temps, l'humidité des champs, la fermentation ou le *travail* de la terre et l'agitation de l'air, suffiraient pour étendre, diviser, éparpiller et annihiler les miasmes morbides de la contagion, pour l'extinction desquels on concevait déjà, du temps de *Lancisi*, l'utilité de la végétation seule, puisqu'on ensemençait les terrains que l'on avait lieu de croire insalubres, soit par le séjour, soit par le seul passage de troupeaux infec-

____

(1) *Paulet*, malad. epizoot., t. I, p. 154.

tés, soit par la simple présence de leurs cadavres qu'on avait pu y enfouir (1). Les médecins *Banau* et *Turben* pensaient également
que la végétation avait principalement l'avantage de suffire souvent pour changer et détruire les miasmes nuisibles (2). Aussi n'existe-
t-il, du moins à ma connaissance, aucune
relation médicale dans laquelle il soit mentionné que quelqu'un ait gagné une maladie
pestilentielle pour s'être reposé plus ou moins
de temps sur de la verdure où des pestiférés
avaient pu auparavant rester déposés pendant
plus ou moins de temps. Il est donc naturel de
penser qu'il faut attribuer aux causes ci-dessus
énoncées, l'amélioration que le changement
de parage a procurée au bout d'un ou de deux
jours aux bestiaux atteints d'épizootie, et que
la levée d'un camp, ou l'éloignement des côtes
maritimes, ou l'abandon d'une ville ravagée par
l'épidémie a fait aussi éprouver assez promptement aux militaires, aux marins et aux habitans qui étaient infectés ou bien menacés de
l'être (3). Mais un si heureux résultat ne peut

Utilité du chan-
gement de loca-
lités, etc.

---

(1) *Lancisi*, etc. t. II, p. 39.

(2) Gaz. salut. 1787, n°. XX.

(3) S. R. de méd., t. V, M, p. 555. Voy. aussi ma dissertation *sur l'utilité de l'exercitation du corps dans
les maladies*, in-4°. p. 31.

avoir lieu si les corps conducteurs ou dépositaires de la fièvre jaune, etc. se trouvent dans des lieux profonds, humides, peu aérés, où s'ils se nichent dans des corps poreux, spongieux, inaccessibles également au contact et à l'agitation de l'air : car dans ces cas, qui se rapportent à ceux rapportés ci-devant, au sujet des substances inanimées, les miasmes pestilentiels conservent toute leur communicabilité et même toute leur énergie, laquelle même semble souvent redoubler, alors qu'ils se dégagent, se dilatent et se propagent, en proportion du long temps qu'ils ont demeuré inerts et comme emprisonnés (1).

Il s'agit actuellement de connaître, au moins approximativement, comment et combien de temps le germe d'une maladie pestilentielle peut se maintenir sur des animaux; mais pour mieux traiter et utiliser cette question, je supposerai 1°. que ces animaux peuvent apporter, conserver et communiquer les miasmes délétères, sans que pour cela ils en soient affectés; 2.° qu'ils peuvent en être *offensés* sans les communiquer au dehors d'eux; et 3°. enfin, qu'ils sont quelquefois à même d'en être

____

(1) *Van-Swieten*, comm., t. IV, de morb. epidem.—*Seltmann*, dissert. de morb. chron. ex *Stollii* prælection. etc. curante *Eyerel*, t. IV, p. 199.

d'abord malades, et ensuite de les transmettre
à d'autres corps vivans.

Comme les animaux ne sont pas semblables
entr'eux, mais qu'ils diffèrent les uns des autres
par leur conformation extérieure ou leur structure intérieure, par leur manière de vivre, par
la nature de leurs facultés sensitives, on doit
nécessairement admettre que les maladies qui
sont communicables à une espèce, ne le sont
pas ordinairement à l'autre (1) Mais il faut
noter que tout animal, quoiqu'il soit peu
propre à contracter des affections morbides
qui sont étrangères aux individus de son genre,
de son ordre, de sa classe, etc., peut cependant en être en quelque manière le réceptacle,
le foyer; et c'est d'après cette hypothèse que
l'on a à voir si l'élément, si le principe de ces
maladies, déposé et conservé sur ces derniers
animaux, ne perd point de son énergie.

> Les mêmes maladies ne se montrent pas contagieuses pour les animaux de différentes espèces.

D'abord l'animal est *nu* ou *couvert* : dans
ce dernier cas, il n'est qu'*indirectement* le conducteur ou le porteur des miasmes, c'est-à-
dire qu'il ne l'est que par le moyen de substances inorganiques; et comme ces substances
ne jouissent d'aucune exsudation ni d'aucune

> Comment un animal *couvert* peut porter et conserver la matière de la contagion!

(1) *Hoffmann*, supl. I, pars I, p. 781, 782. — *Plenciz*,
de contagio, p. 14, 29, 89.

inhalation vitale bien sensible, il est facile de
concevoir que les germes morbides, retenus à
leur surface ou dans leur tissu, peuvent y rester tranquillement et assez long-temps, sans
perdre sensiblement de leur propriété contagieuse, à moins que la chaleur ou le froid de
l'air ne les dilate ou ne les condense assez pour
les atténuer ou les altérer plus ou moins. Au
surplus la faculté de conserver plus ou moins
de temps les miasmes animaux contagieux,
ne répondrait-elle pas à l'affinité que ces
mêmes miasmes possèdent pour adhérer inti-
mement aux parties auxquelles elles se trouvent unies, et surtout à d'autres parties animales? Voy. au reste ce qui a déjà été dit
plus haut.

Comment l'on conçoit que l'animal *nu* porte et conserve les miasmes, etc.

Relativement aux observations sur le mode
dont l'animal *nu* est l'intermède de la contagion, j'avouerai qu'elles ne sont rien moins
que claires et positives. Car l'homme que je
citerai ici pour exemple, parce que c'est de
lui qu'il s'agit principalement, est toujours
recouvert d'habillemens, et ne se présente
pas conséquemment dans cet état de nudité
où il offrirait une partie de sa substance ou
un point de sa surface pour siége des miasmes
contagieux. Au surplus, en le supposant dans
un tel état, ne serait-il pas probable que le
contact de l'air ou de l'eau qui aurait lieu si

facilement, suffirait souvent pour le rendre moins sujet à la fièvre jaune et aux autres maladies pestilentielles ? C'est du moins ce que pourront prouver les observations suivantes.

Un voyageur, de retour des Antilles, m'a assuré avoir été forcé de demeurer seul, et de dormir tout nu dans une chambre, tout le temps qu'il eut la fièvre jaune, dont il se remit. — Le capitaine d'un vaisseau où était la peste, se sentant pris de cette fièvre, quitte ses habits, et demeure nu toute la nuit, étendu sur le tillac. La rosée abondante dont son corps fut mouillé, lui rendit en peu d'heures, la respiration plus libre, et le cerveau moins embarrassé : le lendemain matin, il prend un bain dans la mer, et ne se plaint plus de rien. — J'ai connu le chirurgien de la tartanne la *Coquette*, qui venant de Syrie, et reconnaissant quelques accidens de peste parmi les matelots de ce bâtiment, se sent bientôt pris de cette terrible maladie..., dont effectivement les symptômes sont un mal de tête et une plénitude du cerveau, inappétence, etc. Pour y remédier, il se jette tout habillé dans le Nil, et après s'être bien lavé dans ce fleuve, il se sent promptement mieux et il regagne tranquillement son bord. — La moindre fréquence de la fièvre jaune parmi les nègres ainsi que

Observations, I. II. III.

parmi les colons acclimatés, ne tient-elle pas également à la nudité presque complète des premiers, et à ce que les derniers ne portent que des vêtemens très-légers, et qu'ils les lavent ou qu'ils en changent souvent (1)? Cet avantage n'existe point pour les étrangers, et encore moins pour les militaires et pour ceux qui sont surchargés de travaux et de fatigues (2), vu que les vêtemens de laine, dont les uns et les autres sont couverts, sans avoir le soin ou le moyen de les renouveler par fois, retiennent plus long-temps les miasmes, lesquels, sans les habillemens, exerceraient promptement leur action, ou finiraient bientôt par s'évaporer ou s'étendre dans l'air (3).

Utilité de la propreté contre la contagion.

N'en voilà-t-il pas assez pour conclure que la propreté est le meilleur préservatif contre les maladies pestilentielles, et même le moyen le plus rationnel pour en diminuer l'énergie et en arrêter le cours? Si l'on consulte à ce sujet le célèbre *Lind*, l'on verra « qu'un corps » propre propage moins la contagion qu'un » corps sale et couvert de haillons…; que

---

(1) Voy. les observations citées dans le dict. des scienc. médicales, t. XLI, p. 82, 101.

(2) *Masdevall*, épidémie de la Catalogne, p. 10.

(3) Mém. de l'Acad. de Dijon, 1783, p. 375. — *Haller*, disputat., etc. t. V, p. 555.

» ceux qui maniaient et soignaient les ma-
» lades, encore habillés, en prenaient sou-
» vent la contagion, tandis que ceux qui les
» dépouillaient de leurs vêtemens devant un
» bon feu, pour leur faire prendre du linge
» blanc de lessive, et les mettre ensuite dans
» un lit bien fait et bien propre, prenaient
» difficilement leur maladie, ou du moins
» qu'ils n'en éprouvaient qu'une attaque lé-
» gère, dont ils se rétablissaient assez promp-
» tement, surtout s'ils avaient soin de ne
» laisser aucune immondice ni aucun linge
» sale dans les dortoirs ou les chambres (1). »

Me serait-il permis de demander maintenant si un malade, chez qui l'on supposerait
la contagion établie, et même déclarée, n'est
pas à même d'en éprouver de *nouvelles* atteintes, et si, sous ce rapport, la maladie contagieuse ne devrait pas être considérée, quand
une fois le germe s'en est développé, comme
étant le résultat d'une certaine aptitude à recevoir de rechef, et à couver plusieurs fois,
dans la même attaque, etc. de nouvelles doses,
de nouveaux fermens de contagion? Quoique
ceci ne soit présenté que comme une conjec-

Une fièvre pes-
tilentielle est
composée de plu-
sieurs petites ma-
ladies fébriles.

____

(1) *Lind*, fièvres contagieuses, p. 62. *Sarcone*, etc.
t. II, p. 50. Voy. aussi la 3e. section du présent ouvrage,
art. *propreté.*

ture, j'avoue que je suis d'autant plus autorisé à la regarder comme plus que probable, que 1°. je vois le célèbre *Fordyce* considérer et donner la fièvre continue comme une répétition de la fièvre éphémère, dont ainsi le paroxysme subséquent commencerait avant la fin, ou ce qui est la même chose, dans la période de chaleur du paroxysme précédent (1); 2°. que d'ailleurs la matière contagieuse, dans une maladie bien établie, n'est énervée et détruite que graduellement et peu à peu, soit en s'éparpillant dans les linges propres et souvent renouvelés, soit en s'étendant et en se dissolvant dans les fluides de l'insensible transpiration, dont au surplus la libre et abondante excrétion est provoquée par la propreté, soit enfin en se répandant dans l'air sous la forme et à la manière des vapeurs; 3°. que les circonstances qui dérangeraient ou empêcheraient cette diminution des miasmes contagieux, rendraient la convalescence plus tardive, et même laisseraient survenir des récidives, dont l'apparition seule, dans une maladie quelconque, suffit aux médecins pour soupçonner et admettre l'existence d'une contagion; et 4°. enfin, que parmi ces circons-

____

(1) Ann. de litt. méd. étr., t. IV, p. 104, 122.

tances doit principalement être comptée la présence des linges et des vêtemens qui ont été portés par le malade, et dont la sublation offre souvent l'avantage d'empêcher les gardes, les infirmiers et les assistans de recevoir ou contracter la maladie. D'après ce, une affection contagieuse, aiguë, serait composée de plusieurs attaques de maladie, ordinairement peu éloignées les unes des autres, et dont l'établissement successif dépendrait de ce que le malade éprouverait l'action des miasmes délétères que lui fourniraient le corps ou les linges des autres infectés, ou qu'il se les fournirait à lui-même; de telle sorte, que si ce même malade était de suite séparé et suffisamment éloigné de tout autre individu indisposé, son affection morbide serait beaucoup moins grave et moins longue. A l'appui de mes assertions, je citerai d'abord l'autorité de *Fréd. Auguste Schultze* (1), qui avait avancé que les fièvres malignes dont *Poissonnier-Desperrières* (2) et *Lind* (3) ont depuis attribué les récidives aux vices de régime sur la fin des maladies, et

---

(1) *Brindelii*, opera mathem. et medica, t. III, p. 91, 101.

(2) Malad. des gens de mer, p. 302.

(3) *Lind*, dissertation on fevers and infection, 1774, p. 238.

à l'*air contagieux* auquel les malades *restaient exposés*, ne se constituaient pas d'une seule fièvre, mais bien de plusieurs maladies fébriles, dont chacune n'éprouvait point une crise complète. — Le célèbre *Smith* a encore confirmé par lui-même toutes mes idées précitées; car, dans le principe de la fièvre des prisons dont il fut atteint, n'ayant rien changé dans ses occupations ordinaires, mais seulement un peu de son régime accoutumé, il n'éprouva que la conversion ou dégénération de sa fièvre rémittente en fièvre intermittente, dont même les accès qui venaient principalement le soir, furent plus violens, plus complets et plus sensibles; et encore, au bout de cinq semaines, et après sa tournée et sa visite des hôpitaux (dont il n'avait point cessé de s'occuper journellement), ce médecin se trouva-t-il beaucoup plus mal. Ce fut alors qu'il se sentit obligé de suspendre ses occupations ordinaires, de quitter Wincester, et de faire le voyage de Londres, où il fut à peine arrivé qu'il s'aperçut d'une diminution dans sa fièvre, et que de jour en jour sa convalescence s'établit (1). — Déjà le docteur *Wals*

___

(1) *Smith*, de la fièvre des prisons, trad. de l'anglais par *Odier*, p. 30.

avait vu très-souvent que les malades atteints
de fièvres malignes, ne tendaient à la guérison
qu'autant qu'on les tenait à l'abri de l'influence
contagieuse à laquelle ils se trouvaient exposés, qu'ils changeaient de lit, et qu'on re-
nouvelait l'air dans leurs salles (1). C'est dans
les mêmes vues d'amélioration, que *Lind* (2)
conseillait également la translation des malades, soit des hôpitaux de terre à bord des vaisseaux, soit de ces derniers aux hôpitaux de terre.
— Dans *Hildenbrand* (3), il est dit que deux
malades atteints du typhus contagieux, ayant
recueilli toute leur raison, tout leur courage
pour se tenir hors de leurs lits le plus qu'il
était possible, n'ont eu cette maladie que très-
légère et très-heureuse. — Enfin, j'ai eu moi-
même lieu d'observer que les militaires infectés de la peste, et que je faisais séparer et
éloigner de ceux qui avaient d'autres maladies, ne laissaient après eux aucun germe pestilentiel, pourvu qu'on eût le soin de les faire
en même temps et immédiatement suivre de
leurs lits et de leurs vêtemens. En résumé, ne
peut-on pas raisonnablement inférer que les
fièvres malignes, parmi lesquelles la peste

Suite de l'ar-
ticle précédent.

(1) Journ. de méd., t. XI, p. 205.
(2) An essay, etc. part. II, chap. I, sect. II, p. 170.
(3) Typhus contagieux, p. 263.

d'Orient et la fièvre jaune tiennent le premier rang, se composent de plusieurs accès, ou ce qui est la même chose, de plusieurs autres fièvres contagieuses, parce que 1°. quelques-unes d'elles ont été combattues avec succès par l'emploi du quinquina (1); 2°. parce que les affections fébriles contagieuses présentent et affectent souvent une tendance à devenir intermittentes; 3°. parce qu'elles durent bien peu de temps, quand on les traite loin des lieux, que l'on peut regarder comme étant leur source et leur foyer; 4°. parce que les récidives qui ont fréquemment lieu dans les hôpitaux, sont rares, ou n'arrivent jamais dans les autres endroits (2); et 5°. enfin, parce que ceux qui ont été exposés aux effets d'une contagion, en ont cependant été quittes pour l'im-

(1) Si l'écorce du Pérou qu'un médecin espagnol a donnée avec avantage à la dose de 6, 8 et 10 gros entre les paroxysmes, n'a pas réussi de même dans la fièvre jaune et dans la peste, c'est sans doute parce qu'elle ne l'a pas été en temps opportun, ni de la manière convenable. Voy. dans le présent ouvrage, 3ᵉ. section, art. *thérapeutique*.

(2) *Fouquet*, constit. de l'an V, p. 23. — N'en est-il pas aussi de même dans les épizooties, par exemple, dans la *lues Bovilla* dont l'intensité et les ravages ont été en raison du nombre des animaux, tandis qu'on en a borné la fureur, dès qu'on est venu à les séparer? *Lancisi*, de Bovillâ peste; pars 3, p. 164. Com. Lips., t. II, p. 611.

pression

pression des premiers miasmes; à l'aide des lotions aqueuses qui ont empêché l'admission et l'action de nouveaux germes contagieux (1).

Que l'on ne s'étonne point, au surplus, de cette apparition, de cet établissement d'attaques successives de la part même de la peste d'Orient et du typhus ictérique. Est-ce que l'on ne voit pas souvent, dans la fièvre pétéchiale-maligne, l'éruption se faire, rester assez long-temps, disparaître pour revenir (2); et dans la petite vérole, le virus varioleux réagir sur le corps qui le fournit, et donner lieu (surtout si le malade ne change pas de lit, de chambre, etc.) à une éruption secondaire et distante de la première de plusieurs jours (3)? Et pourquoi n'admettrait-on pas dans nos deux maladies pestilentielles ce que l'on admet pour les autres fièvres malignes, principalement pour la pétéchiale dont il vient d'être parlé, et que des erreurs dans le régime,

---

(1) Opinion de l'école de médecine de Montpellier, an. VIII, p. 115.

(2) *Strack*, de morbo cum petechiis, p. 96, 98.

(3) *Russel*, ouvrage cité, pag. 53. —J'ai vu moi-même à Alexandrie en Virginie, dans l'année 1791, un jeune sujet éprouver une éruption varioleuse secondaire (plusieurs jours après la dessication de la première) et dont les boutons étaient beaucoup plus volumineux que d'ordinaire.

12

l'impression du froid pendant la convalescence, les passions attristantes, et la communication avec d'autres malades de la même espèce, font

Les récidives sont des maladies nouvelles , analogues à celles qu'elles forment par leur réunion.

reparaître fréquemment (1) ? Que l'on sache donc, une fois pour toutes, que les affections réitérées, que l'on appelle *rechutes*, *récidives* même si l'on veut, et que *de Haën* ne serait pas éloigné de regarder comme des maladies nouvelles (2), manifestent un temps, un stade *nerveux* exactement semblable au temps *nerveux* de la maladie contagieuse primitive et totale, et dont *Huxam* (3) savait présager les retours partiels, toutes les fois que dans des affections susceptibles de contagion il voyait à des urines troubles succéder des urines crues et claires. A tout ce que je viens de proposer ou de répéter, j'ajouterai même que les maladies contagieuses fébriles sont principalement désastreuses, parce qu'un accès nouveau est naturellement plus funeste que le précédent, parce que la matière morbifique des accès subséquens est moins douce que celle des accès qui ont eu déjà lieu, et parce que l'habitude maladive s'établit davantage (4) ; et

---

(1) *Strack*, ibid. p. 125, 187.

(2) *De Haën*, rat. med., t. II, p. 213.

(3) De aëre, etc. vol. II, p. 47, 55.

(4) *Zimmerman*, tr. de l'expér., t. II, p. 228.

c'est sans doute à ces circonstances désavan‑
tageuses que l'on doit attribuer les mauvais
effets du quinquina, qui ne lui sont point
inhérens, et qui peuvent être encore favo‑
risés et renforcés par la mal-propreté et le
mauvais air dans lesquels l'on entretient les
malades (1).

Après avoir parlé des circonstances où un
corps animé, couvert ou nu, peut transmettre
à un autre corps de semblable nature les
miasmes de sa maladie contagieuse, il serait
peut-être curieux et utile de présenter quel‑
ques faits, constatant la faculté qu'a un ani‑
mal vivant de transmettre les germes d'un
état maladif à un animal d'espèce différente,
sans qu'il en soit lui-même affecté; mais je me
bornerai à répéter que des chiens, par exem‑
ple, ont transporté d'un endroit à un autre
les germes ou élémens de différentes épizoo‑
ties (2) à des veaux, à des vaches, etc. qui y
ont succombé; — que la police, convaincue
des dangers de voir des bestiaux prendre une
maladie que pourraient apporter des maqui‑

Les miasmes
peuvent être por‑
tés à d'autres
animaux, sans
que les premiers
dépositaires en
soient affectés.

---

(1) *Lind.*, an essay, etc.; pars II, chap. I, sect. VI,
p. 174.

(2) *Paulet*, mal. épizoot., t. II, p. 68, 115. — *Lan‑
cisi*, de peste bovillà, p. 134. — *Plenciz*, de contagio,
p. 16, 18.

12.

gnons, des maréchaux, etc., a souvent défendu
à ces gens d'entrer dans les étables, dans les
écuries, et même d'approcher seulement des
animaux qui n'étaient pas encore inquinés (1),
et que quelques-uns même ont avancé
savoir mieux que nous prévoir le danger
de communiquer avec des animaux contagiés (2); — que des canards, des corbeaux,
des chats, transportés d'une maison où étaient
morts des pestiférés, à une autre maison très-
éloignée, ont transmis aux personnes qui occupaient cette dernière la même maladie contagieuse de la première (3); — que d'ailleurs on
a observé que quelquefois une épidémie contagieuse passait naturellement et comme spontanément des animaux aux hommes (4).—Tous
ces divers exemples de l'influence des animaux
sur les hommes, et des hommes sur les animaux, dans les temps d'épidémies pestilen-

____

(1) *Lancisi*, ibid.

(2) Ann. de litt. méd. étr., t. XIV, p. 446.

(3) *Aloysius Tudescus de Monte-Galea*, Amussis
Anti-lomoïca, p. 19. — *Plenciz*, ouvr. cité, p. 29, 79. —
Chicoimeau, peste de Marseille; —*Haller*, disput., etc.
t. V. p. 556. — *Samoilowitz*, Voy. gaz. salut., 1783, n°.
XXIV. — Gaz. de santé, 1788, n°. 2, p. 6.

(4) *Huxam*, de aëre, etc., vol. I, p. 2. — *Lancisi*,
de Boyillâ peste, etc.

tielles, dont ainsi les uns et les autres se cé-
daient mutuellement les miasmes , suffiront
sans doute pour prouver et faire admettre que
les moécules contagieuses peuvent , dans
certains cas, rester déposées plus ou moins
long-temps sur les corps animés, tout en y
conservant leur faculté de se communiquer,
et sans que ces mêmes corps dépositaires soient
eux-mêmes soumis à l'action de la contagion.

Cette singulière exception, d'après laquelle
un animal peut porter et communiquer à un
animal de différente espèce la contagion dont
il est cependant exempt lui-même, peut aussi
avoir lieu chez un individu par rapport à un
autre individu de l'espèce humaine. Le docteur *Gianini* (1) a vu des nourrices qui, après
avoir allaité des enfans varioleux, ont eu le
sein affecté d'une éruption légère, qui a suffi
pour transmettre la petite vérole à d'autres
enfans qui les avaient tetées après les premiers, quoiqu'elles eussent déjà eu la petite
vérole. — Il est aussi arrivé qu'un enfant venant à prendre le teton, après un autre qui
avait le *muguet*, a contracté cette dernière
maladie, malgré que le mamelon de la nourrice ne présentât aucune affection analogue.

Nous pouvons aussi porter aux autres la conta-gion sans en être atteints.

______

(1) Memor. di med. t. IV, p. 175.

— Le célèbre *Smith* (1) a déclaré positivement que la fièvre des prisons pouvait passer d'un individu A à un troisième individu C par l'intermède d'un second B, sans cependant que ce dernier en éprouvât le moindre mal. — *Fordyce* pensait de même relativement aux miasmes de la contagion, lesquels, selon ce médecin, peuvent rester déposés sur le corps d'un individu bien portant, qui, sans en être nullement fatigué, est à même de les laisser passer à d'autres personnes assemblées. — Enfin *Camerarius* (2) était bien du même avis, quand il disait que celui qui fuit la peste, en emporte quelquefois le germe, et qu'alors, tout en ne la prenant pas, il la communique aux autres.

Réfutation de de l'opinion contraire *d'Hayggarth*, de *Palloni*, etc.

L'assertion de tous ces écrivains, de tous ces médecins observateurs, suffira sans doute pour infirmer au moins celles d'*Hayggarth* (3) et de *Palloni* (4), qui assurent qu'une personne bien portante, et voisine d'un malade atteint de la fièvre jaune, n'a jamais servi d'intermède pour la transmission de cette maladie à d'autres, si elle n'en est elle-même atteinte. Est-ce que d'ailleurs des sujets qui ont eu la

____

(1) Ouvr. cité, p. 21.

(2) Sylloges memorabilium, med. centuria 7, p. 37.

(3) *Smith*, ouvr. cité, p. 19.

(4) Fièvre de Livourne, p. 42.

contagion, qui lui ont résisté, et qui finalement jouissent d'une bonne santé, n'en ont
pas souvent porté plus ou moins long-temps
les miasmes, qui ensuite se sont communiqués
à d'autres sujets, si ces derniers observaient
le même régime, avaient les mêmes occupations, respiraient le même air, etc.? Et ainsi
les magistrats de Cadix n'ont-ils pas eu bien
raison d'interdire pendant un certain temps,
et quoiqu'il n'y eût point d'accident de fièvre
jaune, l'entrée de cette ville à tous les étrangers, même venant d'endroits non suspects (1)?

Il se présente maintenant une autre question sur laquelle je ne sache pas qu'on ait rien
dit, et dont la solution me paraît plus qu'importante : il s'agit de savoir si un homme, *réellement bien portant*, est accessible à la contagion. Mais avant tout, il faut bien convenir
de ce que l'on doit entendre par ce que l'on
appelle *santé*. Suivant la plupart des physiologistes, elle consiste dans cet état de notre
existence qui présente des relations mutuelles,
des rapprochemens réciproques entre toutes
les fonctions ; où les fluides et les solides tendent ensemble à la même fin, et conspirent
simultanément pour le même résultat, et où

Une personne
bien portante ne
prend point la
contagion.

____

(1) Journ. de méd. de *Corvisard*, etc. an XI, Ventôse,
p. 497.

» enfin il ne survient aucun changement subit
et non ordinaire, soit dans la forme, soit dans
la combinaison des organes (1). Mais cet état
n'est point le même chez tous les hommes, ni
dans tous les temps de leur existence; car tous
les peuples diffèrent entr'eux en proportion et
et en consistance de leurs fluides et de leurs
solides, et chaque âge présente également
quelque différence dans les unes et les autres
parties. Toutefois, malgré ces différences générales, il peut y avoir santé, parce que ces
différences sont naturelles et particulières à
chacun, parce que chaque peuple, chaque
sexe naissent et existent avec elles, et parce
que celles qui arrivent par l'âge ou par l'action
des six choses non naturelles, doivent avoir
lieu insensiblement et par degrés; autrement
des transitions trop brusques, des mutations
trop grandes, porteraient atteinte à l'harmonie du système général, et alors il y aurait
maladie ou dans nos solides ou dans nos
fluides. Ainsi chacun a et doit avoir, dans
son principe vital, la raison et de sa vie et de
Vie individuelle. sa santé; c'est pourquoi les propriétés que
nous reconnaissons et attribuons à ce principe
vital, et en même temps celles qui ne tom-

----

(1) *Hufeland*, Voy. Bibl. german. t. VI, p. 68.

bent pas sous nos sens , mais que toutes
les probabilités forcent d'admettre comme
nous étant particulières et inhérentes , sont la
cause que nous possédons une vie indépendante de celle de nos semblables , parmi lesquels nous nous trouvons. De là résulte qu'un
homme seul, solitaire, jouirait d'une vie *suivant la nature*, laquelle serait plus forte que
celle du commun des hommes , mais dont
toutefois encore on ne saurait déterminer un
point fixe et invariable. Seulement soumis
alors à l'action douce et journalière des six
choses non naturelles , l'homme subirait un
accroissement en vigueur qui se ferait dans
un certain temps , et qui diminuerait ensuite ,
mais d'une manière lente et à peine sensible ,
de sorte que constamment placé dans un
état de santé positive ou relative, il n'attein-
drait la mort que comme le terme de son harmonie organique, et comme la fin de son décroissement naturel. Mais la santé de l'homme Vie sociale.
social est encore bien plus difficile à préciser
et à isoler ; car dans les hommes réunis et liés
les uns aux autres par une chaîne d'égards
mutuels et d'obligations réciproquement nécessaires , tout le cercle de la vie ne peut pas
être parcouru également et uniformément
chez chacun d'eux.

D'après des lois individuelles auxquelles

nous sommes seuls soumis, il existe entre nous des influences que nous produisons ou que nous recevons mutuellement ; et conséquemment l'on peut dire qu'en général notre état de vie et de santé, *dans notre position sociale*, ne se manifeste pas constamment par lui-même et indépendamment de toute relation avec les êtres extérieurs, soit animés, soit inanimés ; mais ces rapports peuvent avoir lieu ou *directement*, c'est-à-dire, par des effluves fournis et émanés d'un de nos corps à un autre, ou *indirectement*, c'est-à-dire, par la soustraction que l'un de ces corps fait à l'autre, d'une faculté ou d'une partie du stimulus nécessaire au libre et entier exercice des fonctions inhérentes à chacun. Des exemples de la première influence ont déjà été donnés au commencement et dans le cours de cet ouvrage (voy. page 8, etc.) ; quant à la seconde, on en verra quelques cas dans les observations suivantes.

1°. Les arbres solitaires poussent des branches ou des rameaux également de tous les côtés, au lieu que ceux qui naissent dans les forêts sont plus élevés et plus minces (1) : pourquoi cela ? parce que les premiers *exha-*

Influence directe ou indirecte que les corps exercent mutuellement les uns sur les autres.

Influence directe et indirecte des corps, les uns sur les autres.

---

(1) Journ. de physique, Introduction, t. II, p. 101.

lent de tous les points de leur surface ; par conséquent, la sève nourricière se distribue également partout, et l'accroissement est égal ; tandis que dans les bois l'évaporation des branches latérales est moindre, vû que l'air est chargé des exhalaisons des arbres voisins : aussi ne croissent-ils que par leur sommet.

2°. Des grenouilles soumises *ensemble*, et dans le même vase plein d'eau, à des expériences pneumatiques, ont péri successivement trois fois plutôt qu'une autre grenouille placée *seule* dans un vase semblable et pour la même expérience. — Une autre renfermée dans l'air d'un vase, mais sans eau, est morte un peu plus tard que les trois premières (1).

Quoique la question concernant la communicabilité de la contagion à des sujets *bien portans*, ne doive naturellement être traitée que relativement à la santé *influencée*, ou ce qui est la même chose, à la santé *sociale*, encore convient-il d'observer que cette même question appliquée directement et exclusivement à l'homme vivant avec ses semblables, à l'homme *civil*, dont la disposition extérieure et l'organisation intérieure se ressentent nécessairement, ainsi qu'il a déjà été dit, de la

L'éducation et l'art font varier nos influences réciproques.

---

(1) Journ. de physique, ibid, p. 87.

disposition et de l'organisation de ceux au milieu desquels il vit, et dont ainsi il reçoit des modifications, est comme insoluble : car, dans l'état de civilisation, *l'art* et *l'éducation*, en multipliant nos plaisirs et nos relations réciproques, ont ajouté en quelque sorte au nombre de nos organes, et nécessitent ainsi une multitude de nuances sous lesquelles doivent se présenter journellement nos différens rapports et nos différentes analogies morales et physiques, et dont le concours peut nous faire plus ou moins facilement expliquer nos sympathies *individuelles, sans lesquelles il n'y a point de contagion.*

Enfin je me résume, et je dis, 1º. que pour contracter *sporadiquement* une maladie quelconque, il faut que l'état où l'on se trouve diminue ou exclue plus ou moins cet ensemble de circonstances heureuses, dont *l'harmonie* naturelle constitue la santé ; 2º. que pour donner prise et lieu à une maladie qui d'abord est simplement sporadique pour le premier malade, devient cependant contagieuse pour les 2e., 3e., etc., il est nécessaire que ces derniers se trouvent dans un état d'analogie, de connexion et de convenance (1) avec le pre-

Conditions pour qu'une maladie, d'abord seulement sporadique, devienne ensuite contagieuse.

---

(1) Le docteur allemand *Schnurrer*, (sur les épidémies et les contagions, p. 131, 156), paraît penser de même

mier, dont ainsi il subirait une véritable influence, et enfin qu'ils ne jouissent nullement de leur santé individuelle, moyennant laquelle ils se montreraient étrangers et même inaccessibles à l'action de tout corps voisin ou environnant.

La transition de la peste et de la fièvre jaune sporadique, en épidémique et en contagieuse, dont il vient d'être parlé, doit aussi bien être admise qu'une transmutation semblable de la petite vérole que l'on voit régner constamment et sporadiquement dans les grandes villes, comme à Londres, etc., où cette fièvre exanthématique attend effectivement le concours d'une constitution annuelle favorable, pour s'établir d'abord comme épidémique, puis comme contagieuse. Il en sera donc de même de nos deux fièvres pestilentielles, qui de sporadiques peuvent, sous l'influence de certaines circonstances, se communiquer à *quelques* personnes qui étaient en commerce avec les premiers infectés, mais sans se répandre encore d'une manière générale, etc. (1). En voilà

que moi... Mais je réclame la priorité, au sujet de cette idée émise dans mon ouvrage *De Ætiologiá contagii*, publié en avril 1809, tandis que *Schnurrer* n'a écrit et donné le sien qu'en 1810.

(1) *Schnurrer*, etc., p. 29.

assez pour penser, contre l'avis de la commission médicale de Barcelonne (1), que des
vices de localités et de constitutions personnelles, et la mauvaise qualité des régimes,
sont pour beaucoup dans l'aptitude à la fièvre
jaune, qui, d'après mes idées, peut apparaître
dans un lieu sans y avoir été importée.

D'après ce qui a été dit plus haut, je con-
clurai naturellement qu'un sujet infecté, contagié, ne peut point communiquer son affection à un autre sujet, mais bien portant, et
que du moment que celui-ci manifestera
quelque aptitude et quelque disposition à
prendre une maladie contagieuse, on n'a qu'à
le bien scruter et examiner, et l'on parviendra
indubitablement à lui découvrir quelque changement survenu dans son physique, et même
dans son organisation, de manière qu'avant
de donner prise aux miasmes contagieux, avant
d'en avoir contracté une affection maladive,
l'on a déjà quitté la ligne de la santé, dont,
encore une fois, l'état proprement dit est
opposé à la contagion, mais non pas cependant
d'une manière exclusive. Car la présence d'une
maladie dont la nature et le siége diffèrent de
la nature et du siége d'une autre, quoique

____

(1) Rapport, etc., p. 18.

ieuse, présente encore cette propriété
ire à l'établissement et au développe-
d'une contagion ; c'est pourquoi les ga-
les prurigineux, les hydropiques, les
phlegmatiques, et en général les gens
s, ne sont point atteints, en général, ni
peste du Levant, ni de la fièvre jaune,
elles sont plus sujets les individus plus
tes (voy. page 18). D'où vient cette ex-
n ? si ce n'est de ce que l'état morbide,
que l'état de santé, manifeste une diffé-
notable et constante entre l'infecté et
qui est exposé à l'être. Aussi *Hufe-*
(1) a-t-il avancé que la communication,
ur mieux dire, que le contact du venin
gieux ne suffit pas pour propager la con-
n, et qu'il faut en outre une certaine dis-
ion dans notre corps (2), pour que ce
me délétère soit admis et introduit dans
e système ?

nfin, d'où vient l'opportunité pour pren- Trois conditions
par exemple, la fièvre jaune, etc. ? de forment l'oppor-
t *général* dans lequel un homme existe tunité pour pren-
viduellement, et de l'état *particulier* d'un dre la fièvre jaune, etc.

Art de prolonger la vie, p. 2o3.
Fuller, Exanthematologia, p. 1o4. *Sarcone*, ouvr.
t. II, p. 15.

système ou d'un organe, dont l'occasion sert
à l'introduction ou à l'action des miasmes dans
nos parties. La première condition a lieu quand
le sujet, exposé à être infecté, se trouve dans
une position plus ou moins analogue à celle où
se trouvait le premier malade au moment de
l'invasion et de l'éruption de la maladie communicable; la seconde consiste dans l'expansion, dans la dilatation, dans la turgescence
à la circonférence du corps et de ses organes,
ainsi que dans la tendance qu'ont les humeurs
à se rendre vers ces mêmes parties; tendance
qui se réalise d'une manière évidente, principalement chez les étrangers qui abordent les
îles *Caraïbes* (1). Enfin, il existe encore une
troisième condition, la plus favorable à la
contagion, et qui dépend de l'opportunité du
même organe cutané, plus turgescent ou plus
relâché, pour qu'il puisse ressentir l'impression trop irritante, ou si l'on aime mieux,
trop sédative d'un air chaud, humide et peu
renouvelé, au moyen de laquelle le système
des tégumens communs perd son état d'orga-

---

(1) Cette seconde condition, tirée de l'état de l'organe
cutané, doit s'entendre et s'admettre seulement par rapport
à la fièvre jaune : car dans toute autre maladie contagieuse,
c'est un autre système qui doit offrir une autre lésion organique.

nisation

nisation qui est propre et nécessaire à la liberté de la perspiration cutanée, de manière qu'alors l'humeur perspirable est forcée à une direction rétrograde, et en éprouve des qualités non naturelles.

Si ces différentes conditions sont nécessaires pour l'intus-susception d'une maladie contagieuse, et si les corps qui commencent à en éprouver la première, ou qui manifestent toutes les autres, sont censés par là être déjà dans une prédisposition morbide, il faut nécessairement conclure, du moins à mon avis, que les personnes *bien portantes*, dont l'état exclut strictement chacune de ces conditions maladives, ne sont pas à même d'être affectées par les miasmes délétères, et conséquemment qu'elles ne peuvent pas servir (immédiatement par elles-mêmes) à la propagation des épidémies et des maladies pestilentielles.

Finalement, je dois dire quelque chose sur le temps que le miasme contagieux met à se manifester par des symptômes extérieurs et fournis par le corps qui l'a reçu. D'abord, selon *Hildenbrand* (1), la matière de la contagion se développe durant *l'état de faiblesse*

____

(1) Du typhus contagieux, p. 32.

de la fièvre : c'est aussi dans le temps d'éruption des charbons, des bubons, etc. que la
peste manifeste sa communicabilité par le contact immédiat, ou seulement par celui avec
l'atmosphère de l'individu déjà malade, qui a
paru à M. le docteur *Larrey* avoir une sphéricité
de quelques pouces. Quant à la fièvre jaune,
c'est dans son second temps, où son virus est
le plus exalté, où il survient quelquefois des
pétéchies, qu'elle devient susceptible de contagion pour ceux qui environnent le contagié, ou qui ont des relations plus ou moins
rapprochées avec lui.... Dans tout autre temps
de la maladie, le miasme ictérique est plus
fixe, plus dense, plus pesant, quoi qu'en ait
pu dire M. *Bally* (voy. ci-devant) ; et même
ce virus de la fièvre jaune, sporadique, si l'on
veut, est si peu volatil, que les blessés du siége
du Caire (d'après le rapport de M. *Larrey*)
ne paraissaient contracter la fièvre jaune de
ceux qui en étaient atteints, que lorsqu'ils
s'étaient couchés dans les lits encore tous
chauds de ces derniers (1). On a vu des soldats européens qui avaient éprouvé beaucoup
de fatigues en débarquant, et après avoir dé-

______

(1) Journ. compl. du dict. des scienc. médic., t. X,
p. 120, 122.

(195)

barqué dans l'île de la Trinité (Indes occidentales) , et dont cependant ils s'étaient facilement et promptement remis par l'usage de
légers évacuans, se remettre en mer sur un
vaisseau espagnol, et *être pris subitement et au
bout de trois jours* de la fièvre jaune avec une
telle violence, que dans une semaine le quart
de l'équipage (qui toutefois ne manquait de
rien) fut atteint de cette maladie, laquelle
avait régné auparavant dans ce vaisseau, ce
qu'el'on avait ignoré jusqu'alors.—*Samoïlowitz*
croit que le virus de la peste séjourne dans les
humeurs du corps nouvellement infecté pendant deux, quatre, six, douze et quinze jours,
sans se manifester au-dehors de ce même corps
par des phénomènes caractéristiques. — *Rochoux*, dans sa troisième observation, parle
d'un sujet qui fut indisposé momentanément,
huit jours avant la déclaration de la fièvre
jaune, qu'il dit être une gastrite, et qui se compliqua d'une suppression d'urine de peu de
durée (1) — *Ernest Horn* donne à penser que
le moment de l'intus-susception des miasmes
contagieux est caractérisé par un délire pas-
sager qui a *lieu huit ou quinze jours avant le
développement* de la fièvre déterminée par

---

(1) *Schnurrer*, etc., p. 75. *Rochoux*, etc., p. 18.

13.

l'impression de ces miasmes, et que dans l'intervalle qui avait lieu entre cette intus-susception morbide et l'invasion des phénomènes
fébriles, le sujet infecté était dans un état
apparent de bien-être (1). S'il en était réellement ainsi, et si l'on pouvait s'apercevoir des
signes de l'introduction des miasmes délétères,
il serait sans doute possible d'exercer à l'égard
des contagiés une médecine plus efficace que
lorsque la fièvre contagieuse est développée.
Ne serait-ce pas ici le cas de mentionner que
pendant le règne de la fièvre jaune ou de la
peste, on a vu les individus bien portans avoir,
dans le fort de l'épidémie, la conjonctive et
l'organe cutané d'une couleur jaune, le pouls
d'une fréquence extraordinaire, les sueurs,
les urines également très-jaunes, le sang (tiré
par la saignée) offrant les mêmes caractères
extérieurs que celui des malades atteints de la
fièvre jaune ou de la peste, une dilatation
considérable de la pupille, être fatigués par la
constipation, la somnolence, la céphalalgie,
et présenter même, comme les autres pestiférés, une quantité plus ou moins considérable de furoncles sur toute la surface du
corps, et une susceptibilité douloureuse dans

______

(1) Bibl. Broun. german., t. XI, p. 101.

les endroits qui, chez les pestiférés, étaient le
siége des bubons, etc., etc., ainsi que la fétidité de l'haleine, le tremblement des mains,
plus souvent le vertige, une commotion douloureuse, subite et inquiétante dans les membres, une douleur incommode dans l'épigastre, et même la diarrhée qui, dans les temps
frais, précédait le typhus d'Allemagne de huit
ou quinze jours (1)? Ces phénomènes pourraient au moins servir comme d'avertissement
sur le danger de l'infection prochaine que
encourraient ceux chez qui ils auraient lieu,
et sur les moyens à employer pour prévenir
ou combattre cette même infection. Au surplus, il faut avouer que ces maladies pestilentielles, qui ont des anomalies aussi variées
et aussi inconstantes que leurs effets sont per-
nicieux, qui sont aussi obscures et aussi insi-
dieuses dans leur action que le danger dont
elles l'accompagnent est manifeste, qui affectent une marche aussi irrégulière et aussi tor-
tueuse que leur solution est prompte et le plus
souvent funeste, etc., ne peuvent être observées, ni suivies, ni combattues comme la plupart des autres maladies. Ainsi, il est permis
de dire qu'il n'y a point, et que de long-temps

____

(1) *Schnurrer*, etc., p. 42. *Hildenbrand*, p. 38. *Hufeland*, observ. sur les fièvres nerveuses, p. 4.

il n'y aura de donnée particulière et spéciale, d'après laquelle on puisse déterminer le moment de l'invasion, ni celui du développement de la contagion pestilentielle (1). Toutefois en me bornant à représenter., que quoiqu'on ne puisse pas préciser l'intervalle qui existe entre l'intus-susception de la peste et de la fièvre jaune., et l'époque où l'une et l'autre maladie se manifestent à l'extérieur et hors du malade, il est plus que probable que la promptitude avec laquelle la mort arrive, est en raison de la grandeur du foyer contagieux et du trouble général où les *exposés* se sont trouvés au moment de prendre la maladie (2). Du reste, l'on peut regarder comme prouvées et comme certaines, les observations suivantes.

C'est plutôt pendant la nuit que pendant le jour, que ceux qui fréquentent les pestiférés prennent plus facilement la contagion (3) ; plus généralement, les attaques des fièvres contagieuses et pestilentielles ont souvent lieu le soir, parce que cette époque du jour est celle où la disparition du soleil cause une diminution d'activité dans le système exha-

---

(1) *Hildenbrand*, du typhus contagieux, p. 57.

(2) Rapport de la commission, etc., p. 19.

(3) *Bally*, ibid., p. 9.

lant, et permet ainsi à l'absorbant de commencer à gagner de son côté.... Et l'on peut
ajouter que la peste montre alors quelque préférence à atteindre ceux dont les extrémités
inférieures *nues*, sont les premières frappées
de cette inversion de mouvemens, après avoir
été également les premières en contact plus
ou moins rapproché avec les vapeurs ou émanations délétères.

De plus, le froid déterminant, ou du moins favorisant l'absorption cutanée, il n'est pas étonnant que ce soit à l'issue d'un excès de boisson (lequel parmi les gens du peuple, comme parmi les soldats, a lieu ordinairement dans des lieux resserrés et échauffés par la stagnation de l'air, par l'addition de vapeurs spiritueuses, etc.) que se décident l'invasion et l'attaque des accidens contagieux ; et le froid qui peut alors avoir lieu, doit être re-gardé comme la principale cause de l'assimi-lation des miasmes : car ces derniers peuvent jusque-là avoir été déposés et adhérens à une partie des vêtemens ou du corps même, et cependant ne s'être point encore insinués dans notre économie animale, tant qu'une libre transpiration manifeste un état d'expansion, au moyen de laquelle l'organe cutané semble repousser, ou du moins empêcher l'introduc-tion des corps hétérogènes les plus subtils.

Les excès dans l'usage des li-queurs, le froid subit, etc. pro-voquent la con-tagion.

Cette conjecture, que la fraîcheur subite surtout de l'air est la circonstance la plus favorable à la diffusion et à la propagation d'une
épidémie, devient plus que probable, quand
l'on observe que le temps des maladies épidémiques en Egypte, est celui où la transpiration diminue et où l'inhalation augmente; que
l'époque des maladies populaires en Europe
est également celle où la transition du chaud
au froid, du sec à l'humide, est la plus sensible et la plus constante, et que dans tous les
lieux on est fondé à craindre les *fraîcheurs*
du matin et du soir, lorsqu'il existe quelque
maladie régnante. Du reste, le travail accidentel de l'organe cutané, par le développement d'une éruption active de la peau, n'agirait-il pas de la même manière que la libre
transpiration contre l'invasion d'une affection
pestilentielle ? Du moins il a été observé par
les médecins de Moscow, que la peste n'a paru
dans cette ville que par l'extinction momen-
tanée de la petite vérole, et qu'elle n'a disparu que par le retour de la variole (1). Quant
à la marche ou au développement de la contagion dans nos parties, il est admis que la
lenteur non ordinaire avec laquelle elle a lieu,

______

(1) *Schnurrer*, etc., p. 56.

indique une plus grande inirritabilité de nos systèmes, et qu'elle fait craindre plutôt la fièvre maligne que l'inflammatoire (1).

Terminons cette seconde section par de nouvelles applications générales de ce qui a été dit jusqu'ici, à la plupart des typhus aigus.

1°. Pour que l'air devienne contraire à l'invasion sporadique ou épidémique, soit de la fièvre jaune, soit de la peste d'Orient, il faut que la température soit absolument autre que celle qui favorise (voy. section 1re.) l'une ou l'autre de ces terribles maladies.

2°. Un régime régulier et *modéré*, observé antérieurement, combat ou plutôt prévient la cause prédisposante organique des typhus ictérodes.

3°. Si l'organe cutané n'est point exercé par une constante impression d'un air chaud ou froid, mais avec une humidité sensible dans l'un et l'autre air, alors la cause prédisposante organique de la peste du Levant est censée ne par devoir avoir lieu.

4°. Outre ces causes prédisposantes organiques et locales, dont le concours donne lieu à l'invasion sporadique ou épidémique des deux maladies pestilentielles, il est encore

____

(1) *Darwin*, Cl. I et II, 1. 3.

requis une identité, ou du moins une forte analogie de structure, de fonctions, etc. commune aux *malades* et aux *exposés*, pour que l'une et l'autre maladie soient susceptibles de devenir contagieuses.

5°. Conséquemment toutes les circonstances capables de diminuer ou d'empêcher cette *identité*, etc. seront à même de s'opposer à la contagion.

6°. Parmi ces obstacles, l'on doit placer en première ligne cette force d'esprit qui caractérise chaque personne (1), dans le développement de laquelle consiste peut-être la vie individuelle, indépendante d'un chacun, qui fait que l'on résiste à l'influence et à l'action des corps, et des substances qui nous environnent; et effectivement, à l'aide de cette fermeté d'esprit, qui est le vrai courage, le courage raisonné, un époux qui soigne son épouse, un fils qui veille son père, le frère qui soutient son frère, l'ami qui secourt son ami, le médecin qui cherche à répandre partout le baume de la consolation, et le ministre enfin de la vraie religion, qui sait faire supporter l'approche de la mort, peuvent tellement modifier leur constitution physique, que

______

(1) *Hufeland*, observ. sur les fièvres nerveuses, p. 58.

les rapports de structure, de fonctions, etc. ne
peuvent rien alors en faveur de la propagation
de la contagion, et qu'au contraire elle serait
tellement contrebalancée par une *diverse* manière d'être morale, que celle-ci peut suffire
pour empêcher de prende la maladie. Cependant, comme nul n'est le maître de son tempérament physique, ni de sa constitution morale, l'on ne doit point imputer à crime la
crainte, la frayeur, la terreur, dont *quelques
pauvres d'esprit* peuvent être frappés danr un
temps de peste, etc. Aussi plusieurs moralis-
tes, qui seront plutôt disposés à plaindre ces
individus qu'à les condamner, ne regarde-
ront-ils pas comme criminel le refus que ferait
un citoyen de se vouer, comme Décius, à la
mort pour le salut de la patrie; et cette indulgence qui caractérise la philantropie, et conséquemment la tolérance, est bien plus louable
que la sévérité de ce médecin qui voudrait
forcer ses collègues, sous peine de déshon-
neur, à donner leurs soins à d'infortunés contagiés (1). Certainement, cet *instituteur* en

---

(1) Si l'on ne peut rencontrer le même degré de *dévotion*
dans toutes les âmes, d'*illumination* dans tous les esprits,
d'*inspiration* dans tous les cœurs, la même dose d'affection chez tous les individus d'une nation pour son gouvernement, la même pureté de sentimens dans tous les gou-

médecine aurait pensé et écrit autrement qu'il
ne l'a fait, s'il eût vu, comme moi, que presque

---

vernans, la même énergie et la même aptitude chez chaque
citoyen, le même courage chez tous les soldats, la même
discrétion dans les désirs et les efforts de chacun, le
même langage dans la bouche de tous les flatteurs, la même
uniformité dans la conduite servile des courtisans, le même
succès dans toutes les entreprises, enfin le même appétit
pour la nourriture, soit de l'âme, soit du corps, etc. Pourquoi exiger davantage d'un médecin que l'on peut en général supposer encore d'une sensibilité exquise, et d'une
complexion délicate, lesquelles ordinairement ne com-
portent pas avec elles une âme forte, un esprit ferme dont
quelques praticiens se trouvent heureusement privilégiés
(*Hildenbrand*, du typhus contagieux, p. 40)? Que M. le
docteur *Rich.* **D. L. P.** ne s'imagine pas que ce soit dans
des vues personnelles que je m'avise de me récrier contre
sa bizarre opinion et son injuste sentence...! Comme mes
collègues de toutes les armées françaises, et notamment
de celles d'Orient et d'Amérique, *j'ai fait mes preuves...*:
Reste à ce rigoriste qui sait si bien regretter les *anciens*
us et coûtumes, et tirer parti des *nouvelles* institutions,
sans lesquelles il ne jouirait pas du cumul de plusieurs
places, de faire autant que ces médecins militaires, et
même seulement autant que moi... — Il est vrai (car je
dois tout dire), que peu partisan des hôpitaux, surtout
dans le temps des maladies contagieuses pestilentielles,
je blâmerai constamment, mais sans humeur, la manière
dont s'y exécute le service médical, et je déclare que comme
médecin *indépendant*, et par là plus propre à être utile
à mes concitoyens, je n'accepterai des fonctions d'une administration quelconque, qu'autant que je ne serai qu'à
moi, à ma conscience et à mon devoir. Toutefois, n'est-il
pas nécessaire d'avancer que le dévouement, auquel tous

tous les officiers de santé que l'on *forçait* (en Égypte) d'entrer dans les lazarets, étaient des victimes de plus, et sans utilité pour les pestiférés, et sans fruit pour la science.

7°. L'hygiène fournit aussi des moyens avec lesquels des *individus* peuvent aisément devenir assez *différens* des malades, pour ne

---

les vrais médecins se soumettront sans peine, doit quelquefois reconnaître des bornes? Peut-on, par exemple, impérieusement exiger, dans un temps de peste, qu'un praticien que l'on réveille au milieu de la nuit et qui se trouve *tout baigné de sueur*, fasse une abnégation complète de lui-même, ou au moins le sacrifice de sa santé, et qu'il s'expose évidemment à un dérangement de la transpiration, si utile dans ces circonstances, en se levant de suite et en volant au secours de qui l'appelle? l'intérêt de ce dernier malade l'exigerait : mais celui de la société, et d'un plus grand nombre d'individus, exposés à la contagion, s'y oppose. Au surplus, l'on me permettra de répéter ici ce que j'ai dit à la fin de mon traité du scorbut publié en 1819 (p. 306) « que tout officier de santé qui n'agit que par
» crainte et par force dans un temps d'épidémie et de peste,
» est une victime de plus...; qu'ainsi toute mesure coac-
» tive est inutile, inhumaine même; que toutefois ce dé-
» faut de courage, de dévouement au bien public, doit être
» frappé de l'improbation de la société..., mais seulement
» encore *après la cessation du fléau;* et que ce n'est
» qu'alors qu'on peut priver l'homme faible et pusillanime,
» et qui cependant peut ne pas être plus criminel que
» *Galien, Sydenham* et autres, de cette considération
» légale et civique dont doit être entouré le médecin qui
» ne connaît ni sacrifice, ni danger, quand il s'agit de sou-
» lager, de sauver ses concitoyens, etc. etc. »

pas en prendre la contagion : tels sont un état de propreté constante et soignée, des frictions huileuses, ou des lotions aqueuses froides, employées de temps en temps, un séjour dans des lieux salubres et agréables, etc. C'est ainsi que dans l'Egypte, les porteurs d'eau et d'huile y sont rarement atteints de la peste; c'est ainsi que des frictions avec l'huile, dans l'Archipel, et avec l'eau glacée, dans d'autres lieux, préviennent souvent les maladies con-tagieuses.

8°. Toutes ces précautions dont il sera d'ailleurs parlé avec plus de détail, lorsqu'il s'agira de la thérapeutique, etc. etc., et dont l'omission n'est pas toujours nécessairement et strictement funeste, sont expressément re-commandées dans la dernière période, où la maladie développe sa faculté contagieuse en-vers les assistans.

9°. Enfin, toute personne qui jouit abso-lument d'une santé parfaite et qui peut s'y conserver, reste constamment inhabile à re-cevoir la contagion.

SECTION TROISIÈME.

Considérations spéciales, et appartenant plus directement et plus exclusivement à la peste d'Orient et à la fièvre jaune.

Dans une fièvre contagieuse, il faut concevoir, 1°. une cause nerveuse d'où proviennent le dérangement de la transpiration, la diminution de la sensibilité, et la crispation des fibres cutanées, et qui *forme* la maladie chez l'individu ; et 2°. une cause matérielle, dont la sortie hors du corps déjà malade, et mise en rapport avec le corps d'une personne saine, mais dans une disposition morbifique, reproduit la maladie du premier chez le dernier individu. Avant d'aller plus loin, il est bon de remarquer que la continuation d'action d'un agent primitivement favorable à la susception d'nne fièvre contagieuse, peut empêcher que cette dernière ne soit contractée. C'est ainsi que des militaires européens, en débarquant à l'île de la Trinité (Ind. occid.), furent obligés de se mettre à l'eau, et passèrent

Ce qui constitue une fièvre contagieuse.

ensuite quatorze nuits en plein air, sans n'être affectés que de maux de tête et de fièvre, dont les individus affaiblis par les fatigues et les excès furent promptement débarrassés par de légers évacuans (Voy. p. 194).

Deux espèces ou deux modes de contagion.

Maintenant, y a-t-il contagion par *assimilation*, et contagion par *incorporation* ? Dans la première, la partie matérielle ou le miasme de la maladie propre à devenir contagieuse, décomposerait-il les humeurs du corps qui le reçoivent ? Et dans l'autre, les qualités du principe délétère qui entre dans le corps, se communiqueraient - elles seulement aux humeurs que ce miasme serait censé ne point décomposer, mais avec lesquelles il se mêlerait ? Ce dernier mode de contagion peut d'abord avoir lieu, et être suivi plutôt ou plus tard de celui par assimilation. Ainsi, une eau dans laquelle on jette de la viande pourrie, contracte d'abord l'odeur désagréable et individuelle de cette viande (c'est la contagion par incorporation) ; mais après un certain temps, cette eau subit elle-même la putréfaction, qui ainsi lui sera communiquée par assimilation (1).

Ne pourrait-il pas se faire qu'une partie de

---

(1) *Pichler*, malad. contag., p. 34, 39.

l'action

l'action des principes contagieux s'exerçât immédiatement sur les parties qu'ils pénètrent,
ou qu'ils modifient plus ou moins, et que de
là elle se transmît à tout le corps, par consensus, peu à peu, et par des voies qui nous
sont encore inconnues (1)? L'action de ces
mêmes miasmes ne varierait-elle pas suivant
la prédisposition latente des différens individus exposés à la contagion, et ne consiste-
rait-elle pas à rehausser l'excitement général
chez les uns, et à l'abaisser chez les autres, et
ainsi à produire tantôt des fièvres, tantôt des
pyrexies, surtout de celles accompagnées
d'éruptions exanthématiques (2)?

La disposition à la contagion, et la gravité
de la maladie contagieuse que peut présenter
l'un ou l'autre de ces deux modes de contagion, doivent varier suivant toutes les circonstances qui peuvent modifier et déranger
la transpiration (ainsi qu'on l'a déjà dit).
Aussi les nègres, dans le système cutané desquels il faut admettre une organisation particulière (s'il est vrai surtout qu'en mourant de
la rage ils deviennent *blancs*), et qui sont
plus dangereusement malades de la peste que

____

(1) *Testa*, delle azioni, etc., p. 9.

(2) *Brera*, annotazioni med. pratiche, etc., t. I, p. 308.

les Européens, ont-ils une sueur âcre et puante, surtout par les chaleurs humides, dont l'influence rend aussi notre transpiration plus odorante, et encore plus celle des femmes Européennes, qui naturellement est facile à acquérir accidentellement de l'odeur.... Aussi les gens faits, qui ont de même cette excrétion cutanée plus animalisée et plus alkaline; — les cuisiniers et les ouvriers à feu ouvert, qui l'ont également plus volatilisée et plus pénétrante; — les Espagnols et les peuples du midi, qui l'ont plus forte que les Français; — les gens à passion, à parti, qui jouent un rôle forcé dans la société, et chez qui l'observateur remarque assez facilement une transpiration d'une odeur particulière et fatigante, etc., etc. ne peuvent éprouver d'altération dans l'excrétion cutanée, sans qu'ils soient exposés plus qu'aucun autre à l'action nuisible d'un âcre détourné et arrêté dans le corps. Toutes ces personnes ont bien, en général, la transpiration plus libre et plus abondante dans l'état de santé; et en cela elles peuvent bien, pendant quelques momens et quelques jours, résister à l'intus-susception pestilentielle...; et néanmonis si elles prennent la contagion, elles doivent en être plus maltraitées. Mais pour ne point m'écarter de la division ætiologique ordinaire, je vais de rechef offrir quelques nouvelles

idées sur les causes éloignées èt prochaines de
la fièvre jaune et de la peste du Levant. —
Parmi les causes éloignées ou adjuvantes, se
trouvent l'air, les vents, le climat, le régime,
le sommeil, etc.

Quelques-uns ont avancé que l'air servait
de véhicule aux miasmes contagieux de la
peste, etc et que ces derniers pénétraient dans
les corps au moyen de la respiration. Mais en
admettant cette voie d'introduction, comment
expliquer l'état intact dans lequel se trouvent
les poumons des pestiférés ? Et comment expliquer encore la rareté du type inflammatoire dans la peste, etc. lequel cependant aurait lieu d'une manière plus ou moins dis-
tincte, si le système pulmonaire, consacré au
travail et à la perfection de la sanguification,
et au jeu de la circulation, était primitivement et immédiatement lésé ? Ainsi, en faisant attention, 1º. que les maladies aiguës se
contractent communément par le refroidissement ; 2.º que l'on peut vivre en santé dans les
lieux marécageux ou insalubres, en ayant soin
de se garantir de l'humidité et du froid, principalement le soir ; et 3º. que les animaux re-
couverts de plumes ou d'écailles y vivent impunément en plein air, on aura à conclure *que
c'est l'inhalation des miasmes ambians par la
peau, et non leur inspiration par le poumon,*

14.

En général la contagion des fièvres pestilen-tielles ne pénètre pas dans nous par la voie de nos poumons.

qui est le moyen dont la nature se sert pour permettre aux miasmes la faculté d'infecter la masse du sang; car on peut concevoir ces miasmes énervés, dénaturés par les voies pulmonaires, comme certains venins avalés le sont par les sucs de l'estomac (1).

Causes éloignées des fièvres pestilentielles, comme l'air, etc.

Au surplus, comme un célèbre écrivain a douté de l'existence de l'air, et qu'il n'est pas encore, à ce que je sache au moins, pleinement réfuté, je pense qu'il ne serait pas plus ridicule qu'impossible de révoquer en doute que les maladies épidémiques, et surtout les contagieuses, pour la production desquelles l'on a généralement jusqu'à ce jour regardé l'air comme le principal agent (2), s'établissent et qu'elles augmentent en gravité toutes les fois que l'influence de l'atmosphère sur les corps cesse ou diminue. N'est-il pas en effet

____

(1) *Raymond*, S. R. de méd., 1780-81, M, p. 68.

(2) La plupart des médecins se croient fondés à assurer que les virus contagieux, entièrement privés du contact de l'air, peuvent se conserver long-temps : et cependant d'autres (*Darwin*, par exemple, Zoön. class. II, 1. 2.) penseraient volontiers que la matière de toutes les maladies contagieuses, ou fébriles ou non fébriles, ne devient apte à communiquer l'infection qu'après avoir éprouvé le contact et une certaine modification de l'air, qui en oxigénant cette même matière contagieuse produite par un organe sécrétoire, donne peut-être naissance à un nouvel acide.

d'observation, 1º. que dans les pays chauds où la peste et la fièvre jaune sévissent fréquemment, le corps est moins pressé par l'atmosphère, qu'il augmente de volume, et que les parties molles se développent à un degré quelquefois étonnant, suivant l'âge, le sexe, et d'autres circonstances particulières, etc. (1); — 2º. que généralement l'invasion des fièvres se fait avec une régularité plus constante dans les saisons sèches, et dans les constitutions les plus naturelles de ces saisons, que dans les mois pluvieux où l'atmosphère inquinée ou dérangée n'a plus son action ordinaire, et même fait également varier celle des corps célestes sur les corps animés de notre globe; — 3º. qu'une mobilité *constante* dans l'atmosphère paraît être une des causes de la rareté des vraies ou grandes épidémies à Montpellier (2), tandis qu'il en est autrement pour un pays où le ciel est généralement plus *constant*, et que c'est par un changement brusque, mais tranchant dans l'atmosphère que les épidémies s'y décident (3); — 4º. que cette même invasion des fièvres est plus anomale, lorsque ces

______

(1) Journ. de méd. par *Corvisard*, t. IX, p. 412.

(2) *Fouquet*, constit. des six premiers mois de l'an V, p. 105.

(3) *Schlegel*, sylloge, etc., t. I, p. 345.

maladies deviennent populaires et épidémiques; circonstance où l'augmentation de l'influence réciproque des hommes entr'eux diminue d'autant l'intensité de celle de l'atmosphère, etc. sur chacun d'eux. Cette irrégularité dans l'apparition et dans la marche des affections morbides, a sans doute encore lieu lorsqu'on se trouve habiter un terrain marécageux, dont les exhalaisons augmentent également les rapports de ceux au milieu desquels on vit, ou au moins diminuent ou altèrent l'influence des corps célestes (1). — Cependant il ne faut point se le dissimuler, si l'air, dans ses différentes intempéries, peut ne point agir directement et nécessairemet dans l'apparition des épidémies et des pestilentes, toujours est-il vrai qu'un air chaud et humide (2) est très-souvent favorable à l'établissement et à la propagation des miasmes délétères, et peut-être encore, non point comme leur servant de véhicule (3), mais plutôt comme facilitant et

____

(1) Journ. de méd. angl., t. IV, p. 20.

(2) *Hildenbrand*, etc.; note de M. Gasc, p. 130.

(3) L'air, dit-on, n'est en aucun cas le véhicule de la contagion... Cette assertion est trop générale : car, pourquoi l'atmosphère *rapprochée* et encore *échauffée* d'un contagié ne jouirait-elle pas de la même propriété que possède un corps à la surface duquel se serait déposé un miasme délétère ?

nécessitant par sa température, une affinité de sa part avec celle de la chaleur des indi-vidus qui sont exposés à prendre l'infection, de manière à donner à leurs fibres une sou-plesse, un état de relâchement qui provoque ou facilite l'impression des miasmes nuisibles, laquelle serait inerte sous l'action d'une atmos-phère sèche et brûlante, ou froide, mais éga-lement sèche. (1).

En outre, un air pesant par une surcharge d'humidité chaude, et gênant le rétablissement des fonctions de l'organe cutané, tel que l'est celui des alcoves étroites, dans lesquelles les malades sont comme encagés, et d'où il sort le plus de miasmes contagieux (2), et en-core (3) plus, celui qui résulte des respirations de plusieurs personnes, saines ou malades, réunies dans un local peu ouvert, nuirait-il à notre système, en privant l'organe cutané d'un stimulus naturel et nécessaire, (voyez page 154); ou agirait-il sur le miasme de la peste, comme l'eau chaude, qui rend plus désastreuses les injections faites dans des vais-seaux veineux, et qui augmente l'énergie de

Air chaud et humide.

____

(1) *Paulet*, t. I, p. 226.

(2) Rapport de la commission, etc., p. 50.

(3) *Hildenbrand*, du typhus contagieux, p. 258.

la petite quantité de venin dont sont enduites les flèches des sauvages ; ou bien enfin, ne serait-il point vrai qu'un air chaud, mou et humide, qui ordinairement a lieu dans les temps de peste, ne présente pas cette faculté dépurative qu'a un air sec, et à l'aide de laquelle cet air sec attire l'humidité, et même la partie de la transpiration qui n'a plus les qualités requises pour être assimilée à notre propre substance, ou qui même peut en posséder de contraires à la bonne organisation de notre corps ? Ce dernier inconvénient est surtout à craindre dans le voisinage des marais salins des côtes maritimes, vu que les vapeurs de l'eau salée croupissantes, ainsi que celles qui sortent d'un sol imprégné de sel marin ou de natron, comme cela a lieu dans la partie basse, et nullement dans la partie haute de l'Égypte, sont bien plus nuisibles que celles fournies par l'eau commune stagnante (1).

Toutefois, tous les inconvéniens dont il vient d'être parlé, et que l'on regarde comme attachés à un air chaud, humide, corrompu, etc. ne tiennent pas uniquement à l'impression ré-

____

(1) Sur les graves dangers que les prisonniers, entassés dans les pontons des anglais, éprouvent de l'air étouffant et corrompu qu'ils y respirent. V. *Jouy*, Morale appliquée à la politique, t. I, p. 302.

cente de l'état *actuel* de l'atmosphère, mais plus spécialement encore aux constitutions atmosphériques passées, lesquelles effectivement *ayant* régné trop long-temps, sont ce qui influe le plus sur les êtres animés ou inanimés. Ainsi, dans les climats chauds où la peste et la fièvre jaune exercent fréquemment leurs ravages, c'est seulement après une température chaude (ou sèche ou humide) et constante; c'est après le remplacement de cette température par des pluies, etc, que ces fièvres terribles s'établissent.

Quoi qu'il en soit, il convient d'admettre que ce qui rend l'air chaud et humide plus nuisible que d'ordinaire, c'est lorsqu'il est stagnant, ou que plusieurs vents contraires se disputent l'empire de l'atmosphère, et qu'ils y établissent la confusion. Dans cette circonstance, la transpiration des végétaux et des animaux en est troublée et comme suspendue : ce dérangement en nécessite un dans le mouvement continuel et alternatif d'expansion et de condensation auquel les corps doués de la vie sont assujettis dans l'état de santé; et cette altération par *moins* de mouvement est bientôt suivie d'un désordre général dans l'économie animale, et lequel tend d'autant plus à se propager, qu'il a lieu d'abord dans l'organe cutané qui est l'organe le

plus étendu et le plus sympathique ou consensuel, et qu'en outre il dépend de l'air, une
des choses non-naturelles les plus nécessaires
à l'entretien de la santé, et les plus favorables
à la conservation de la vie. (Voy. avec soin
ce qui est dit à l'art. sur la *transpiration*).

Quant à l'air froid que l'on a vu dans le
nord produire de suite une diarrhée qui dis-
posait presque toujours au typhus contagieux (1), et que généralement l'on regarde
aussi comme une des causes les plus favorables de l'absorption de la contagion (2),
n'agirait-il pas moins en diminuant ou arrê-
tant la transpiration, qu'en suspendant ou dé-
rangeant l'assimilation naturelle, dont l'acte,
dans l'état de santé, se fait d'une manière
soutenue, soit au moyen de la respiration
cutanée, soit au moyen de la digestion ; tandis que, dans l'état de maladie cette même
assimilation a d'un côté moins de tendance
habituelle à s'exercer sur des substances éla-
borées, et sur des sucs déjà animalisés et sains,
et de l'autre côté, moins de répugnance et
d'opposition à s'exercer sur des gaz hétérogènes qui l'environnent, et qui d'ailleurs se

Manière d'agir de l'air froid pour que le corps puisse donner prise à la contagion.

____

(1) *Hufeland*, obs. sur les fièvres nerveuses, p. 6.
(2) Sur les cas de fièvre jaune survenue dans des temps
froids, V. *Schnurrer*, p. 88.

présentent d'autant plus volontiers aux vaisseaux absorbans, qu'ils sont émanés d'un ou
de plusieurs corps, dont l'organisation est
très-analogue à celui qui est disposé à les
recevoir.

Il n'est en général point de vent qui influe   Vents.
aussi désavantageusement sur notre corps, et
principalement sur notre organe cutané, que
celui du midi: car quoiqu'il semble, en vertu
de sa chaleur ordinaire, devoir être plus sec,
et devenir un meilleur menstrue que celui du
nord, il ne l'est cependant pas à raison de
son humidité, et il l'est d'autant moins, relativement à l'homme, que tous les corps se
ressentant de la température de l'air, la transpiration est généralement plus abondante
quand il fait chaud; et qu'ainsi le vent du sud
étant déjà très-saturé de vapeurs, il ne pourrait dissoudre celles qui s'exhaleraient en
grande quantité de nos corps, de manière que
les miasmes délétères non enveloppés ou non
étendus par l'air, resteraient exposés à s'insinuer dans notre système, et à y répandre
ou introduire des germes de maladie (1). Au
reste, le vent du midi, ordinairement favorable au développement d'une épidémie, d'une

____

(1) *Godard*, Mém. de l'Acad. de Dijon, 1785, p. 569.

peste, etc. est sous ce rapport plus nuisible
dans les pays peu *soignés*, dans les villes mal-
propres, etc. que dans les uns ou les autres
de ces endroits qui sont *ventilés*, *balayés*,
arrosés, etc. (1). L'épidémie qui affligea les
troupes revenant du siége de Gibraltar, en
1784, fut principalement terrible et mortelle
en Provence, sous l'impression des vents qui
passèrent à la partie de sud-sud-est, avec des
brouillards et de fortes chaleurs. (20, 21 degrés, therm. de R.)

Si diverses maladies, comme l'esquinancie, etc. qui ne sont pas ordinairement contagieuses dans les climats chauds ou dans les
saisons chaudes et sèches, le deviennent bien
plus facilement par des temps froids et humides, surtout dans leur principe (2), il n'est
pas étonnant qu'il en soit de même pour la
fièvre jaune et pour la peste du Levant. Mais
en outre (et ceci n'a pas encore été avancé,
Climat et sai- du moins à ce que je sache) l'analogie du
sons, etc. climat, de la température d'un pays de l'Europe avec le climat, etc. d'une contrée de
l'Amérique où règne souvent la fièvre jaune,
peut favoriser l'introduction et la propagation

---

(1) *De Haën*, Prælect. med., t. II, p. 439.
(2) *Sims*, malad. épidém., p. 60.

de cette dernière dans le premier endroit.
Ainsi des personnes qui apporteraient les germes d'un typhus d'un climat éloigné, pourraient le communiquer aux habitans d'une
région, d'une ville surtout, dont la constitution atmosphérique serait actuellement en rapport avec celle du pays où règne la contagion,
et d'où elles viennent. L'on pourrait encore
avancer que deux endroits, ordinairement le
foyer des maladies pestilentielles, pourraient
s'influencer et s'aider mutuellement pour le développement de ces maladies, c'est-à-dire,
que les miasmes de ces contagions, en vigueur
dans l'un de ces deux points, portés dans
l'autre où ces mêmes affections pestilentielles
sont encore assoupies, pourraient se répandre
et se propager dans le dernier. C'est de cette
manière qu'il faut concevoir l'influence de
l'Egypte sur le Levant, *et vice versâ*, etc. pour
la propagation de la peste, et celle des îles
Caraïbes sur la Terre-Ferme avec qui elles
ont des communications, pour la fièvre jaune.
Ainsi, il peut arriver des circonstances où les
maladies contagieuses peuvent être *originaires*
dans les lieux où elles règnent, et d'autres où
ces mêmes maladies peuvent être apportées de
dehors; et encore faut-il ajouter que souvent
l'on a attribué le développement d'une peste,
d'une fièvre jaune à l'arrivage d'un vaisseau

venant d'un endroit suspect, et cela parce qu'il a présenté presque simultanément, avec l'épidémie du continent, une maladie contagieuse active, et qui a donné lieu à une mortalité considérable.... Cependant, ces mêmes accidens de maladie contagieuse survenus dans ce bâtiment, ne peuvent-ils pas, ne doivent-ils pas souvent être plutôt attribués aux habitans des rivages déjà contagiés, mais dont l'état maladif s'est rapidement et violemment communiqué à un équipage, déjà plus que prédisposé par des fatigues longues, par un mauvais régime, par le manque de propreté, etc. à la prendre ?

L'on est généralement forcé de convenir, que c'est ordinairement dans les climats chauds que les maladies pestilentielles s'établissent ; toutefois l'on a vu dans certains temps le froid augmenter la mortalité, comme parmi les malades de l'épidémie qui régnait à Beziers en 1740, ainsi que dans la peste qui ravageait la Russie à la fin du dernier siècle, et même dans l'épizootie qui sévissait à peu près à la même époque dans les contrées méridionales de la France (1). Il faut aussi avouer qu'un tel accroissement dans le nombre des morts a dû

____

(1) S. R. de méd., t. I, H, p. 48.

se produire sous une autre forme, c'est-à-
dire, avec d'autres symptômes que s'il eût eu
lieu dans des climats ou des temps chauds.
Pourquoi n'en serait-il pas de même pour la
fièvre jaune, etc., laquelle ainsi peut voir sa
communicabilité se diminuer, mais en même
temps sa mortalité s'augmenter à l'approche
de la froide saison, dont, encore une fois, l'influence est souvent telle sur le typhus ictérode, qu'on a vu ce dernier cesser, et que le
docteur *Potter* (1) est parti de ce changement
avantageux, pour avancer que la cause de
cette fièvre terrible et au moins épidémique,
résidait dans l'atmosphère. Mais, à mon
avis, cette circonstance heureuse indique seulement que l'action du froid, 1°. rétablit l'organe cutané dans sa faculté contractile naturelle, dont l'exercice libre s'opposera toujours
à l'absorption d'un miasme délétère quelconque, tant qu'il aura lieu avant la déposition de ce miasme sur un des points de la peau;
et 2°. que le germe ou effluve de la fièvre jaune
est moins développé, moins dilaté, moins volatil, mais plus dense, plus fixe, et plus adhé-
rent aux corps sur lesquels il a été déposé.

Quoique quelques praticiens aient réelle-

---

(1) Journ. le *Constitutionnel*, 12 janvier 1822, p. 4.

 ment vu que les tempéramens chauds, secs, sanguins, vigoureux, etc. ont été plus ménagés dans la fièvre jaune de Barcelonne, que les organisations délicatés, molles, flexibles et habituées aux grandes transpirations (1), toujours a-t-il été plus généralement observé que la fièvre jaune attaque moins les gens purement humides, leuco-phlegmatiques, tandis qu'elle sévit contre ceux qui, à cette circonstance de tempérament mou, humide, joignent une chaleur constitutionnelle décidée. Aussi voit-on rarement les femmes, seulement molles sans être vives (2), les enfans à diathèse lymphatique, à fibres lâches et à sang moins chaud, être les victimes de ce fléau, qui, encore une fois, atteint, comme de préférence, les hommes, surtout ceux dont le tempérament sanguin présente et chaleur et humidité. — Les vieillards qui ont une fibre roide, échauffée, mais non assez humide, en sont aussi les moins attaqués. — Les nègres, qui ont une peau douée d'une chaleur excessive en comparaison de l'humidité de cet organe, laquelle d'ailleurs est moins aqueuse que huileuse, ne prennent pareillement le typhus ictérodes qu'assez dif-

(1) Rapport de la Commission, etc., p. 32.
(2) *Orée*, p. 59, 198.

ficilement.

ficilement : aussi les regarde-t-on comme naturellement exempts de ce fléau, à moins qu'ils
ne viennent d'un pays froid, après y avoir fait
un assez long séjour. Ceux qui saignent souvent par le nez paraissent être plus sujets à la
peste (1), parce que cette évacuation sanguine
habituelle peut facilement, sous l'impression
d'une épidémie, etc. se supprimer, et donner
ainsi lieu à un dérangement dans le cerveau,
qui est toujours l'organe le plus compromis
dans la peste.

Les passions accroissent si bien le danger
de la peste, que les Turcs qui, d'après le
dogme de la prédistination, sont calmes au
milieu de la plus violente contagion, en sont
beaucoup moins maltraités que les Européens
qui, dépourvus de la même ressource, se li-
vrent à un trouble et à des anxiétés qui augmentent et accélèrent la force de leurs maux (2).
Du reste, les médecins français envoyés à
Barcelonne ont vérifié de nouveau ce que j'ai
répété d'après d'autres écrivains, que les in-
tempérans mouraient inévitablement de la
contagion de la fièvre jaune, que les nouveaux

Passions.

___

(1) *Schnurrer*, p. 133, 137. *Bally*, typhus d'Amérique,
p. 299.

(2) S. R. de méd., 1777, H p. 307.

mariés sont plus exposés à la prendre, et même qu'ils se la communiquent constamment (1).

Régime. Quoique le régime vicieux des Américains, qui journellement se nourrissent des alimens les plus indigestes et les plus irritans, et qui s'abreuvent à l'excès de boissons spiritueuses, etc., les dispose fortement à la fièvre jaune, il faut cependant penser que ce même régime n'a pas, à cet égard, autant d'inconvéniens pour les villageois et pour les gens actifs que pour les citadins, et surtout pour ceux qui émigrent d'un climat froid et humide, et qui vont s'établir dans des pays chauds (2). Pareille observation à peu près, est à faire au sujet des Turcs : car malgré qu'ils s'adonnent à un régime assez uniforme, et qu'ils soient ainsi dans un état à s'*influencer* mutuellement, beaucoup plus que les Grecs qui vivent d'une manière très-irrégulière et passablement vicieuse, ils ne perdent cependant pas autant de pestiférés que ces derniers. Cette différence vient du régime que les uns et les autres observent pendant qu'ils sont malades. Car les Musulmans mangent de la

---

(1) Rapport de la Commission, etc., p. 32, 46.
(2) *Volney*, œuvr. compl., t. VII, p. 318.

neige, prennent des boissons rafraîchissantes,
tandis que les Grecs s'ingurgitent d'eau-de-
vie, quand ils se croient atteints de la peste.
Les premiers opposent en quelque sorte une
barrière à la propagation de l'état de lésion,
de maladie du tissu cellulaire, et de l'altération morbide de ses sucs, vers lesquels leurs
boissons froides font refouler les forces vitales restantes; pendant que les derniers les
appellent encore davantage sur l'intérieur, et
renforcent d'autant l'inertie des solides, et la
concrétion des fluides de la circonférence.

En somme, le mauvais état des premières
voies par un régime défectueux, favorise
tellement la fièvre jaune et la peste, que l'une
et l'autre maladie pestilentielles sont presque
toujours mortelles pour les dissolus, les buveurs, etc., tandis que les hommes tempérans,
nourris en général de végétaux préparés seulement à l'huile, ou n'étaient point malades à
Barcelonne ou avaient des attaques plus légères de la contagion (1).

Mais il est une circonstance particulière où   Sommeil.
après avoir eu des communications plus ou
moins immédiates avec des contagiés, et après
en avoir reçu conséquemment une dose plus

---

(1) Rapport de la Commission, etc., part. I, p. 32.

ou moins grande de miasmes morbides, notre corps se laisse ordinairement aller à l'affaissement et au repos, et permet alors à ces miasmes d'être absorbés ou de s'introduire dans l'intérieur de notre système : je m'explique.

Après la fatigue du jour, à l'approche du sommeil, nos mouvemens extérieurs vont en diminuant d'un moment à un autre ; les organes de nos sens perdent graduellement toute leur activité : ainsi l'exhalation cutanée ne peut alors que décroître, et l'inhalation ne peut qu'augmenter, et qu'entraîner même de dehors en dedans les molécules légères avec lesquelles les vaisseaux de ces organes, naguères béans, ou au moins relâchés, étaient en contact immédiat ; et c'est aussi alors que nos parties intérieures sont le plus doucement exercées. Cependant l'on a cru, et quelques-uns croient encore que l'insensible transpiration augmente la nuit. C'est ici qu'il ne faut pas confondre ce qui appartient à la non-évaporation de l'excrétion gazeuze cutanée, qui a toujours lieu, même pendant le sommeil le plus profond, et qui arrêtée par les couvertures et les linges dans lesquels nous sommes enveloppés, s'offre sous la forme d'une moiteur, d'une sueur, avec une transpiration vraiment augmentée, laquelle ne se manifeste réellement que lorsque les organes intérieurs étant à leur tour fatigués, permettent aux extérieurs de sortir de leur repos, de leur engourdissement, et de reprendre et développer leur énergie ; et c'est par ce changement que s'établit ordinairement une vraie diaphorèse. Ainsi l'on voit que ce n'est qu'au moment de l'imminence du sommeil que ce repos de nos sens, peut être regardé comme favorable à l'intus-susception des miasmes.

Le tableau plus ou moins général que je viens de donner de *quelques* causes éloignées et adjuvantes des maladies pestilentielles, paraissant exiger que l'on s'occupe un peu plus spécialement de l'opportunité morbide, où quelques classes particulières, où quelques masses distinctes de la société peuvent se trouver, relativement à une épidémie contagieuse imminente, je crois pouvoir me permettre quelques idées et quelques conseils au sujet des *individualités* suivantes.

Ces grands Etres *hors de rang*, ou plutôt que *leur rang met hors de l'atteinte de la justice des hommes* (1), que la Providence *veut* et distingue jusqu'à un certain temps, et qu'elle entoure, jusqu'à nouvel ordre d'une

Dispositions que les Souverains et les grands peuvent avoir aux fièvres pestilentielles.

____

(1) *Jouy*, morale appliq. à la polit., t. I, p. 59.

inviolabilité qui les tient séparés du commun
des hommes, et qui par là même les fait se
ressembler entr'eux; les Rois, ou plutôt les
Chefs des nations, et encore mieux les Pères
des peuples, se trouvant, d'ordinaire, rarement ensemble, mais au contraire séparés ou
éloignés de tous, se sont vus jusqu'à ce jour
les moins sujets aux maladies pestilentielles.
Cependant si le goût des congrès continuait à
les dominer et à les régir, s'ils les présidaient
personnellement, et si ainsi ils les animaient
eux-mêmes de leur présence; les fêtes et les
festins qu'ils se donneraient journellement,
les mêmes intérêts qu'ils épouseraient, discu-
teraient et soutiendraient, le même but facile
ou *forcé* qu'ils se proposeraient, enfin le même
état de contention morale et de fatigue physique qu'ils présenteraient constamment : tout
concourrait à établir entr'eux cette uniformité,
cette presqu'identité permanente, laquelle est
et sera toujours nécessaire pour faire éclore
une maladie contagieuse parmi les têtes cou-
ronnées, dont une seule malade alors, com-
muniquerait plus ou moins promptement son
nouvel état morbide aux autres. — Il faut
rappeler ici que dans l'ancienne Égypte, on
redoublait de précautions, et qu'on y sur-
veillait plus rigoureusement le régime diététique et médical à l'égard des rois et des

prêtres que l'on voulait préserver de la contagion et *que l'on ne nourrissait en conséquence
que de colombes*, sans doute aussi pour leur
insinuer cette douceur paternelle et cette tolérance religieuse qui seules protégent les potentats et leurs dynasties contre les changemens successifs auxquels tout est soumis dans
notre globe. D'ailleurs ce même régime re-
cherché, n'était-il pas opposé à celui que ces
êtres privilégiés observaient auparavant, et à
celui que continuait d'observer le vulgaire?

Les ministres des puissances de la terre
visant également à un seul et même résultat,
adonnés à un même régime, à des occupations
analogues et uniformes, etc. se trouveraient
pareillement dans une disposition à prendre
une contagion quelconque, dont un seul d'entr'eux commencerait par être sporadiquement
atteint. Et serait-il hors de propos de faire
pressentir ici qu'avec une telle manière d'être,
(au moral comme au physique) commune à
ces dépositaires exclusifs de l'autorité su-
prême, il serait facile d'expliquer le changement contagieux qui s'opère quelquefois chez
les personnages que le hazard seul ou le mé-
rite porte à cette dignité, de manière qu'après
avoir affiché jusqu'alors le patriotisme le plus
édifiant, et l'attachement le plus sincère aux
institutions nationales, quelques-uns d'en-

tr'eux, étouffés par l'encens que l'on fait brûler autour d'eux, ou dévorés par le poison indestructible de l'ambition la plus effrénée, se laissent entraîner à l'attrait du pouvoir, et ne font pas mieux, ni moins mal que ceux auxquels ils ont succédé.

Dois-je tracer ici le parallèle des dispositions à la peste, à la fièvre jaune surtout, qu'offriraient les individus appartenant exclusivement, ou plutôt asservis à deux partis politiques? Au risque d'être blâmé et même censuré, et au besoin anathématisé, je crois en conscience pouvoir et devoir déclarer que, d'après tout ce qui s'est passé et d'après ce que l'on voit encore aujourd'hui, seront les plus exposés à la contagion pestilentielle, 1°. ceux qui sont plus pensifs, plus concentrés, plus égoïstes, plus moroses, plus mystiques et plus souvent mystifiés, plus ombrageux, plus craintifs, moins ouverts, moins gais, moins tolérans, et en cela moins humains que leurs antagonistes; 2°. ceux dont les prétentions ridicules ne sont fondées, réglées et soutenues que par le sot orgueil; — dont les désirs et les efforts pour trouver des mécontens et en faire des délinquans, pour profiter des moindres erreurs, pour supposer des projets de commotion, et pour les convertir même en actes de conspiration à l'aide de l'ignorant égaré,

du faible trompé ou épouvanté, et des déla-
teurs gagnés et stipendiés, sont sans cesse en-
través ou annihilés; — en un mot dont la vie
morale et politique est moins dans la nature, — et chez qui tout est forcé ou désor-
donné, etc. : car tout individu chez qui la
force expansive est de beaucoup inférieure à
la force de contraction, se verra à chaque
instant exposé à attirer, à pomper, à absorber
le moindre miasme, etc., etc.

De plus, d'après le nombre et la nature des
chances que chacun en particulier pourra, en
général, courir pour se voir atteint de la contagion, etc. n'est-il pas à craindre que les
Russes et les Turcs, trop voisins les uns des
autres; que les Français, en opposition forcée,
mais rapprochée avec les Espagnols; que les
Grecs enfin, en conflit continuel et en guerre
désespérée avec les Musulmans, ne se voient
au premier moment plongés dans un foyer,
dans un abîme de causes adjuvantes de la susception de la peste et de la fièvre jaune? Quelle
source inépuisable de réflexions philosophi-
ques, d'idées philantropiques, de sentimens
diversement politiques et religieux n'offre
pas la perspective vraiment inquiétante de la
situation présente et future de toute l'Europe,
et même des deux mondes ! Si les peuples et
les potentats de la terre n'écoutent que leurs

intérêts communs, et n'aspirent qu'à leur bonheur respectif, ils n'auront rien à craindre d'une explosion générale qui semble se préparer, que rien ne paraît pouvoir empêcher, mais que la sagesse, la justice et la franchise, qui sans doute ne sont pas encore bannies de ce bas-monde, sont à même de faire tourner au profit de l'humanité et de la société. Hommes à parti, esprits bornés et orgueilleux, cœurs cruels qui n'écoutez que votre amour-propre et vos passions haineuses, vous seuls avez à craindre d'un bouleversement que vous préparez vous-mêmes, que vous prenez à plaisir de provoquer tous les jours et de rendre nécessaire, et au sujet duquel votre mémoire sera en horreur dans la postérité. Mais continuons de convaincre que les courtisans, les ames faibles et les esclaves, sont le jouet des contagions morales et physiques, et que l'idée du danger de contracter une telle maladie devrait bien rappeler chacun de nous à sa liberté, à sa pensée, à son existence indiduelle.

L'homme faux, hypocrite, intolérant, méchant, etc., est très-exposé à prendre la contagion.

Une classe d'individus, chez qui l'absorption morbide se fait facilement, présente successivement en revue, 1°. ces reptiles à figure humaine qui ne cherchent à s'élever qu'à l'aide de la dissimulation et de la fourberie, qui tout en rampant entre la crédulité des ames simples et l'intolérance des vieilles dévotes, entre le pédantisme de l'ignorant et l'orgueil du nouveau parvenu, entre le fripon qu'ils s'associent et le jeune imberbe inexpérimenté qu'ils dépouillent, ne songent qu'à jouir à la fois et des résultats de l'erreur et des profits du vice; 2°. ces figures basses et ingrates, qui, comme l'hypocrite N...., prennent en horreur toute ligne droite, même pour la dénonciation et la délation dont ils font leurs délices; qui ont constamment la tête inclinée et le dos flexible; — qui ne vous abordent qu'en louvoyant et en vous fatigant de révérences; — qui se découvrent soigneusement en passant devant un temple, tout en allant gratter à toutes les portes pour faire réussir leurs calomnies doucereuses; — qui se pavanent de mener le matin, à jour et heure fixe, une bonne et simple septuagénaire à l'église, et qui le soir vont à l'écart se placer au théâtre entre deux joyeuses femmes; — qui prêchent la mortification et le mépris pour les richesses, et qui désirent la femme d'autrui et prêtent judaïquement à de grosses usures, etc., etc.; 3°. ces hommes superbes et atrabilaires, dont la religion est de prêcher l'intolérance, dont « la » dévotion trouve, pour faire de mauvaises » actions, des raisons qu'un simple honnête

» homme ne savait trouver (1) », qui au nom de la vérité ne profèrent que des mensonges, qui, sous le prétexte d'une fausse pudeur, laissent souffrir leurs femmes, déjà trop infortunées d'appartenir à des hommes dénaturés, plutôt que de chercher à les faire soulager par qui de droit. 4°. Tous ces tartuffes de religion, de franchise, de probité et de savoir, qui sous une toge respectable, mais qu'ils profanent, et dont ils font leur couvre-défaut, se laissent accompagner par la dissimulation et la perfidie, séduire par l'intérêt, aborder par la passion, conduire par le fanatisme, éclairer par les torches funèbres de la terreur, animer par l'espoir de la vengeance, et dévorer par l'orgueil et l'ambition.

Tous ces êtres immoraux, dont la physionomie est continuellement défigurée par l'arrogance, cette fluxion humorale qui comprime et oblitère leurs organes sensitifs, en un mot ces ennemis nés de l'ordre et de la société, renferment dans leur sein les germes de leur destruction, dont le développement n'attend que l'étincelle que fournit l'*approche* d'un malade auquel ils sont inférieurs par le cœur et l'esprit.

---

(1) *Montesquieu*, œuvr. compl., in-8°, *Crapelet*, Paris, 1818, t. V, p. 469.

Le médecin occupé à soigner des malades contagiés, doit offrir le moins de disposition possible à en prendre la maladie, à la susception de laquelle rien ne favorise autant que les embarras d'affaires contentieuses. C'est à ce sujet que dans le temps d'une peste quelconque, il faudrait faire revivre en sa faveur la dispense que lui accordèrent les empereurs *Constantin-le-grand*, *Honorius*, *Théodose*, *Julien*, etc. de comparaître en jugement, de se trouver en personne devant le juge, etc.; et certes, quelle injustice, quelle inconséquence ne commettrait-on pas en obligeant le médecin, plongé dans la méditation pour aviser aux moyens de secourir et sauver ses semblables, de suspendre ses recherches, pour ne songer qu'aux piéges que lui tendraient des ennemis, qu'aux traits dont la calomnie la plus envenimée voudrait l'accabler, qu'aux tracasseries que lui susciteraient la malice et l'hypocrisie ?

Comme je me suis assez étendu dans différens endroits de la 2ᵉ section, sur ce qui concerne les dispositions des individus de telle ou telle condition et profession, à contracter les maladies pestilentielles, je me bornerai à répéter que les cuisiniers, les boulangers, etc. dont le système exhalant est diminué par le stimulus trop constant de la chaleur, ou par l'atmosphère permanente des vapeurs grasses, au milieu desquelles ils vivent ; — que les bilieux, les colériques (1), les hypocrites, les hypocondriaques, etc. dont la vitalité est en quelque manière concentrée dans l'intérieur ; — que les hommes basanés, les nègres, dont la couleur absorbe jusqu'à la lumière et à la chaleur, et dont le tissu cutané présente une stagnation des sucs huileux, odorans, etc., etc. sont plus maltraités par la peste que ceux dont l'habitude du corps est épanouie, etc. ; tandis que, d'un autre côté, ces mêmes individus hâlés ou noirs, ainsi que les gens acclimatés des Antilles, ne sont que rarement attaqués de la fièvre jaune, à moins que les uns et les autres (les nègres surtout) ne reviennent des climats froids (2).

Cause prochaine générale des fièvres contagieuses, etc. La vraie cause prochaine de l'apparition des maladies foudroyantes et pestilentielles, est, à mon avis, la subite altération qu'on éprouve dans le cours de la transpiration cutanée, qui ne peut pas convenablement se porter sur les organes pulmonaires, dont les fonctions sont tellement consensuelles avec celles de la peau, que dans les climats froids

_____

(1) *Rouppe*, etc., p. 306.

(2) *Jackson*, on the fever of Jamaïca, in-8°, London, 1791, etc.

les transpirations cutanées ne sont que trois ou quatre fois plus considérables que la pulmonaire ; tandis que, sous les zones torrides, cette dernière est cinq et même sept fois surmontée par les premières (1). C'est en s'exposant moins à ces diminutions abondantes et subites de la transpiration, ou plutôt c'est en rendant moins actives les circonstances qui la diminuent, que l'*acclimatement* est utile.

Je pense qu'il conviendrait de rechercher la cause prochaine *matérielle* des fièvres pestilentielles et contagieuses, dans la propre altération de la transpiration, et dans l'augmentation de la chaleur animale, d'autant plus que ces maladies arrivent dans des temps où l'excrétion cutanée ne peut qu'être troublée, et chez les individus où la chaleur du système s'élève de trois ou quatre degrés : car chez les étrangers qui ne font que d'arriver dans un pays voisin de l'équateur (aux Antilles par exemple), il y a bien augmentation de la température de leur chaleur animale, il y a bien expansion humorale ; et toutefois, jusque-là il n'y a qu'*indisposition*, et non point encore *maladie*. Mais il en est tout autrement, si dans cette même occurrence la transpira-

____

(1) *Wilson*, influence of climates, p. 178.

tion cutanée diminuant ou se déviant (1), le dégagement du calorique animal est aussi empêché ou gêné par un changement survenu à la peau ; alors l'humeur perspirable de la circonférence du corps se dirige et se jette sur les organes intérieurs, vers lesquels le calorique tendrait également, s'il pouvait y rencontrer une voie d'issue aussi libre que celle qu'il avait auparavant par l'organe cutané. Toutefois les efforts que ce calorique fait pour s'y rendre et s'y développer, augmentent le trouble qui y est déjà suscité par la transpiration, sur laquelle même il agit comme un âcre..... De là une effervescence qui s'établit et s'étend sur toutes les humeurs, notamment sur celles qui y sont disposées, et dont les organes étaient naguères stimulés par un régime antérieur excitant. Ainsi tout le travail est intérieur ; mais soit par les efforts de la nature, soit par l'effet d'une espèce de regorgement humoral, l'organe cutané redevient le lieu de surcharge, et même quelquefois la voie d'évacuation. C'est alors que dans la peste se manifestent la rougeur, la turgescence de la surface du corps, et dans la fièvre jaune l'ictère

____

(1) Quando calori succedit frigidus, humidus, constipatâ cute, ad interiora ruunt humores. *Huxam*, de aëre, etc. t. I, prolegom. p. XVII, et p. 40.

partiel

partiel ou général, dont la couleur ne vient
peut-être que de ce que la transpiration, qui
s'était jetée sur le système biliaire, l'y a
acquise, etc.

Quant à la cause prochaine *formelle* de la
contagion, elle paraît en général devoir être
moins humorale que nerveuse : car 1°. les maladies inflammatoires qui sont *humorales* par
excellence, sont si peu contagieuses que l'es-
quinancie *ataxique*, gangréneuse, etc., présente réellement un caractère contagieux que
ne manifeste aucunement l'angine tonsillaire
ou inflammatoire (1); et 2°. les affections dites
nerveuses paraissent être les maladies les plus
faciles à se propager. A ce sujet, l'on se con-
tentera de citer la maladie convulsive contagieuse, que *Hufeland* (2) a observée parmi
quatorze femmes, dout l'irritabilité et la mobilité étaient telles que déjà elles avaient
toutes eu des affections convulsives, et qui
ainsi présentaient une disposition bien manifeste à les reprendre, disposition qu'en effet
a effectuée la vue d'une d'entr'elles qui tombait en convulsions. Si ce spectacle seul eût
été la cause de cette propagation convulsive,

---

(1) *Selle*, Piretologia, p. 185. — *Gianini*, mem. di
med., t. II, p. 21.
(2) Bibl. german. t. VII, p. 161.

16

comment aurait-il agi uniquement et uniformément chez toutes ces femmes, dont les unes
avaient nécessairement bien moins vu que les
autres? Et comme il est hors de doute que des
hommes eussent été peu susceptibles de cette
affection nerveuse, l'on peut ajouter ici que
les contagiés d'un sexe ne communiquent pas
facilement leur maladie aux individus de
l'autre sexe.

Comme la transpiration de nos corps, sur
laquelle agissent médiatement ou immédiatement les différentes causes morbides dont il
vient d'être question, est coordonnée avec
l'état de dilatation de l'atmosphère, l'on n'est
point surpris qu'en Égypte, les jours où l'air
est obscurci, d'une chaleur étouffante, et
nullement agité, si ce n'est quelquefois, et
encore d'une manière plus qu'accablante, par le
vent dit *Kampsin*, soient généralement suivis
de quelques accidens contagieux; et c'est dans
ce temps où l'inhalation des corps animés est
au moins relativement augmentée, que sévit
le plus la contagion, quand elle est établie,
parce qu'alors l'absorption des miasmes pestilentiels est plus facile et plus générale : mais
rigoureusement parlant, ce même temps n'est
pas celui où les corps *contagiés* lancent autour
d'eux, ou laissent échapper de la surface de
leurs organes, des émanations nuisibles : car

ce dernier phénomène ne se développe et ne se manifeste qu'à l'époque ou la transpiration d'un chacun s'établit paisiblement, et cependant avec autant d'énergie qu'il est possible; et c'en serait fait de l'espèce humaine, si l'intussusception de ces miasmes s'opérait en même temps et dans les mêmes circonstances que s'effectue leur projection hors des corps malades. La nature a voulu que cette propagation dangereuse se fît comme en deux temps différens, dont l'un se tire du corps *infecté*, *contagié*, et l'autre du corps *contractant*. Ainsi il est strictement vrai qu'un temps pluvieux, chaud, et humide, etc. ne donnerait point la peste, si auparavant leurs corps n'eussent eu mutuellement leurs atmosphères particulières en contact ou en communication plus ou moins immédiate, et sous l'influence et l'action d'un temps serein, sec, léger, etc.

La rapidité des effets des miasmes contagieux, n'est-elle pas encore relative à celle avec laquelle le tissu adipeux se resserre et ferme issue à la transpiration; et n'est-ce pas la raison de l'influence désavantageuse d'une température froide sur ceux qui sont atteints de la fièvre des prisons, lesquels offrent des symptômes concomitans et subséquens de la peste, comme des pétéchies, des charbons, etc.; tandis que la chaleur divisant, dilatant les

miasmes, en diminue en même temps l'énergie, et amène ou entretient une turgescence
humorale dans la peau, à la suite de laquelle
il peut survenir une élaboration salutaire des
humeurs arrêtée et leur expulsion avantageuse (1).

Qu'il serait à désirer que l'on connût la
nature des principes constituans de la transpiration qui joue ici un rôle si important! Car
si la matière de la transpiration, dont on doit
toujours considérer les rapports avec la circulation, était *acide*, ainsi que le disent plusieurs chimistes, cette qualité pourrait éclairer dans la connaissance des maladies produites par la suppression de la transpiration,
sur l'évacuation de laquelle l'on doit savoir
que l'air atmosphérique influe, soit comme
dissolvant, soit comme exerçant une pression
qui varie encore beaucoup, et que cette influence est dans notre état maladif constamment relative à la saison, au climat, etc. Aussi
est-il vrai que le dérangement de la transpiration est, dans les pays chauds, plus funeste
qu'ailleurs, parce que cette excrétion y est,
chez les bien portans, très-active, et qu'elle

(1) *Chaufessié*, dans *Brera*, etc., t. IV, p. 64. Voyez
l'article *Différences* de cet ouvrage.

(245)

ne issue à la plus grande partie de l'élé-
sédimenteux des urines (1).

me résumant sur tout ce qui a été dit
'ici relativement à la contagion des fiè-
pestilentielles , et que confirme probant
nt ce qui sera bientôt dit (à l'article
tomatologie) sur l'état de la peau , je
urai que trois conditions sont néces-
pour l'absorption du miasme contagieux:
mière , est le dépôt du miasme sur l'or-
cutané ; la seconde est l'état du relâche-
momentané , des pores cutanés , pour
e miasme s'y introduise d'abord , etc. ;
la constriction subséquente de ces mêmes
s , soit par le froid extérieur , soit par une
tion intérieure qui favorise *l'appel* des
eurs du dehors en dedans , et le resserre-
de l'organe cutané , forme la troisième
ition. — L'absence d'une de ces trois cir-
tances suffit pour ne pas laisser la conta-
s'établir , etc. — Avec la troisième , l'on
oit comment des individus en quittant
ieu infecté , peuvent emporter sur eux un
sme nuisible , et en éprouver l'action ,
ou moins de temps après qu'ils ont été
rés à la campagne , dans des contrées éle-

) *Brera* , Sylloge , etc., t. IV, p. 221 , 226.

véés, etc., où l'air plus frais, plus tonique vient à faire contracter à la peau un état de resserrement, qui n'ayant pas lieu dans la ville, ou autre endroit, où l'asthénie cutanée ne cessoit point d'avoir lieu, permettait au miasme de demeurer inert, etc. (1).

Intumescence générale des organes. Dans le principe des maladies pestilentielles, il paraît que tous les organes s'émoussent ; et l'on peut et l'on doit présumer, d'après ce qui arrive aux organes les plus extérieurs, que la lésion des fonctions de ceux qui sont à l'intérieur, a également lieu par intumescence, par boursoufflement, etc.; d'où surviennent l'obscurcissement de la vue, le tintement et la dureté d'oreilles, etc. : et si le pouls alors semble quelquefois être plus plein qu'à l'ordinaire, cette plénitude apparente n'est due qu'à la moindre densité des vaisseaux, et à un plus grand écartement de leurs fibres organiques qui permet l'expression de l'expansion sanguine contre leurs parois, plus fortement que dans l'état naturel. — L'estomac lui-même paraît plus boursouflé dans son intérieur ; et ce dérangement dans l'organisation de sa tunique veloutée, paraît suffire pour en exalter la sensibilité que doi-

---

(1) *Sarcone*, mul. observ. à Naples, t. II, p. 52. Voy. le présent ouvrage, p. 191.

vent presque nécessairement suivre des irritations, des douleurs à l'épigastre, des nausées, le hoquet, une soif inextinguible, etc. — La gorge plus humectée est souvent elle-même engorgée, ainsi que la langue (1). — Les solides moins denses, moins cohérens, ne doivent offrir qu'une légère réaction contre l'impulsion des humeurs, et la barrière qu'ils lui présentent, est quelquefois si faible, qu'il en peut survenir des hémorragies, etc. — Le cerveau lui-même plus ramolli est encore boursoufflé par la dilatation passive de ses vaisseaux, et de sa compression résultent le délire, des soubresauts, des spasmes, etc. — Les poumons, naturellement spongieux, ne se contractent pas suivant leur coutume, et les humeurs y stagnent plus ou moins facilement, de là des étouffemens, des respirations stertoreuses, etc. — Les intestins subissent les mêmes altérations que l'estomac, et permettent l'établissement des diarrhées colliquatives, poisseuses, atrabilieuses, des météorismes avec insensibilité, etc. (2). — Le foie se dilate, s'engorge et laisse échapper beaucoup de bile (3).

---

(1) *Schotte*, synoque atrabilieuse, etc., p. 28, 29, 36.

(2) *Berte*, p. 88.

(3) *Pringle*, t. II, p. 326. — *Brera*, t. III, p. 17.

Mais alors que la vitalité diminue, et que la vie s'éteint, toutes ces parties extérieures et intérieures boursoufflées s'affaissent (1), ou se raccornissent : la langue diminue dans tous ses diamètres, et elle devient sèche et noire, la respiration est courte et précipitée, le délire est sourd et comateux, les déjections alvines sont rares : et c'est principalement alors que l'altération des fluides de la peau, turgescente ou affaissée, s'accompagne d'une telle mutation morbide dans cet organe cutané qu'il n'offre aucun attrait aux puces que l'on ne voit en effet que bien rarement dans les épidémies pestilentielles (2), ni aux fourmis rouges qui dans les Antilles semblent fuir les lieux où sont ceux qui souffrent de la fièvre jaune (3).

Aussi doit-on avancer que la turgescence que toutes nos parties en général présentent dans les maladies pestilentielles, est plus remarquable dans celles qui sont les plus extérieures : la bouffissure ou plutôt le luisant de

---

(1) Dans les vaches atteintes de maladies contagieuses, il y a suppression de lait. *Paulet*, malad. épizoot., t. I, p. 293. — *Leclerc*, Histoire de l'homme malade, t. II, p. 544.

(2) *Schotte*, syn. atrab., p. 36.

(3) V. *Savarésy*, de la fièvre jaune, etc.

la peau , les éruptions exanthématiques , le boursoufflement de la langue , l'intumescence des glandes, etc. le démontrent assez.

Du reste cette dilatation des solides, le plus souvent accompagnée de sueurs visqueuses , d'une augmentation d'embarras dans la déglutition , d'une salive épaisse et filante , de la langue recouverte d'un enduit muqueux , d'une saburre pituiteuse , d'un état de constipation , etc., ne tarde pas long-temps, quand il y a danger, de se compliquer de symptômes qui caractérisent un dérangement plus complet dans l'inhalation cutanée. Bientôt il survient sécheresse à la peau , blancheur ou noirceur , et aridité de la langue , dont encore *l'applatissement , sans que cette partie soit humectée* (cas où les malades ont la coutume de balbutier), est d'un très-mauvais augure. Mais que de nuances , que de variétés ne remarque-t-on pas dans la collection des symptômes morbides *généraux* des affections pestilentielles et contagieuses, dans lesquelles est principalement intéressée la peau, dont je vais m'occuper , toutefois après avoir mentionné les deux conjectures suivantes.

Pourrait-on dire que l'inhalation des miasmes irritans est plutôt due à la force, qui fait qu'une humeur volatile, âcre et sortie d'un individu malade, cherche à se joindre et à se

Conjectures sur l'inhalation des miasmes.

combiner avec l'humeur de semblable nature
de l'individu qui va être infecté , qu'à la faculté absorbante des veines inhalantes qui
n'ont point, ou qui n'ont que peu d'irritabilité pour se contracter et pour retenir ainsi
les miasmes ?

Comme les fonctions de la peau peuvent
être rapportées à une *digestion cutanée* , il
serait possible que dans la peste , où la peau
est la partie la plus lésée, cet organe fût enduit
d'une couche plus ou moins gazeuse, ou qu'il
fût dans un état de relâchement ou de spasme
qui s'opposerait à la libre absorption de l'air
utile , ainsi qu'à l'*expiration* de l'humeur perspirable. Dés insectes dont les trachées , disposées sur les côtés de leur corps , sont enduites d'une couleur muqueuse , dépérissent ,
et ne reviennent à la santé qu'au moyen des
bains qui dissolvent et font disparaître cette
couche , etc.

Etat de la
peau, etc.

L'organe cutané , sur lequel commencent
d'abord à agir la peste d'Orient et la fièvre
jaune, avant que les systèmes nerveux, glanduleux et lymphatiques en soient compromis ,
et dont la lésion est telle , que l'on a lieu de
soupçonner que le sens du tact en est altéré (1) ; l'organe cutané, dis-je, peu conve-

____

(1) *Hildenbrand* , du typhus contagieux , p. XXI, p.

nablement stimulé, depuis qu'il a reçu l'impression des miasmes délétères, et surtout s'il s'y joint l'inconvénient d'un air peu renouvelé, d'un défaut de propreté, etc., doit éprouver nécessairement une diminution d'activité dans ses fonctions excrétoires; et si l'humeur de la transpiration stagne dans le tissu cellulaire et dans l'adipeux, elle doit s'opposer à la libre circulation des autres humeurs, et à l'action naturelle de nos fibres : de là un désordre, une confusion dans notre système entier; et s'il arrive que le miasme délétère, le *carcéral*, par exemple, ne tuant pas de suite, se communique en dehors, se dépose sur les vêtemens des malades, et qu'il étende même son action nuisible jusque sur les sujets bien portans qui avoisinent les malades, cette exhalation délétère doit être considérée comme n'étant faite que par regorgement et par suite du relâchement du tissu cutané, qui arrive alors aux individus infectés, et qui indique en même temps le danger où ils se trouvent. C'est alors que dans la fièvre jaune, dont le miasme a été absorbé à raison de la constric-

48. — L'action d'une fièvre pestilentielle consiste-t-elle dans une désoxidation de la peau, ou dépend-elle d'une altération de la sensibilité et de l'irritabilité? *Hildenbrand*, ibid., p. 139.

tion de la peau, ce dernier organe a ses fonctions tellement perverties, que les médicamens
topiques, que les substances employées en
frictions ne sont nullement absorbées, parce
qu'il y a atonie dans le système d'inhalation (1).

Dans l'état de santé, la peau perd ou fournit de l'acide carbonique ou crayeux, en
quantité plus ou moins grande, suivant la
force et l'activité de l'individu, de manière
que ce dernier, quand il est faible et malade,
n'en produit pas, hors de son système, autant que de coutume; la diminution de la
quantité ordinaire de cet acide carbonique
doit opérer des changemens, des altérations
sur les fibres et les humeurs de l'organe cutané, etc.; lesquelles altérations probablement
sont plus ou moins analogues avec celles qui
ont lieu dans la fièvre jaune ou dans la
peste (2).

*Sensibilité et
insensibilité des
tégumens.* On a parlé de l'insensibilité que l'homme
et les animaux manifestaient, lorsqu'on por-
tait le fer ou le feu sur certaines tumeurs pestilentielles; mais cet état d'anasthésie cutanée
n'a été observé que lorsque la maladie avait

---

(1) *Sédillot*, Journ. de méd., t. XXIII; p. 118.

(2) Encyclopéd. méthod., art. *peau*,

déjà fait des progrès, et il est probable qu'il n'a pas lieu dans le principe de la maladie. C'est du moins ce que donne à présumer la remarque faite sur quelques bœufs de la Guienne, atteints d'épizootie en 1774, et présentant, le 1er. et le 2e. jour, des alternatives de froid et de chaud, le poil hérissé, le cuir *corrugé*, et une sensibilité telle, lorsqu'on passait la main le long de l'épine du dos, que l'animal s'abaissait et se ployait jusqu'à terre pour éviter l'attouchement. La même sensibilité existait sous le ventre, ainsi que sur les os du genou; mais au 4e. et 5e. jour, et à l'apparition d'une diarrhée fluide, verdâtre, et quelquefois sanguinolente, fétide et douloureuse, la *sensibilité sur le dos* cessait, et faisait place à un léger *boursoufflement* ou *emphysême*, avec *crépitation*. Cette sensibilité a paru venir après les frissons, et à l'établissement de la chaleur (1). Cette observation cependant n'est pas tout-à-fait conforme à celle qu'a faite *Valli*, dans la peste de Smyrne en 1784, où les bubons qui venaient seuls ou promptement, et qui prenaient de l'accroissement, indiquaient plus de bénignité et moins de danger que lorsque cette même ma-

______

(1) *Paulet*, t. II, p. 125. — *Brera*, syll. opusc. med., t. III, p. 15.

ladie était avec pétéchies, ou que l'éruption des bubons était tardive, et que ces tumeurs glanduleuses étaient petites, molles et douloureuses. Il a été encore observé que dans la fièvre jaune le ventre météorisé *devenait* insensible, et que les plaies et les ulcères résultant des vésicatoires, de sensibles qu'ils avaient d'abord été, finissaient par être insensibles (1).

Faiblesse. La faiblesse dont se plaignent les malades de la fièvre jaune est, en général, moins la perte des forces que l'oppression de ces dernières, par la souffrance de l'estomac. Toutefois doit-on respecter l'affaiblissement marqué qui vient vers le 14e. jour, qui précéde le mieux être, et que conséquemment il ne faut pas précisément combattre par les toniques (2)? Du reste, quand la maladie pestilentielle en est au point de présenter une confusion manifeste dans tous les symptômes, il arrive que le mouvement involontaire des muscles paraît augmenter en proportion l'affaiblissement du mouvement volontaire ; de là les soubresauts, les convulsions, les accidens particuliers aux typhus, et qui surviennent lorsque le système nerveux est émoussé (3).

(1) *Berte*, ouvr. cité, p. 88, 128.
(2) *Rochoux*, etc., p. 22, 121.
(3) *Hildenbrand*, p. 70.

Le rigor et le frisson ne sont dus qu'à la diminution et à la suppression de l'exhalation cutanée, au moyen de laquelle (dans l'état de santé) l'humeur excrétée qui participe à la chaleur du sang et des autres fluides *vivans*, communique et maintient à peu près la même température sur la surface de la peau, et empêche ainsi le contact immédiat et l'impression de celle de l'atmosphère. Mais l'air extérieur venant à toucher cette même surface lorsqu'elle est crispée, et qu'elle ne donne plus passage à des humeurs de la température du sang, fait éprouver à l'organe cutané la sensation du froid, vu que sa chaleur est au-dessous de 32 degrés. Le rigor et le frisson ne paraissent pas souvent sous les zones torrides, ou du moins ils ne s'y établissent que dans les mois qui sont les moins chauds (1).

La chaleur n'est pas sensible au toucher, parce que le calorique ne se propage pas librement jusqu'à la surface du corps ; elle n'en est cependant que plus augmentée quelquefois intérieurement, et cela d'autant plus, que les viscères intérieurs sont plus rapprochés des foyers de cette chaleur. Cette inégale répartition de chaleur n'indique-t-elle pas assez que la faculté absorbante est en vigueur ?

____

(1) *Brera*, t. IV, p. 41.

Fièvre.

Les accidens de peste ne sont pas toujours avec fièvre, parce que la peste est une affection qui commence à la périphérie du corps, etc. et où le pouls, dont la vîtesse ou la lenteur n'a presque point de rapport avec l'augmentation de la chaleur du système, est communément variable, relativement à la force des pulsations artérielles qui offrent une agitation irrégulière où se remarque plutôt une dilatation constante qu'une contraction parfaite (1).

Sueurs.

La diminution du paroxisme de la fièvre s'accompagne ordinairement de sueurs qui, dans la fièvre atrabilieuse du Sénégal, avaient lieu avec les vomissemens, mais sans être salutaires (2).

Délire.

Avant leur invasion, les fièvres contagieuses sont quelquefois précédées du délire (3) qui, selon quelques-uns, est léger dans une affection sthénique, avec laquelle un plus fort délire n'est point compatible (4). —Le caractère, peut-être particulier du délire qui a lieu fréquemment dans la fièvre jaune, et auquel les Français paraissent moins sujets que les An-

---

(1) *Hildenbrand*, typhus contag., p. 69.
(2) *Schotte*, ibid, p. 106.
(3) Bibl. Brown. germ., t. XI, p. 101.
(4) *Gianini*, mem. di med., t. I, p. 249.

glais,

glais, est, au dire de *Chysholm* (1), que les idées roulent volontiers sur les occupations auxquelles les sujets s'adonnaient habituelle- ment dans l'état de santé (2). — Quelquefois le délire est plus que sourd ;... le malade, in- différent pour tous les objets extérieurs, ne semble être susceptible que d'impressions in- térieures ;... son ame est comme affaissée sur elle-même ;... mais son entendement intérieur et son jugement y gagnent peut-être davan- tage.

1°. Pour la production de la jaunisse, dont l'apparition a lieu en général plus tôt ou plus tard, suivant la promptitude ou la lenteur avec laquelle se développe l'inflammation ou le spasme du système biliaire, et dont s'est quel- quefois compliquée la constitution pétéchiale épidémique de Breslaw, même dans la saison froide (3), faudrait-il, outre la surabondance de la bile, un certain état de resserrement ou d'atonie de la peau qui s'oppose à la dissipa- tion des sucs séreux, dont la formation y est constante, et que l'on sait d'ailleurs tendre à

Diverses ques- tions sur la pro- duction de la jau- nisse dans les ma- ladies pestilen- tielles.

---

(1) An essay on the pestilent. fever, etc., *London*, 1795.

(2) *Rochoux*, ouvr. cité, p. 130. *Hildenbrand*, ouvr. cité, p. 71.

(3) *Ozanam*, malad. épid., t. I, p. 144, 151.

jaunir, dès qu'ils sont privés de leur état de vitalité ordinaire, etc.?

2°. La peau n'étant pas moins que le poumon, nécessaire à l'élaboration du sang, et étant même l'organe où se perfectionne la sanguification, n'est-il pas hors de doute que son organisation ne peut point être altérée, que ses fonctions ne peuvent être lésées, sans qu'il en résulte un défaut de cohésion et de condensation dans les élémens du sang, que l'éloignement de ce point d'élaboration *fait bientôt paraître jaune* (1)? Si ce défaut de cohésion a lieu dans plusieurs points déterminés et circonscrits, il donne lieu aux pétéchies; mais s'il est général, par l'influence d'une atmosphère *chaude* et *humide également*, il en pourra naître un ictère jaune ou noirâtre.

3°. L'humeur de la transpiration cutanée ne donnerait-elle pas issue aux principes constituans de la bile, de manière à en permettre la formation dans le tissu de la peau, lorsque les fonctions excrétoires de ce dernier organe seront un peu lésées, comme dans les cas de contusion, de morsures d'animaux vénéneux, etc.? Cette formation et cette déposi-

____

(1) *Haller*, physiol., etc. vol. I, §. VII, sect. I,

tion de la bile dans la peau, seraient en raison
verse de la délicatesse de cet organe cutané ; de
sorte que les nègres, qui ont ce tissu grossier, et
qui en conséquence éprouvent une transpiration âcre et abondante, seront moins sujets aux
symptômes ictériques qui se manifestent assez
aisément chez les blancs, chez les gens re-
plets, lesquels transpirent moins que les individus maigres et secs. Mais, d'une autre part,
cette excrétion des principes constituans de la
bile, supposée difficile et même interrompue
par les pores de la peau, augmentera celle du
foie et des autres viscères biliaires, au point
de regorger dans le système digestif qui ten-
dra à s'en débarrasser par le vomissement
jaune ou noir.

4°. La jaunisse qui s'empare d'une seule
partie ou de tout le corps, ne peut-elle pas
être considérée comme n'étant que l'effet du
relâchement de tout le système biliaire, lequel
jusqu'alors pourrait être conçu avoir été le
centre, l'hypomoclion de la fluxion, de tout
l'appareil morbifique ? Ne serait-ce pas encore
à cette époque qu'il surviendrait un dénouement funeste, parce que si, d'une part, la
jaunisse qui viendrait d'avoir lieu, dénotait un
état de vie encore existant dans la partie où
elle paraîtrait, elle manifesterait aussi, de
l'autre part, que le foie aurait perdu toute

son énergie, ainsi que les parties environnantes, et qu'il serait tombé dans une débilité dont les effets ne pourraient point être contre-balancés par la vigueur seulement *relative*, que les yeux ou les tégumens communs manifesteraient encore, et au moyen de laquelle ces dernières parties tendraient à suppléer aux sécrétions biliaires, ou du moins à être les organes dépositaires du fluide biliaire?

Il paraît que l'ictère est le prodrôme de l'état d'inertie et de mort de l'organe cutané, puisque d'une part son apparition est, en général, de mauvais augure, surtout quand elle a lieu les premiers jours, et qu'elle est foncée (1) ; et que, de l'autre part, l'analogie nous apprend que des ictères partiels n'ont quelquefois lieu que dans les lésions qui dérangent l'organisation et affaiblissent les fonctions de la peau (2). L'ictère qui accompagne

----

(1) *Rochoux*, p. 125.

(2) La transpiration et l'urine contiennent une des parties constituantes de la bile ; et si elle n'en présente pas les caractères formels, ce n'est qu'à raison de sa structure particulière, et surtout de la vitalité énergique de l'organe cutané ; car y survient-il une modification vicieuse, comme dans le cas de la morsure d'une vipère, ou un changement plus ou moins complet, comme celui qu'y détermine une forte contusion ; sa nuance s'altère, et sa couleur devient jaune.

quelquefois des maladies pestilentielles, paraît d'autant plus devoir être attribué à une diminution de la vitalité de la peau, que le *septon* (azote) donne une couleur plus ou moins orangée à la soie, à la laine et au cuir, qui sont des substances désorganisées et privées de la vie, et qui abondent en ce septon, toutes les fois que ce dernier gaz se combine avec l'oxigène (1). Quand la fièvre jaune doit avoir une terminaison heureuse, il ne se fait pas de jaunisse, ou bien elle se borne aux extrémités supérieures, et n'acquiert qu'une teinte peu foncée (2). L'absence ou la légèreté de ce symptôme indiquerait que la congestion ou fluxion qui, dans la fièvre jaune, s'établit bien caractérisée vers le derme, et qui est analogue à celle qui produit en même temps les hémorragies des membranes muqueuses intestinales (3), est peu de chose.

Le visage, qui dès la première période de la fièvre jaune est boursoufflé, rouge, luisant, *vultueux* en un mot, diminue toujours vers le quatrième jour; il devient ou plombé ou lives-

Etat du visage.

---

(1) Bibl. Britan. (S c.), t. III, p. 296.

(2) *Rochoux*, p. 86.

(3) J. compl. des sc. méd., t. XII, p. 18.

cent au second septenaire, quand la terminaison doit être funeste (1).

Dans le typhus aigu, les poumons sont très-souvent altérés, corrompus, gangrénés, etc. Il n'en est pas tout à fait ainsi dans la peste, probablement parce que dans cette dernière maladie il y a plutôt altération de l'organe cutané, où effectivement il survient des bubons, des pétéchies, etc.; tandis que les autres typhus manifestent peut-être leur contagion par l'air renfermé, humide et impur que l'on a respiré, et qui de cette manière a affecté plus directement les poumons et autres parties adjacentes. C'est ainsi que la peste des bœufs, dont le principal symptôme était à la langue, se communiquait par la bave que les animaux malades laissaient sur l'herbe ou sur le fourrage auquel les autres venaient s'attaquer : c'est ainsi encore qu'un homme prit cette même maladie, en se portant sur la langue une cuiller qu'on avait tenue un moment sur l'ulcère ou la pustule pestilentielle de la langue d'un bœuf (2).

Si les poumons ne sont pas sensiblement

---

(1) *Rochoux*, ibid., p. 75, 81, 111.

(2) *Paulet*, etc., t. I, p. 103.

(263)

lésés par le miasme pestilentiel, ce n'est pas,
comme le croit *Orée* (1), parce qu'ils ne contiennent point de graisse, mais c'est plutôt
parce que la perspiration pulmonaire étant
plus manifeste, plus abondante, plus aqueuse,
elle est moins susceptible d'être dérangée que
la perspiration cutanée. D'ailleurs la lésion du
poumon, portée aussi loin que l'est ordinairement celle de la peau dans les cas de peste,
serait bien promptement suivie de la mort; et
si dans les chevaux atteints de maladies contagieuses (2), ou chez des hommes pris de la
fièvre jaune, on a vu quelquefois le système
pulmonaire compromis, et même au point
d'être noirâtre et gangréné, il est plus que
probable que ce n'a été que secondairement
après l'état morbide d'autres parties consensuelles (3).

Ainsi l'on pourrait dire que la lésion *constante* de l'appareil des voies aériennes et des
poumons, dont l'aspect est alors analogue à

____

(1) *Orée*, (p. 167, 174.) pense que le siége ou l'effet du
miasme pestilentiel est dans le tissu cellullaire : *Dumas* dit
au contraire que le tissu cellullaire n'est lui-même gravement intéressé dans les maladies aiguës qu'après l'établissement des autres symptômes. Voy. opinion de l'école de médecine de Montpellier, etc., p. 95.

(2) *Paulet*, t. I, p. 303. *Brera*, t. IV, p. 250.

(3) *Rochoux*, p. 186.

celui qui s'observe dans les cas d'apoplexie (1), tient en général à la lésion de la peau qui a lieu avant la première, et qui peut encore favoriser directement celle de la vésicule du fiel et du système digestif. Du reste, une dominance de lésion dans l'une ou l'autre de ces parties, tient probablement à la constitution régnante (2).

Ne pourrait-on pas fortement présumer que le gaz morbifique a été aspiré avec l'air, et qu'il a porté ainsi sa première impression sur les poumons, quand pour symptômes primitifs il y a eu enrouement, toux, expectoration abondante de mucosités, oppression, suffocation, visage apoplectique, etc.?

Lésions des parties contenues dans le ventre. — Le tissu cellulaire étant abondant dans la cavité abdominale où se trouvent l'épiploon, le mésentère, etc., fait que ces parties sont, comme l'organe cutané, les plus lésées par l'impression ou l'action pestilentielle : aussi, y a-t-il météorisme, dilatation des viscères; et quand la stagnation des sucs adipeux a lieu trop subitement, il arrive que leurs réservoirs se rompent, et donnent lieu à des diarrhées passives, etc., qui peuvent même être l'effet

____

(1) Journ. compl. du dict. des sc. méd., t. VIII, p. 196.

(2) *Bally*, ibid. p. 197.

d'une résolution de ces mêmes sucs adipeux, dont la contagion ne peut long-temps avoir lieu sans qu'ils soient altérés par la réaction de la chaleur des parties. Du reste, l'estomac étant le plus souvent compromis, surtout chez les buveurs, les fumeurs, on explique facilement la cause des douleurs épigastriques, des anxiétés précordiales si fréquentes dans la fièvre jaune, et surtout des vomissemens, dont l'apparition, rare dès le principe, s'établit ordinairement après la période d'irritation (1).

Les vomissemens sont plus communs aux Antilles qu'en Europe, résultant quelquefois d'un état de la muqueuse de l'estomac, analogue à celui qu'elle a dans le melæna ; ils sont plus dangereux, quand ils sont verds ou noirs, que quand ils sont bilieux. C'est chez les buveurs principalement, que les vomissemens se compliquent de soubresauts des tendons et autres convulsions partielles (2). Le vomissement noir de la peste est-il différent de celui de la fièvre jaune ? *Savarésy* le pense (3). Cependant si l'organe cutané est compromis dans l'une et dans l'autre maladie, pourquoi les deux vomissemens noirs ne dépendraient-ils

Vomissemens.

(1) *Rochoux*, p. 85.

(2) *Rochoux*, p. 95, 135.

(3) *Savarésy*, t. I, p. 275.

pas également d'une exhalation noire par les surfaces intestinales, comme l'ictère dans le typhus d'Amérique, et les pétéchies et les ecchymoses dans la peste du Levant, dépendent de l'élaboration imprimée au sang dans les réseaux vasculaires du derme, vers lequel il s'établit une congestion ou fluxion analogue à celle qui produit en même temps les hémorragies des membranes muqueuses intestinales (1)?

Diarrhée.

La diarrhée qui a lieu dans le principe de la peste, et qui même précède le typhus contagieux d'Hufeland (2), surtout dans l'automne et au commencement de l'hiver, est très-souvent funeste, parce qu'elle est l'effet d'une déviation décidée des humeurs qui avaient auparavant coutume de se porter vers la peau, parce qu'elle renforce la lésion des fonctions de ce dernier organe, et parce qu'ordinairement ayant lieu d'une manière subite, elle influe sur les forces qui s'en trouvent trop diminuées ou trop irrégulièrement distribuées. Ainsi la diarrhée *primitive* est le signe de l'activité de la maladie, et la *consécutive* n'est

----

(1) Journ. compl. du dict. des sciences méd., t. **XII**, p. 18.

(2) Observ. sur les fièvres nerveuses, p. 4.

que le résultat d'une élaboration de la maladie, ou l'effet de l'action des forces vitales.
La première diffère principalement de la dernière, en ce qu'elle ne procure pas l'évacuation de *toute* la matière perspirable ; tandis
que la *consécutive* n'ayant lieu que graduellement, se trouve accompagnée d'un rétablissement au moins partiel des fonctions de la
peau.

Quand dans tout le cours de la fièvre jaune Dysurie, etc.
il y a complication d'état spasmodique, douloureux, dans les parties supérieures, comme
la poitrine, la tête, etc., il y a ordinairement
rareté des urines (1) ; symptôme ordinaire dans
le typhus ictérode des Antilles, et qui paraît
avoir été très-rare dans celle des Etats-Unis :
car le docteur *Devèze* n'en dit rien. Du reste,
selon le docteur *Dalmas*, on n'a vu aucun
malade se sauver de cette fièvre pestilentielle,
quand la suppression des urines s'était jointe
au vomissement noir. En général, plus fâcheuse que l'ictère léger, elle est d'autant plus
intense, que les vomissemens sont plus nombreux (2). Cette lésion, dans le cours des
urines, s'est aussi fait remarquer dans la fièvre

---

(1) *Rochoux*, ouvr. cité, p. 76.

(2) *Rochoux*, ibid., p. 27, 30, 127.

pestilentielle pétéchiale de l'Italie, en 1565, ainsi que dans la peste qui, en 1576, apparut dans la même contrée (1).

Questions et conjectures sur les exanthèmes et tumeurs en général dans les maladies pestilentielles.

L'apparition des pétéchies, des charbons ou des bubons, etc. indiquerait-elle *à posteriori* la voie qu'aurait prise le miasme contagieux et pestilentiel? Ainsi les pétéchies, formées par le sang extravasé dans le tissu cellulaire, ou arrêté dans une *fin* vasculaire, pourraient faire croire que l'affection contagieuse a été prise par les poumons, ou du moins que les poumons, organes principalement affectés à la circulation, y ont été spécialement compromis; les charbons, dont les effets caustiques tiennent à un âcre bilieux, développé dans un point de la circonférence (tandis que dans l'état de santé ordinaire la formation, ou plutôt la secrétion bilieuse, doit se faire dans le foie, et l'excrétion dans le tube intestinal), et non dans les premières voies qui, par l'impression pestilentielle, sont dans une atonie qui les rend incapables de réagir, etc., indiqueraient que la maladie contagieuse s'est introduite par les organes de la digestion. Et enfin les bubons, dont le siége (les glandes) est fortement consensuel avec

------

(1) *Sprengel*, hist. de la méd., t. III, p. 98, 108.

le système absorbant de la peau, donneroient à penser que le miasme s'est introduit par l'organe cutané, ou qu'il a commencé par léser cet organe.

L'on pourrait encore demander ici s'il est constant que la gravité spécifique des fluides contagieux est en raison de l'insalubrité de l'air, et que cette gravité spécifique influe sur l'activtié de ces miasmes, ainsi que sur leur tendance à attaquer les extrémités inférieures, qui, en effet, à Batavia et sur des vaisseaux stationnés dans des parages mal-sains (1), présentent très-souvent des pétéchies, des ecchymoses, etc., et où les individus commencent à éprouver de l'angoisse, des démangeaisons, des érosions sanieuses (dès qu'ils commencent à être malades des fièvres bilieuses malignes), lesquelles sont bientôt suivies d'une pâleur jaune dans tout le corps.

Il est d'observation que les vents régnans influent sur l'apparition de telle ou telle éruption; du moins en Normandie, où le nord et le nord-est, en soufflant quelque temps, font que les maladies épidémiques se compliquent souvent de la miliaire; tandis que les vents méridionaux, ayant lieu quelques jours

Eruptions dont la nature varie suivant les vents, etc.

______

(1) V. Bibl. Britan. (Sc.), t. III, p. 297.

de suite, voient se développer les éruptions pourprées et pétéchiales (1). C'est dans cette même province que la fièvre scarlatine venant dans l'été, a été très-meurtrière après un hiver humide, sans gelée, un printemps assez doux et un peu humide, pendant lequel temps la miliaire était fort rare.

Si d'après l'influence de la température de l'air, pour opérer des mutations dans le formel des maladies épidémiques ou pestilentielles, l'on a vu que dans la saison froide de 1770 et dans le nord, le rhumatisme aigu et la fièvre catarrhale et rhumatisante ont prédominé, et que, quand il survint quelques jours de pluie un peu chaude, elles se changèrent en maux de gorge fort graves; doit-on s'étonner qu'une es-quinancie pestilentielle soit arrivée à quelques individus de l'armée française d'Orient établis au grand Caire, et qu'elle ait ravagé les îles de l'Archipel avec une fureur égale à celle de la peste du Levant? *Lepecq de la Clôture* fait encore mention d'une maladie épidémique contagieuse parmi des prisonniers, laquelle commençait par un mal de gorge qui, au 2e. temps de l'épidémie, disparaissait pour faire place à des douleurs d'oreilles, de ventre, à

---

(1) *Lepecq de la Clôture*, t. I, p. 343.

des délires, à des léthargies, à des éruptions pétéchiales, etc. (1).

Il est d'observation que les pétéchies sont d'autant moindres dans le *typhus ictérode*, que la peau est jaune ; et il est surtout à remarquer que si ces pétéchies ne paraissent pas sur la peau dans cette dernière fièvre, elles paraissent en revanche dans les intestins (2).

Le petit nombre et la rareté des pétéchies, dans la fièvre jaune, doivent être attribués à ce que le système vasculaire sanguin y est encore plus affaissé, et cela d'après la concentration des forces vitales sur les organes digestifs et biliaires ; tandis que dans la peste les vaisseaux sanguins jouissent de leur ton plus long-temps, et avec plus d'intensité, etc. Aussi les pétéchies sont-elles très-souvent remplacées par des ecchymoses dans cette fièvre jaune, surtout quand il y a complication cérébrale (3), et plus dans la partie supérieure que dans les inférieures, etc. Il faut, au surplus, distinguer les pétéchies qui sont l'effet de la contagion, d'avec celles qui sont le résultat des efforts critiques et salutaires de la nature ; les premières sont purement symp-

Pétéchies.

------

(1) *Lepecq de la Clôture*, t. I, p. 355, 387.

(2) *Brera*, t. IV, p. 69.

(3) *Rochoux*, ibid. p. 155.

tomatiques, et paraissent le plus souvent dans le commencement de la maladie, dont elles augmentent ainsi la gravité (1). — L'affection pétéchiale, qui dépend plus de l'air que de la contagion, attaque plus les sanguins délicats, mous, humides, que les oisifs et les froids ou les secs ; plus les riches qui sont sanguins et humides que les pauvres, qui, en revanche, sont plus exposés aux maladies pestilentielles, résultant plus d'un état contagieux que d'un vice de l'air. (2). Je terminerai cet article, en rapportant que dans la fièvre pétéchiale, colliquative et ictérique qui régna à Curaçao en 1760, ceux sur qui l'on pratiqua la saignée, qui parut hâter la chute du pouls, n'*eurent que des pétéchies*, et non des vomissemens sanguins, noirâtres, et semblèrent ne pas mourir aussi vîte que les autres, et que les malades (de la même fièvre) âgés de plus de trente ans, qui n'eurent que des anxiétés précordiales, des nausées, et nullement des vomissemens, éprouvèrent souvent une grande sueur le premier jour, mais *point de pétéchies.*

Les pétéchies que *Sarcone* dit être des épanchemens sanguins (3), ne dépendent point

____

(1) *De Haën*, rat. med., t. II, p. 216.

(2) *Fracastor*, de morb. contag., p. 163.

(3) *Sarcone*, etc. t. II, p. 336, 337, 470.

d'une

d'une altération sanguine, mais bien d'un état de saburre dans les premières voies : aussi *Strake* dit-il qu'elles ne paraissent à la peau, que parce que le miasme pétéchial s'est uni avec cette matière corrompue qui résidait auparavant dans les viscères abdominaux (1) ; et comme la propreté et le régime influent fortement sur les fonctions du système digestif, il ne faut pas s'étonner si les pétéchies qui accompagnent fréquemment les fièvres contagieuses, paraissent plus facilement et plus promptement chez les malades mal tenus que chez ceux qui jouissent d'un air renouvelé (2).

Du reste, les pétéchies m'ont paru survenir plus chez les personnes un peu avancées en âge que chez les adultes, que l'on a vus encore résister davantage à une épidémie pourprée pétéchiale analogue à la fièvre des prisons, et à laquelle ont succombé presque tous les vieillards (3). On a vu aussi une fièvre épidémique s'accompagner de pétéchies chez une jeune personne qui était déjà en proie à un âcre humoral, et qui en mourut ; tandis que son frère, qui ne prit peut-être la même maladie que

---

(1) *Strake*, de morbo cum petech., p. 112.

(2) *Sarcone*, t. II, p. 88, 92.

(3) J. de méd., t. LXXVIII, p. 335.

18

d'après le chagrin qu'il ressentait de la mort de sa sœur, en fut quitte pour l'établissement du pourpre rouge qui fit bientôt disparaître les pétéchies (1).

Bubons. Les bubons seraient-ils moins l'effet de l'engorgement des vaisseaux inhalans, qui de la surface cutanée vont aux glandes, que celui de l'oblitération des vaisseaux exhalans allant des glandes à la peau, dont ainsi l'exhalation serait empêchée?

Les bubons n'ont pas été souvent remarqués sur les animaux, qui ont aussi leurs maladies pestilentielles, parce que d'après la différence d'organisation générale et de disposition particulière de leur organe cutané qui est plus dense, ce dernier est moins souvent le siége des symptômes pestilentiels, que leur bouche, leurs naseaux et leurs organes plus intérieurs. Quoi qu'il en soit, les bubons chez nous n'ont lieu que dans les endroits où le tissu cellulaire est lâche et abondant, de manière à prêter et à se dilater par l'accumulation et l'épaississement des sucs adipeux. Ces tumeurs glanduleuses qui surviennent aux aines ou ailleurs, ont été observées dans quelques animaux, se communiquant avec d'autres

____

(1) *Hoffmann*, t. II, p. 90.

semblables tumeurs établies dans d'autres parties par des lignes ou cordons assez sensibles,
et dont l'existence peut assez bien expliquer
le mode des métastases de ces mêmes tumeurs,
qui paraissent être les mêmes dans la fièvre
jaune et dans la peste d'Orient, quoi qu'en
dise le docteur *Savarésy* (1), à qui on peut
reprocher d'avoir pris des nuances légères de
quelques symptômes pour des différences essentielles.

Les bubons pestilentiels ont cela d'avantageux, qu'ils indiquent que l'irritabilité et la sensibilité des parties ne sont pas tout à fait étein-
tes : car dans la première classe de peste de
Russel, où la débilité devient tout à coup tellement grande, que les symptômes de la maladie
sont en petit nombre, de courte durée, et d'une
terminaison funeste, les bubons et les charbons
ne se rencontrent pas ; ce qui, dans les premiers temps de l'invasion de la peste (2), est en
partie cause qu'on ne soupçonne pas alors le
véritable genre de la maladie ; et si par la
réaction du principe vital, l'affaissement de ces
forces, l'irritable et la sensible, qui a déjà eu
lieu par l'action du gaz morbifique, vient à

------

(1) *Savarésy*, t. II, p. 291.

(2) Journ. de méd., t. XC, p. 273.

diminuer ; si, en un mot, les forces motrices vitales se réveillent, la partie tuméfiée donne des signes de cette espèce de révivification, elle rougit, s'élève, s'enflamme et s'abcède. Ainsi, cette suppuration n'indique pas primitivement la concentration et l'expulsion de l'humeur délétère ; mais elle annonce qu'il est survenu dans la machine un changement contraire à l'action et au développement ultérieur du miasme hétérogène, et d'après lequel le principe vital annonce sa supériorité. Le défaut de cette propriété critique de la part des bubons pestilentiels, se montre surtout dans ceux qui arrivent au 1er. ou au 2e. stade de la contagion, et encore plus quand la constitution de l'air (relativement à l'état de la constitution du même air dans une autre période de la même maladie) est froide et humide : il est même à remarquer que cette dernière circonstance, qui est opposée à la coction des humeurs, voit moins souvent éclore ces bubons qui, d'autre part, ont lieu plus fréquemment sous l'influence d'un vent du sud (1). On est donc autorisé à penser que ceux qui font éruption de très-bonne heure, sont encore assez souvent d'un

---

(1) *Lepecq de la Clôture*, épidémie de Louviers, p. 334.

très-mauvais augure, principalement si après quelques jours de la 2.e période ils ne s'enflamment pas ; tandis que ceux qui viennent à à la fin du 1er. septenaire font craindre moins de danger. Comment toutefois expliquer la formation des bubons qui surviennent après la mort des pestiférés (1) ?

Les bubons dans leur principe, et souvent pendant tout le temps de leur existence, ne sont point douloureux, parce que les fonctions des organes extérieurs étant dérangées, celles du cerveau le sont aussi, et quelquefois tellement, que les perceptions ne s'y rendent que confusément, ou n'en exigent pas même des preuves de réaction, des sensations. Mais alors il peut arriver que par une révolution subite dans le moral ou dans le physique, cet état de confusion change, diminue ou se dissipe au point que le *sensorium commune* réagit plus librement, que la sensibilité reprend ses droits, et que les bubons, naguères indolens, viennent à s'enflammer et à causer de la souffrance, ce qui a principalement lieu quand la fièvre survient. En général, ceux qui sont les plus douloureux dans le principe de la fièvre pestilentielle, sont ordinairement les plus dan-

Sensibilité et insensibilité des bubons.

----

(1) *Schnurrer*, p. 165.

géreux ; tandis qu'un retour de sensibilité dans les bubons, indolens jusque-là, est un signe d'amélioration.

Parotides.

Les individus qui sont atteints de la peste dans les prisons, présentent fréquemment des parotides, tumeurs qui appartiennent plus particulièrement au typhus (1) d'Europe, d'Allemagne surtout, où elles ne sont pas toujours très-manifestes. On a aussi vu que les parotides sur lesquelles des charbons s'établissaient, suppuraient volontiers, et rendaient ces tumeurs glanduleuses moins dangereuses que les bubons (2).

Raisons de l'apparition des pétéchies, suggillations, bubons, etc.

Les pétéchies, les suggillations qui se manifestent quelquefois sur le corps des pestiférés, sans cependant leur être essentielles, puisqu'il peut exister même sans bubons, sans charbons, sans pétéchies (voy. *Papon*, hist. de la peste, etc.), ne doivent peut-être leur apparition qu'à ce que les fluides jouissent d'une force vitale plus énergique et de plus de durée, relativement à celle des solides ; et comme les effets de cette disproportion sont sans doute en raison de la lenteur avec laquelle les fluides circulaient antérieurement, et tant

____

(1) *Hildenbrand*, etc. , p. 56.
(2) *Orée*, p. 15.

que la santé avait lieu, il faut croire que les bubons, qui sont les symptômes ordinaires de la peste, ne sont dus qu'à l'énergie vitale que conservent les humeurs circulantes dans les glandes, dont toutefois le tissu ne laisse pas d'être en même temps frappé d'un relâchement et d'une atonie manifeste.

Au reste, pour l'apparition et le siége des bubons, il faut de la chaleur et de l'humidité; voilà pourquoi ils paraissent aux aines et aux aisselles; pour celle des charbons, des anthrax, il faut une forte chaleur presque exempte d'humidité : c'est ce qui fait qu'ils ont lieu dans les parties de la peau les plus sèches, mais les plus exposées ou à la chaleur atmosphérique, ou au frottement des vêtemens; ils arrivent d'ailleurs comme les pétéchies, dans les temps les plus chauds, tandis que les bubons ont lieu plus volontiers dans des saisons moins échauffées, ou plus mélangées de l'humide et du chaud. *Huxam* (1) observe que dans une maladie pestilentielle parmi des marins, l'éruption pétéchiale qui dans les mois très-chauds et très-secs de juin et de juillet était un symptôme très-fréquent (2), fut

____

(1) *Huxam*, de aëre, etc., Ire. part., p. 96, vol. II, p. 59, 138.

(2) *Huxam*, ibid., t. II, p. 43, 45.

rare dans le mois d'août, qui avait été moins chaud, plus pluvieux, et où le sud avait soufflé. Par là on voit bien la raison ou la cause de la moindre fréquence des pétéchies dans la fièvre jaune que dans la peste; car les localités où le typhus d'Amérique paraît s'établir par préférence, présentent la combinaison d'une plus grande humidité avec un certain degré de chaleur. Une observation autant singulière qu'intéressante que nous transmet M. le docteur *Gasc* (1), c'est que les plaies profondes, les ulcères et les gangrènes simultanées dont étaient atteints la plupart des infortunés Français, empêchèrent probablement les pétéchies, les charbons, les parotides et les bubons de se manifester plus fréquemment qu'ils ne le faisaient dans l'épidémie typhode, qui les affligeait et les réunissait dans les hôpitaux de Wilna, en 1813, après la fatale campagne de Moscow. Enfin, il ne sera pas inutile de faire remarquer que dans la synoque putride il ne survient que des éruptions miliaires, à moins qu'il n'y ait erreur dans le régime; mais que dans la fièvre bilieuse d'été, etc., il apparaît souvent, outre les miliaires, des pétéchies ou des taches livides (2).

____

(1) A la fin de l'ouvrage de *Schnurrer*, etc., p. 194.
(2) *Rouppe*, p. 298.

Le charbon est sans doute le résultat d'une   Charbons.
humeur plus acrimonieuse, dont la circulation ne peut pas être libre jusqu'aux glandes,
sans qu'elle exerce son âcreté sur quelques
points des parties qu'elle parcourt, et dont le
tissu, différent de celui des glandes, fait qu'il
se désorganise, tandis que celui des glandes se
tuméfie, etc. Si l'élévation de la tumeur car-
bunculeuse est entravée par la diminution et
le changement de direction de l'action vitale
qui l'a d'abord produite, les sucs peuvent en
être en grande partie détournés ; alors le tissu
cellulaire ambiant ou subjacent se racornit et
se durcit au point de paraître comme brûlé, etc.
Voilà le charbon *sec*, qui semble commencer
par une tache noire et racornie. Ce changement morbide peut encore être produit par
un retour de la dominance de la force absorbante. Au surplus, ces charbons *secs*, qui
annoncent le plus grand danger, sont plus
communs dans le fort de la peste, et les *humi-*
des, qui paraissent au milieu d'une inflammation qui les a précédés, lorsque ce fléau diminue (1).

Les charbons qui surviennent sur les parotides, en provoquent la suppuration d'ailleurs

____

(1) *Orée*, p. 97, 98. —*Frank (Jos.*) prat. méd., etc.,
t. I, p. 207.

difficile ; tandis que ceux qui arrivent sur des bubons sont désavantageux (1). Cette différence de résultats tiendrait-elle à ce que les bubons ont lieu dans des endroits où la sueur est facile, âcre, grande et ordinaire ?

Etat des fluides. C'est par la chaleur, c'est du moins par la combinaison de la chaleur avec des humeurs mucilagineuses, oléagineuses, que le sang obtient et conserve son onctuosité ; mais si dans un typhus la chaleur est diminuée par un état de confusion ou de ralentissement dans le cours des humeurs ; si par le défaut des fonctions de l'organe cutané le sang n'est plus élaboré comme à l'ordinaire, faudra-t-il s'étonner qu'alors il soit peu vitalisé, et qu'il soit en quelque manière dissous, aqueux ? Ces changemens qui surviennent dans le sang des individus atteints de la fièvre jaune, ne présentent cependant rien de fixe : car on a vu ce fluide prendre, à la quatrième saignée, une teinte artérielle, et redevenir noirâtre à la cinquième (2). Toutefois c'est dans la putréfaction, quand elle arrive, que se remarque sensiblement un défaut d'élaboration vitale.....
Aussi remarque-t-on que celle qui se montre

---

(1) *Orée*, p. 15.
(2) *Rochoux*, ouvr. cité, p. 78.

particulièrement dans la fièvre jaune, diffère ordinairement de la gangrène en ce qu'elle est non- fétide, et qu'elle est qualifiée de putréfaction *morte* : aussi l'odeur des cadavres est-elle fade sans fétidité (1).

En général les fièvres putrides paraissent, ainsi que les fièvres marécageuses de Rochefort (2), avoir beaucoup d'analogie avec le typhus ictérode, dont toutefois elles peuvent être distinguées en ce que la contagion leur est moins familière (3). Sous le rapport de l'irrégularité, de la véhémence et de la brusquerie des symptômes, la peste doit être regardée comme la première des fièvres malignes : ainsi elle peut présenter les variétés de complications qui accompagnent quelquefois ces dernières, dont néanmoins elle diffère en ce qu'elle est plus facilement et plus fréquemment contagieuse, en ce qu'une fois formée elle s'étend à d'autres corps soumis à l'influence des *mêmes* six choses non naturelles qui ont agi sur les contagiés, et que même sa

---

(1) *Rochoux*, ibid., p. 36, 54. —Sur la symptomatologie de la fièvre jaune, voyez ann. de litt. méd. étr., t. XI, p. 70.

(2) Voy. p. 64.

(3) *Brera*, ouvr. cité, t. IV, p. 240.

gravité augmente à mesure que s'accroît le nombre des malades.

Tout en avouant que les fièvres rémittentes ou intermittentes, malignes et marécageuses présentent le plus souvent quelques différences plus ou moins sensibles d'avec les fièvres pestilentielles proprement dites, toujours est-on forcé d'admettre que les intermittentes d'automne prennent un caractère dangereux, quand elles s'établissent dans des endroits peuplés, mais resserrés, comme le sont les places fortes, etc. C'est ainsi qu'une fièvre maligne (suite de la dégénération des pyrexies intermittentes automnales) visite annuellement la garnison du fort *Midmy* (au nord des Etats-Unis), et que plusieurs fois déjà elle y a pris le caractère de la fièvre jaune (1). Cette transmutation désavantageuse serait-elle le résultat de l'addition de l'azote à la combinaison déjà existante des gaz carbonique et hydrogène; combinaison qui seule aurait la propriété spécifique d'engendrer les fièvres intermittentes et rémittentes (2) ?

Quoique la plupart des praticiens admet-

(1) *Volney*, œuvr. compl., t. VII, p. 283.

(2) *Volney*, ibid., p. 315.

tent que l'élément nerveux et contagieux auquel les affections fébriles pituiteuses peuvent s'associer accidentellement, ne leur appartient pas essentiellement et autant qu'aux fièvres bilieuses exaltées, je pense néanmoins que, tout comme ces dernières ne sont point nécessairement ni toujours contagieuses, de même il est d'autres fièvres, et surtout de pituiteuses, qui peuvent le devenir. C'est ici que l'on doit observer que la maladie épidémique de Naples, décrite par *Sarcone*, se compliquait quelquefois de l'ictère, qui soulageait et qui était d'un bon augure, quand il paraissait à la fin du deuxième septénaire, au 17e. et au 21e. jour, et qu'en outre elle paraissait réellement se communiquer contagieusement. Car on n'a qu'à supposer et mettre plusieurs personnes réunies dans une prédisposition à la dégénération pituiteuse, et sous l'influence des circonstances capables de la favoriser et de la faire développer, il est plus que probable que l'une de ces mêmes personnes qui viendrait à subir réellement cette dégénération pituiteuse, influera sur l'état des autres, et leur communiquera contagieusement le sien.

La fièvre des prisons est aussi manifestement analogue à la peste, puisque, comme celle-ci, elle présente assez souvent des pétéchies et des charbons; et si le miasme car-

céral se communique facilement aux prisonniers et moins aisément aux personnes du
dehors, c'est que les premiers sont dans un
état moral à peu près le même, respirent le
même air infect, et sont soumis presqu'au
même régime, etc.; tandis que ceux qui ne
sont point détenus, ont moins d'inquiétudes,
sont plus libres, plus contents, ont une atmosphère plus révivifiée, et observent une manière de vie plus variée. La même analogie
entre le typhus des prisons et la fièvre jaune,
est peut-être encore plus sensible : car quelquefois il a dégénéré, même facilement, en
cette dernière fièvre maligne ataxique contagieuse, dont se voient assez promptement
atteints les individus qui se trouvent sous l'influence du typhus carcéral. On a vu, en effet,
des détenus qui, par les précautions de la propreté, de l'isolément, etc., avaient jusqu'au
moment de leur évasion échappé à la fièvre
carcérale, et même à la fièvre jaune, qui faisait alors des ravages dans l'intérieur d'une
ville, contracter les dispositions maladives des
habitans avec lesquels ils ont communiqué
quelques momens, ou en recevoir les germes
de la fièvre jaune, dont en effet le développement n'a pas tardé d'avoir lieu après leur
rentrée dans leur première prison. Il ne sera
pas difficile de trouver en cela une preuve de

l'influence des passions sur la production des fièvres contagieuses, etc.

Grant établit une différence essentielle entre la peste et la fièvre pestilentielle; mais cette différence n'est qu'apparente et locale, et elle doit d'autant moins empêcher de confondre ces deux maladies dans la même classe et dans le même genre, qu'elle n'est pas plus fondée que celle qui résulte de ce qu'un médicament opère chez un sujet, par exemple, comme émétique, et chez un autre comme purgatif; et si l'on veut s'obstiner à n'appeller *peste* l'épidémie de l'Egypte, que parce qu'elle a pour caractère des bubons, des parotides, des anthrax, etc., pourquoi alors ne pas donner le même nom à ces maladies putrides, malignes, lymphatiques ou pituiteuses, qui en Europe sont souvent accompagnées de ces mêmes engorgemens glanduleux, de ces mêmes éruptions gangréneuses cutanées?

M. *Martin*, de St-Genis, prétend que la fièvre pestilentielle diffère de la peste en ce qu'elle ne se communique point par le contact, et que la peste au contraire ne se propage que de cette manière.... Mais qu'un sujet attaqué de la fièvre pestilentielle soit placé et maintenu parmi d'autres individus, avec lesquels il présentera une conformité plus ou moins parfaite de tempérament, d'occupations, de

régime, etc., bientôt les communications directes du malade avec les autres individus non
encore infectés, mais disposés à l'être, donne-
ront lieu à l'extension de l'affection morbide
du premier (1).

Analogies des affect. lymphat. pestilent. avec les aff. lymphat. vénériennes. N'y aurait-il pas quelque analogie entre les affections lymphatiques pestilentielles et les affections lymphatiques vénériennes, dont la voie de solution ne se trouve jamais mieux qu'en favorisant et en procurant la dominance d'une diathèse bilieuse? Et si les sujets syphi-litiques ont été à l'abri de la contagion pesti-lentielle, c'est que sans doute ces malades étaient dans un point de leur traitement où le stimulus mercuriel rehaussait leur constitution bilieuse, ou les en rapprochait. Cette influence de la dominance bilieuse se remarque par la moindre disposition des Egyptiens à être atta-qués de la peste, dont les étrangers (même acclimatés) se voient plutôt et plus facilement atteints.

Différences des fièvres pestilen-tielles suivant la nature des prin-cipes contagieux et des parties compromises. Le docteur *Marcus* regarde comme très-probable, que toutes les contagions qui don-nent naissance au typhus et aux affections pes-tilentielles, affectent immédiatement le sys-tème de la *réproduction* (les voies digestives),

---

(1) Sur l'analogie de la fièvre pestilentielle avec la peste,
Voy. ci-après l'article *Différences.*

et

et que celles d'où proviennent les maladies exanthématiques, comme la variole, la rougeole, la scarlatine, etc., exercent leur action première sur le système *irritable* (le sanguin, le musculaire), dont elles rehaussent l'excitation et l'état sthénique. C'est encore en pensant que les symptômes contagieux dépendent plutôt des caractères de la contagion, que de ce que celle-ci attaque primitivement tel ou tel système ; c'est encore en supposant que le *carbone* correspond à la réproduction, l'*hydrogène* à l'irritabilité, et l'*azote* à la sensibilité, que le même médecin croit pouvoir expliquer un grand nombre de symptômes, de la fièvre jaune par exemple, et la facilité avec laquelle survient l'inflammation dans le tube intestinal pendant ce typhus, l'expérience apprenant que toutes les fois que l'hydrogène abonde, le caractère inflammatoire est toujours très-prononcé, mais d'une manière passive, parce que ce caractère inflammatoire n'a pas son fondement primitif dans le système irritable, et qu'il ne se manifeste qu'après avoir préalablement attaqué le système réproductif, qui n'occupe que le dernier rang dans les trois systèmes dont se compose l'organisme animal. Conformément à cette théorie, l'on peut dire que les remèdes les plus riches en carbone sont les plus efficaces dans la première période de la maladie (qui ici est supposée être la fièvre jaune); que quand l'inflammation frappe *primitivement* le système irritable, et qu'elle est ainsi une *véritable* inflammation, les remèdes où abonde l'oxigène, tels que le nitre, les acides, etc. sont indiqués; que quand ce même système irritable est affecté *secondairement*, c'est-à-dire, après que l'énergie des organes de digestion et d'assimilation s'affaiblit subitement, et qu'alors l'irritabilité prend le dessus, il faut combattre l'inflammation *passive* (1) qui en résulte par des médicamens riches en azote, comme l'ambre, le musc, etc.; tandis que s'il y a affection maladive du système réproducteur (les voies digestives), il faut donner les remèdes où prédomine le carbone, tels que l'opium, le kina, les amers, etc. (2).

Différences, etc. suivant la période de l'épidémie contagieuse.

Comme l'on ne peut pas douter que dans une constitution favorable à une maladie contagieuse plusieurs sujets ne soient atteints de cette dernière, sans cependant que la contagion y ait contribué, il arrive que les épidémies, susceptibles de devenir contagieuses,

---

(1) Le traitement de cette inflammation passive a lieu ou par l'augmentation immédiate de l'action des organes digestifs et assimilateurs, ou par la diminution de la force relativement prépondérante de l'irritabilité.

(2) Ann. de litt. méd. étr., t. XI, p. 63, 69.

se montrent plus animées et plus meurtrières dans leur commencement que sur la fin de leur règne : car à peine établie, une épidémie de ce genre est entretenue par deux sources à la fois; savoir, par les différens foyers que la constitution a établis chez nombre de sujets, et par la contagion que ces même sujets répandent. Mais lorsque les individus qui fournissaient de leur fonds la maladie aux autres, sont morts ou guéris, la première des sources est tarie, et l'épidémie ne se soutient que par la contagion, mais elle fait moins de ravages (1).

Du reste, il est reconnu que les fièvres malignes ont moins de tendance à se propager par contagion, et à présenter moins de danger dans leur action, quand elles n'attaquent que bien peu d'individus, et qu'alors elles paraissent plutôt sporadiques que quand elles sont répandues et qu'elles se développent chez un plus grand nombre de sujets (2). Sur le tout, l'on saura qu'en 1790 la fièvre jaune ne fut que sporadique à Philadelphie, où elle ne s'annonça que par quelques cas individuels; que l'année suivante elle y fut épidémique; qu'en

---

(1) *Godard*, mém. de l'Acad. de Dijon, 1785, p. 378.

(2) *Orée*, ibid. p. 64. *Thomann*, della febbre nervosa. Bibl. Broun. german., t. I, p. 235.

1792 on n'en observa que quelques traces;
qu'elle parut s'assoupir en 1793, après avoir
sévi comme une peste sur les habitans de Philadelphie; et enfin que dans les étés de 1795
et 1796, ses germes déposés ou ranimés se
développèrent de nouveau, etc. (1). N'a-t-on
pas encore vu des accidens de fièvre jaune
sporadique survenir, en Espagne, pendant un
été, et surtout parmi les habitans échappés par
la fuite à cette fièvre ictérode, qui avait
régné contagieusement l'année précédente?
En effet, ces accidens sporadiques n'existaient
que pour les individus qui s'étaient sauvés, et
ils étaient sans danger pour tous ceux qui entouraient ces mêmes individus (2). Voilà bien
des maladies pestilentielles qui se manifestent
plusieurs années de suite, mais en paraissant
être tantôt sporadiques, tantôt épidémiques,
et tantôt contagieuses; et combien de fois
encore cette même fièvre jaune ne s'est-elle
pas montrée non communicable, quand les
malades qui en étaient atteints, ont été transportés d'un lieu mal-sain dans un endroit salubre, sans que cet heureux événement néanmoins puisse être un motif suffisant pour la

____

(1) *Volney*, œuvr. compl., t. VII, p. 295.

(2) Journ. compl. du dict. des sc. méd., t. VIII, p. 206.

croire non susceptible d'être contagieuse,
ainsi que l'a fait le docteur *Valentin* (1)? Enfin
cette espèce de mélange, de combinaison,
d'amalgame d'accidens *sporadiques* et *conta-*
gieux d'une fièvre grave, se trouve principalement dans le temps d'une disette ou d'une
mauvaise qualité des alimens, sans laquelle la
maladie épidémique n'eût été réellement que
sporadique, surtout si à ce vice de régime il
ne se joignait pas le concours simultané des
passions tristes, énervantes, décourageantes,
(*depressing*), auxquelles on peut être soumis
alors; et c'est ici que l'on peut expliquer pourquoi les riches, qui ne souffrent ni de la rareté,
ni de l'altération des alimens, sont peu acces-
sibles à la fièvre contagieuse, qui reconnnaît
pour cause principale cette disette dés vivres (2).

Que de nuances particulières ne doivent pas
présenter en général les maladies contagieuses, suivant leur complication, laquelle
doit elle-même varier suivant l'organe ou le
système dont la lésion a lieu par suite du bouleversement amené par la contagion ! L'on
n'oubliera pas que les symptômes qui appa-

---

(1) *Valentin*, Voy. méd. en Italie, Nancy, 1822, p. 58.
(2) The London med. and phys. journal, january, 1719,
p. 50.

raissent alors, et qui semblent faire prendre à
l'affection pestilentielle un *facies* particulier,
qui même peut faire croire à la complication
de la peste, de la fièvre jaune, etc. avec des
symptômes en apparence, ou inflammatoires,
ou éminemment nerveux, suivant que l'irradiation ou la commotion morbide s'exerce ou
sur le système cérébral nerveux, ou sur le
système gastrique, ou sur le système respira-
toire et vasculaire ou rouge, etc. doivent également varier.

Relativement à quelques différences plus
ou moins singulières que présentent plusieurs
maladies populaires, est-il bien constant,
1°. que ceux qui sont *activement* sous la dominance de la contagion, en propagent les miasmes plus facilement que les corps des malades
qui y ont succombé; et 2°. que ceux qui ont
beaucoup de cheveux sont les plus sujets à la
même fièvre jaune, ainsi que l'a dit le docteur
Gillespie ? Serait-ce alors parce que la tête
de ces individus serait proportionnellement
chaude et humide (1) ?

Une fièvre maligne, très-contagieuse parmi
des adultes, peut produire chez des enfans
une éruption pétéchiale bénigne, et disparais-

Différences des maladies pesti-lentielles, sui-vant l'âge, la sai-son, le climat, etc.

____

(1) *Savarésy,* etc. t. I, p. 518.

sant au bout de huit ou dix jours (1). — Le typhus observé en 1812 dans les hôpitaux d'Allemagne, se montra compliqué d'un état inflammatoire chez les Espagnols ; tandis qu'en général les individus chez lesquels on observait
l'encéphalite, étaient des Polonais ou des habitans du Nord. (2). — On a vu également que
la fièvre jaune est plus fréquente, mais moins
régulière et moins contagieuse dans l'Amérique méridionale, et qu'elle y prend plus volontiers le type intermittent, que dans l'Amérique septentrionale, où la même fièvre a
plutôt le caractère de fièvre continue, et semble
être plus susceptible de se communiquer (3).
— En supposant encore que l'intervalle du
moment de l'infection à celui de la réaction
soit court (ce qui peut arriver par quelques
circonstances tirées du tempérament, etc.),
l'on aura la peste *aiguë*, la fièvre jaune *aiguë*
des uns, ou la peste et la fièvre jaune *lente*
des autres, si cet intervalle est plus grand. Du
reste, *Foderé* dit positivement qu'il est impossible qu'un être vivant garde plus de vingt

(1) Ann. de litt. méd. étr. , t. I, p. 49.

(2) Dict. des sc. méd., t. XXVII, p. 372.

(3) *Schnurrer*, ibid. p. 73.

jours le germe d'une fièvre contagieuse, sans que la santé en soit altérée (1).

Quand une épidémie sévit le plus ?

Le temps où une épidémie sévit le plus, est celui où l'atmosphère subit des vicissitudes sensibles du chaud et du sec, au froid et à l'humide ; et toutes choses égales d'ailleurs, les premiers momens de ces vicissitudes offriront plus d'intensité dans les atteintes de maladies *pestilentielles*, parce qu'elles surprennent nos corps qui peu à peu s'y habituent. Cette habitude contractée, il peut se faire encore qu'il y ait un plus grand nombre d'accidens *contagieux* ; mais le plus grand nombre ne vient que de l'influence réciproque qu'ont les corps les uns sur les autres, et il présente une moindre mortalité que dans le principe de l'épidémie. Ici il ne faut pas perdre de vue que l'irritation cérébrale, qui est ordinairement consécutive à celle des voies gastriques, est cependant souvent primitive, au printemps et dans l'été, et que l'irritation pectorale, qui se manifeste toujours en hiver, est en grande partie la cause de la mortalité des épidémies typhodes, dans les pays froids. Voy. art. *ablutions*, ci-après.

____

(1) Dict. des sc. méd., t. XXVII, p. 372.

Pour prouver que le développement et
l'énergie des accidens pestilentiels varient
suivant la saison, le sol, je parlerai plus particulièrement de ces circonstances par rapport
à la peste du Levant, et surtout par rapport
à celle de l'Egypte, où en effet, l'action du
soleil est tellement relative à l'état où se
trouve le terrein, que 1°. en mars elle en fait
sortir des vapeurs qui y ont été un peu plus
concentrées, dans les jours précédens où la
chaleur a été moindre qu'elles ne le sont
dans la saison chaude, amène ainsi la fertilité
et la verdure dans le règne végétal, et renforce même l'influence réciproque des espèces
animales, et 2°. qu'en juin et juillet cette
même action du soleil, quoique plus intense,
n'opère pas le même effet sur le sol, parce
que la légéreté de ce dernier a déjà laissé
échapper, à une chaleur précédente plus modérée, tous les airs, toutes les vapeurs qui y
étaient comme renfermées; et c'est dans cet
état d'action de la chaleur estivale que la sté-
rilité frappe toute l'Egypte, et que les maladies contagieuses cessent ordinairement. Et
cela n'a rien d'étonnant, parce que les grandes
chaleurs diminuent la dominance de la pituite
et l'influence du système lymphatique sur les
autres systèmes, etc.

Le plus ou moins de dispositions à contracter une maladie pestilentielle est principalement en raison du changement plus ou
moins tranchant qui s'opère dans la direction
et la tendance des humeurs. Dans la saison
antérieure à l'apparition de la fièvre jaune ou
de la peste, par exemple, ordinairement les
humeurs tendent vers la circonférence : les
sueurs sont plus abondantes, plus propor-
tionnelles, et tant qu'elles sont libres, on voit
peu de dyssenteries, d'ophtalmies, et de fièvres typhodes : mais dans le temps de l'année
où l'air est moins chaud et moins sec, où il
devient plus frais et plus humide, la transpiration diminue, la tendance des fluides est
plus vers l'intérieur ; et si des circonstances,
comme l'excès dans le boire et le manger, etc.
viennent à fixer cette tendance sur les intestins, le foie, les poumons, on voit naître les
diarrhées, les dyssenteries, les affections la-
tentes pulmonaires, hépatiques, etc. Ce changement dans le cours des humeurs, n'est pas
tout-à-fait le même en Europe, où l'été, qui
est le temps des maladies contagieuses, est
une saison chaude et humide.

Dans tout ce que j'ai dit jusqu'ici, j'ai fait
regarder comme circonstance favorable à la
peste, une atmosphère simultanément et sen-

siblement chaude et humide ; et cette opinion n'est nullement infirmée par l'objection que l'on pourrait me faire en citant l'absence de la peste dans le Delta, tandis qu'elle sévit dans la haute Egypte, parce que cet événement, bien peu ordinaire, n'ayant lieu que lorsqu'il y a inondation du Nil plus grande que de coutume, il arrive alors que les chaleurs plus considérables dans l'Egypte supérieure, se se combinent avec l'humidité que répandent les exhalaisons marécageuses qui sont supposées y être multipliées, et qu'elles présentent aux miasmes pestilentiels, apportés d'ailleurs, et qui n'auraient eu aucun effet sous les températures élevées, sèches et ordinaires à cette contrée, un moyen de se développer et de s'accroître ; mais en même temps, les chaleurs arrêtées en quelque manière, et combinées avec les vapeurs de la haute Egypte, en sont diminuées d'autant pour l'Egypte inférieure, de manière que dans cette dernière contrée, l'atmosphère, quoiqu'humide, et même plus humide qu'elle ne l'est ordinairement, n'a point, pour être malfaisante au point de favoriser l'éruption de la peste, ce degré de chaleur qui, dans les années communes, lui vient des sables brûlans, sans s'être communiquée, d'une manière exclusive, aux différentes contrées qu'elle a traversées.

Pour se bien pénétrer des différences des fièvres pestilentielles d'après leur nature, la disposition des sujets et les parties lésées, l'on voudra bien se rappeler que les maladies contagieuses en général sont distinguées en sthéniques et en asthéniques; — que les unes et les autres sont avec ou sans diathèse manifeste; — que celles avec diathèse, etc. constituent l'ordre des maladies contagieuses qui produisent la fièvre, qui ne se prennent qu'une fois, qui ont une période de durée, et qui peuvent guérir spontanément; — et que celles sans fièvre peuvent attaquer plusieurs fois le même individu, qu'elles ont une durée illimitée, etc. (1).

Continuation des différences des fièvres pestilentielles suivant les sujets, les localités, etc.

Toutes les fièvres pestilentielles d'une même espèce, ne se ressemblent pas toujours exactement : ainsi on a eu tort, ce me semble, de faire entendre que l'épidémie de Pomègue, en 1821, n'était point la fièvre jaune, parce qu'elle n'offrait point d'identité avec celle de Barcelonne (2). Est-ce que la fièvre jaune qui pourrait survenir à Lyon, aurait le même *facies* que celle de l'Espagne ? Non certainement.... La différence des localités, de la tem-

----

(1) Giornale, etc. di Parma, t. II, p. 18.

(2) L'Observateur des sc. médicales, 2ᵉ année, n°. VII, p. 15.

pérature ordinaire de l'air, du régime, du moral des individus, etc., doit en amener nécessairement dans les symptômes apparens des maladies. — L'état seul de vigueur ou de faiblesse des sujets fait tellement différer la fièvre jaune, que le premier contribue fortement à la production de celle qui est avec diathèse asthenique indirecte, ou du typhus ictérique *régulier* et *irrégulier*, *parfait* ou *imparfait*; tandis que l'état valétudinaire ou de faiblesse en met à l'abri, ou du moins ne coopère qu'au développement de la fièvre jaune, qui est avec diathèse nerveuse, ou par faiblesse directe, ou du typhus *américain* ou *occidental* (1).

Il est encore plus que probable que la peste et la fièvre jaune, prises par contagion, sont plus funestes que celles qui seraient le produit des causes générales, ou causées par l'action plus ou moins réunie des six choses non naturelles : du moins il en est ainsi pour la petite vérole. Ces affections pestilentielles offriront encore une plus ou moins grande contagion, suivant les parties lésées; celles de l'organe cutané le sont le plus; puis viennent celles des parties génitales, et ensuite celles du

---

(1) *Savarésy*, etc. t. I, p. 265.

système pulmonaire.—La facilité de la contagion serait-elle encore relative à l'organe qui lui sert comme de conducteur? Celle, par exemple, qui entrerait par la peau, serait-elle plus active et plus prompte, parce que le miasme n'est point étendu dans autant de véhicule qu'il pourrait l'être partout ailleurs, et que l'acte *digestif* de l'organe cutané ne l'altère pas autant que les organes proprement appelés digestifs? Au surplus, il faut observer que les autres parties qui se rapprochent le plus ou de la peau, ou des parties sexuelles, ou des poumons, présentent aussi quelque degré de contagion dans leurs maladies, et que les maladies de chacune de ces mêmes parties seront plus ou moins contagieuses, suivant qu'elles participeront plus ou moins de la nature catarrhale. Ainsi les exanthématiques inflammatoires, bilieuses, le seront moins que les pituiteuses, etc. Le degré de contagion ne serait pas encore comme celui de la gravité de ces fièvres pestilentielles, que l'on sait être en général (1) plus meurtrières au commencement qu'à la fin des fièvres typhodes.

Relativement à la peste seule, quelques-uns

____

(1) *Schnurrer*, p. 21.

ont cru observer que celle accompagnée de bubons, lorsque ceux-ci se montrent dès les premiers jours sous des symptômes bien graves, est beacoup moins dangereuse que celle qui paraît avec des charbons et des pétéchies, et dans laquelle cependant, comme par compensation, les malades ne meurent pas si subitement, et sont moins propres à communiquer la maladie que ceux qui sont atteints de bubons (1).

La raison qui fait que les maladies par voie de contagion *animale* sont continues, et que celles par miasmes marécageux sont rémittentes (2), est que les premières ont lieu par l'acte de l'assimilation cutanée, laquelle s'opère sans *interruption*, et souvent avec d'autant plus de facilité, que les vapeurs animales dont elle opère l'absorption, approchent déjà d'un état analogue à celui de notre propre substance, tandis que les dernières ne sont le résultat que d'une assimilation *digestive*, laquelle est moins parfaite et moins continue que la cutanée, et ne s'exerce que sur des substances hétérogènes qui, pour être converties en notre propre substance, ont besoin

Différences entre les maladies contagieuses proprement dites, et les endémiques, les épidémiques, les marécageuses, etc.

----

(1) *Schnurrer*, p. 146.

(2) V. *Cullen*, t. I, p. 36, 39.

d'un travail vif et décidé, ainsi que d'une altération complète, et dont la texture présente
des miasmes qui leur donnent une manière
d'être très-différente de la nôtre.

Les maladies épidémiques, qui 1°. attaquent
toujours plus volontiers les gens délicats et
d'humeurs appauvries, que les personnes robustes, lesquelles sont, toutes choses égales
d'ailleurs, plus exposées aux atteintes pestilentielles, et qui 2°. sont plus communes à la
campagne, tandis qu'une maladie pestilentielle
est plus facile et plus fréquente dans les endroits
très-peuplés et où l'air est moins souvent changé.
Les maladies épidémiques, dis-je, etc. diffèrent
des contagieuses en ce qu'elles dépendent de
l'action d'une ou de plusieurs des six choses
non-naturelles sur nos corps, tandis que les
dernières dépendent de l'influence des hommes
entr'eux. Ordinairement les épidémiques sont
locales, limitées à un endroit, etc. et les contagieuses peuvent se propager au loin à l'aide
des voyageurs, etc. qui lui servent comme de
conducteurs. J'ajouterai encore que si c'est
par un changement brusque mais tranchant
de l'atmosphère, que les *épidémies* s'y décla-
rent, c'est au contraire quand la température
du jour éprouve moins de différence d'avec
celle de la nuit, de manière à s'en rapprocher
bien sensiblement, que s'établit la saison de

la

la peste. Du moins, ai-je remarqué à Alexandrie que le temps où cette maladie diminuait
ou cessait, était l'époque où la grande chaleur
du jour se trouvait bien manifestement tempérée par des soirées fraîches, et par la chûte
d'une rosée abondante, etc. : ce qui me ferait
dire plus clairement que, si la *constance* d'un
même état de l'atmosphère, et en général de
la même influence des autres six choses non-
naturelles (plus ou moins réunies) est une
des causes les plus favorables au développement des maladies contagieuses, l'*inconstance*
de l'atmosphère, etc. est contradictoirement
la circonstance la plus propre à faire éclore
des épidémies (1).

Je ne terminerai point cet article sans mentionner la distinction étiologique des fièvres
malignes marécageuses, produites par le septon ou l'azote oxigêné, et qui sont plus épidémiques que contagieuses, et des fièvres
vraiment pestilentielles, comme la fièvre des
prisons qui est causée par le septon hydrogêné, qui est une maladie d'un genre particulier, laquelle ne se communique que par contagion, et qui n'est jamais épidémique ou

______

(1) Voy. pages 123 et 125 du présent ouvrage.

transmissible par l'air, que dans une sphère fort resserrée, etc. (1).

Enfin il est important de rappeler que les fièvres pestilentielles présentent des différences suivant qu'elles se compliquent de maladies intercurrentes, et suivant que ces maladies intercurrentes paraissent dans un temps de l'année où elles prennent en quelque manière plaisir à se montrer avec *franchise* et *énergie*. C'est ainsi que la variole survenant à l'équinoxe du printemps chez un sujet atteint de fièvre adynamique, cette dernière se trouve réellement adoucie, au point de parcourir tranquillement et régulièrement ses périodes (2).

Quant aux différences des fièvres pestilentielles d'avec les maladies endémiques, elles sont à peu près les mêmes que celles présentées par les maladies épidémiques ; il en est toutefois deux autres bien manifestes : la première est que les personnes qui ont été atteintes une fois d'une maladie endémique, contractent une disposition à la reprendre : tandis que les récidives sont plus que rares

---

(1) Bibl. Britan. (sc.), t. III, p. 282.

(2) *Schnurrer*, p. 34.

dans la fièvre jaune et la peste (1) ; et la seconde consiste en ce que les pestilentielles se
terminent par le rétablissement de la santé,
tandis que les fièvres endémiques laissent
toujours après elles des affections chro-
niques.

Les dérangemens de la transpiration dans
la plupart des fièvres ataxiques qui sévissent
dans d'autres pays que l'Égypte, l'Amérique, etc. où règnent souvent la peste et la
fièvre jaune, sont rarement accompagnées
d'accidens *subitement* mortels, et cela, peut-
être parce que ces dérangemens ne roulent
que sur la *partie* de la transpiration qui n'est
pas particulière à cette dernière humeur excré-
mentitielle, mais qui lui est commune avec
toutes les autres excrétions, et qui ainsi peuvent, comme impunément, trouver une voie
d'issue par d'autres organes excrétoires ; tandis que dans l'Afrique et autres lieux où
surviennent fréquemment des maladies pestilentielles, ces mêmes dérangemens intéressent sans doute la partie *spéciale* de l'humeur
de la transpiration, c'est-à-dire, celle qui ne
peut convenablement sortir que par l'organe
cutané, et non par toute autre voie, sans al-

Différences en-
tre la fièvre jaune
la peste et les fiè-
vres ataxiques or-
dinaires.

____

(1) *Schnurrer*, p. 100.

térer la santé (1). Ainsi la peste d'Orient et le typhus d'Amérique ne sont sans doute si terribles que parce que la transpiration insensible est dérangée ou supprimée dans la *totalité* de ses parties constituantes.

Est-il bien constant que la propagation de la fièvre d'hôpital ou des camps, devient toujours de plus en plus insensible, et qu'elle finit bientôt par s'éteindre de manière même à ne pas s'étendre davantage que chez un 2e. ou 3e. individu (2), tandis que la communicabilité de la fièvre jaune et de la peste se propage sur un bien plus grand nombre d'individus?

Différences de la fièvre jaune, 1°. suivant qu'elle est ou qu'elle n'est pas contagieuse.

En bien réfléchissant sur ce que j'ai pu dire sur les cas ou accidens sporadiques, épidémiques et contagieux de la fièvre jaune, etc. l'on sera sans doute porté à admettre qu'effectivement il est des circonstances, des occasions où ce typhus vient quelquefois spontanément, que plus souvent il se répand épidémiquement, et qu'enfin aussi il peut se propager contagieusement, c'est-à-dire par l'influence des malades sur d'autres sujets non encore décidément indisposés. N'est-il donc pas étonnant que des médecins judicieux aient pu penser de

---

(1) *Gorter*, p. 67.

(2) *Schnurrer*, etc. p. 140.

sang-froid que par là même qu'on ne pourrait transmettre la fièvre jaune par *inoculation* (1), on aurait une preuve que cette fièvre n'est nullement contagieuse? Mais je demanderais à ces mêmes praticiens si la phtysie pulmonaire, par exemple, qui ne pourra point être donnée par l'insition artificielle, cessera pour cela d'être communicable? La voie d'inoculation *ordinaire* serait-elle par hazard l'exclusive pour établir et propager une contagion quelconque? A ce sujet, je suis encore plus surpris de lire dans une nouvelle brochure (2), qu'on est disposé à ne point admettre la contagion des fièvres rémittentes, malignes, marécageuses, parce qu'on se croit *convaincu que les fébricitans* (de Rome), *transférés dans des lieux salubres, n'y ont jamais communiqué ces mêmes fièvres.*

La discussion sur la spontanéité de la fièvre jaune provoque naturellement celle que l'on élève au sujet de l'importation de ce typhus d'Amérique en Espagne, par un bâtiment venant du nouvel hémisphère; importation que les uns admettent et que les autres n'ad-

L'importation de la fièvre jaune peut quelquefois n'être qu'indirecte.

---

(1) L'observateur des scienc. médicales, 2e. année, VIIe. Numéro; p. 6.

(2) *Valentin*, Voy. méd. en Italie, p. 68.

mettent point. Pourrait-on espérer de conci-
lier tout le monde en disant que les localités
et le climat de l'Espagne, que la saison où est
survenu le typhus ictérodes qui a ravagé cette
péninsule, et que le régime, la négligence et
l'agitation morale de ses habitans ont été autant de circonstances propres à produire une
épidémie bilieuse, et si l'on veut même avec
le concours de l'infection miasmatique, circonstances qui se sont montrées plus que favorables à l'exaspération et à la complication
de ces mêmes fièvres bilioso-épidémiques,
par l'influence accidentelle du même génie,
mais plus grave, et qui a été importée par
des étrangers ou de nouveaux débarqués,
dont l'absence aurait laissé les Espagnols sous
la domination *seule* des fièvres miasmatiques
bilieuses, et dont l'influence a rendu ces dernières plus dangereuses, en ce que celles-ci
ont dès-lors contracté et manifesté une propriété contagieuse? Ainsi, sans les localités
particulières et nuisibles de l'Espagne, la fièvre jaune du commencement de ce siècle n'y
aurait point paru, et également sans l'arrivée
d'individus atteints de cette fièvre ictérique,
les maladies de la même contrée d'Europe
n'auraient été que simplement bilioso-épidémiques. Si l'on m'accorde la nécessité et la
rencontre simultanée de ces deux circons-

tances maladives, pour l'apparition et la propagation de la fièvre jaune en Europe, on sera aussi d'avis avec moi, que pour la prévenir et la combattre, il faut, ou diminuer la somme des circonstances capables de favoriser la constitution bilieuse indigène, ou empêcher l'intervention accidentelle de la fièvre jaune étrangère.

La convalescence (dans la fièvre jaune), aurait-elle de particulier que les individus, que l'on suppose d'ailleurs ne pas être dans d'autres circonstances énervantes, ont un penchant extraordinaire pour l'acte vénérien (1).

Quoiqu'il soit vrai que la fièvre jaune est une fièvre bilieuse exquise, et qu'ainsi elle peut présenter des analogies avec les fièvres bilioso-putrides, surtout avec celles des pays chauds, etc. l'on ne peut s'empêcher de reconnaître que celles-ci diffèrent du typhus ictérodes, en ce qu'elles ont généralement des intermissions, tandis que la fièvre jaune a des rémissions, et que, les pétéchies, les hémorragies et quelques autres symptômes qui n'accompagnent point les fièvres bilieuses ordinaires, sont communes dans le typhus d'Amé-

Différences de la fièvre jaune d'avec les fièvres bilieuses, et la fièvre atrabilieuse de Schotte.

____

(1) *Schnurrer*, etc. p. 149.

rique.—La fièvre *atrabilieuse* même de *Schotte* (dont les premiers coups tombèrent sur ceux qui avaient subi auparavant, ou qui subissaient encore le traitement mercuriel, et qui par l'action du mercure étaient plus disposés aux affections bilieuses) diffère, suivant ce médecin, de la fièvre jaune, en ce qu'il y a déjections d'une bile noire par le haut et par le bas, pendant que dans le typhus ictérodes, le vomissement bilieux a seulement lieu, et que la couleur de cette évacuation est moins foncée (1). Enfin, dans la fièvre jaune, le délire est généralement peu fréquent ; et c'est ce qui paraît la faire distinguer presque essentiellement de la gastro-adynamique et de la gastro-ataxique (2).

Différences de la peste d'avec la fièvre jaune, etc. La peste paraît si bien consister dans un excès (au moins relatif) d'action des organes extérieurs et superficiels (tandis que la fièvre jaune offre une activité plus grande dans le système biliaire), qu'elle présente bien rarement ces altérations humorales, ces décompositions de nos solides qui arrivent assez fré-

____

(1) *Schotte*, etc., p. 128. Je demanderais ici si la violence et la couleur des vomissemens ne tiendraient pas, un peu plus ou un peu moins à la densité et au teint de la peau des malades ?

(2) Dict des sc. méd., t. XV, p. 339.

quemment dans les fièvres adynamiques, et
qui ne sont que le résultat d'une action et
d'une réaction de nos diverses parties intérieures, etc. Au reste, l'humeur arrêtée à la
circonférence du corps dont elle cause la turgescence et le luisant, n'est pas d'une nature
aussi âcre que la bile ou le sang qui effectivement s'altèrent bien plus profondément et
plus promptement dès qu'ils sont arrêtés dans
leurs couloirs ou dans leurs vaisseaux. L'on
remarque encore qu'ordinairement dans la
peste d'Orient, les urines sont claires, que la
salive n'est point âcre, que la soif est peu
prononcée, que les selles quoique rares, sont
peu fétides (1) : cependant les matières vomies
donnent une mauvaise odeur. Ainsi en général, la peste ne doit pas absolument être regardée comme nos fièvres putrides ordinaires:
et sous ce rapport elle tient à la fièvre des
prisons (2).

L'on a dit que la peste d'Orient diffère de
la fièvre jaune, 1°. parce qu'elle est contagieuse et que la dernière ne l'est pas; et 2°.
parce qu'elle ne paraît point sous la zone torride où le typhus ictérodes s'établit volon-

Les différences
de la fièvre jaune
et de la peste
n'empêchent pas
la 1re. d'être souvent contagieuse

----

(1) *Orée*, p. 90, 92.
(2) *Brera*, t. IV, p. 235.

et la dernière d'être quelquefois sporadique.

tiers (1), etc. Mais n'est-il pas aussi des cas de peste seulement sporadique, comme aussi il est plus que probable qu'il existe des cas de fièvre jaune contagieuse? Et si ce dernier typhus se manifeste plutôt dans les Antilles, etc. qu'en Egypte, où cependant elle a été observée, ainsi que dans la Nubie, en Perse, en Syrie, etc. (2), ce n'est point précisément parce que ces îles de l'Amérique sont placées sur la zone torride; mais c'est plutôt parce que la masse d'eau dont ces grouppes d'îles sont environnées, diminue et tempère beaucoup la chaleur que leur position particulière devait leur faire contracter, etc., tandis que l'Egypte plus éloignée de l'équateur, est cependant plus échauffée, à raison des sables brûlans qui l'entourent, et que traversent les vents qui se rendent en Egypte. Toutefois en admettant quelque dif-

Pourquoi la fièvre jaune est moins contagieuse que la peste.

férence dans la faculté contagieuse des deux maladies, ne pourrait-on pas se demander si la fièvre jaune ne serait pas moins contagieuse que la peste, par là même que la constitution sous laquelle elle s'établit, est moins éloignée de la diathèse sanguine, inflammatoire que la

---

(1) *Savarésy*, etc. p. 514.

(2) *Valentin*, Voy. méd., etc.

constitution pituiteuse sous l'empire de laquelle la peste d'Orient s'établit, etc.? C'est de la fièvre jaune que l'on peut dire avec Clerc (1), *licèt putredo sulphurea eminentioris fœtoris sit, quàm lymphatica, minùs tamen contagiosa est.*

C'est d'après les mêmes principes que l'on peut expliquer pourquoi les vénériens, qui ont pris des mercuriaux (dont l'emploi provoque et renforce la diathèse bilieuse), sont plus sujets à la fièvre jaune, et moins à la peste pituiteuse. En outre, dans la fièvre jaune, la turgescence est plus du côté des intestins ; et dans la peste, elle a plus lieu vers l'organe cutané : et si dans le premier cas la peau se colore en jaune, c'est que par consensus elle doit naturellement participer à l'engouement bilieux-abdominal.

L'on ne peut trop répéter combien diffère (pour la production de la peste ou de la fièvre jaune) l'action ou l'influence du régime..... En effet, l'usage des spiritueux n'est pas aussi répandu dans l'Orient que dans les colonies américaines, où ces boissons excitent une irritation dominante dans l'estomac, le foie, et en général dans tous les viscères abdominaux.

____

(1) *Clerc*, Medicus veri amator, p. 105.

Aussi une cause énervante, qui dans le premier endroit où la peau est l'organe le plus
exercé par la chaleur constante et ordinairement très-élevée produit une fièvre nerveuse
avec direction de son appareil morbifique
vers la peau, donne lieu dans le second à une
fièvre jaune qui ainsi ne doit être regardée
que comme l'expression de l'éréthisme habi-
tuellement établi sur les organes digestifs.

Avant de terminer la symptomatologie et
les différences des fièvres pestilentielles, il convient de répéter qu'elles étaient plus rares
autrefois, parce qu'en général toutes les maladies étaient plus inflammatoires, et qu'elles
avaient un caractère phlogistique qui paraît
contraire au développement des fièvres contagieuses, et dont la rareté permet et favorise
l'établissement des affections pituiteuses, qui
sont plus susceptibles de contagion, parce que
les hommes sont moins isolés que dans les
anciens temps, qu'ils s'influent plus aujour-
d'hui qu'autrefois les uns sur les autres, qu'ils
n'ont plus un caractère moral qui soit spécial
à un chacun, qu'ils n'ont au plus qu'un type
national, populaire, qu'ainsi leur vie n'est
plus *individuelle*, que chaque existence particulière tient de toutes les vies réunies, et
qu'une telle combinaison (au moral comme
au physique) ne peut présenter qu'un mé-

Pourquoi les fièvres pestilentielles sont plus fréquentes aujourd'hui.

lange égal dans les affections ou modifications que la vie peut éprouver dans son cours.

Je ne dirai rien de particulier sur le pronostic des fièvres pestilentielles et contagieuses.... Les détails variés et quelquefois différens que la plupart des écrivains nous ont laissés à ce sujet, sont trop vagues, trop diffus, et même trop contradictoires, pour que je puisse aspirer à éclaircir ce point de thérapeutique mieux que ne l'ont fait *Lind*, *Hufeland*, *Hildenbrand*, et surtout le docteur *Schnurrer* (1). En conséquence, je me contenterai d'exposer qu'une plus grande mortalité est plus à craindre, et qu'elle a effectivement lieu lorsque les affections pestilentielles ont été compliquées d'inflammation, vu qu'au moyen de l'inflammation la force assimilatrice est plus développée, et la propriété contagieuse est augmentée; car quoique l'inflammation et la malignité s'excluent mutuellement, toujours arrive-t-il que, si dans les maladies qui sont successivement compliquées de ces deux élémens morbides, de ces deux états

Sur le pronostic.

---

(1) Je ne saurais trop recommander la lecture de cet excellent ouvrage, qu'ont traduit en français, MM. *Gasc* et *Breslau*, et qu'a bien voulu me communiquer l'obligeant et l'érudit M. le docteur *Gauthier*, médecin à Lyon.

maladifs, l'une vient à prédominer, son influence désastreuse est d'autant plus active, que l'autre a déjà fatigué les solides, ou en les excitant, ou en les affaiblissant trop.

Je crois bien me rappeler que la première année que je soignai les pestiférés à Lisbeh près de Damiette, j'en perdis environ deux sur trois, et que la seconde année où j'en traitai en raze campagne, soit à Ramanhié, soit au grand lazareth d'Alexandrie, j'en sauvai les deux tiers, de manière que l'un dans l'autre j'ai pu parvenir à sauver la moitié de mes malades. Il paraîtrait que, relativement à la fièvre jaune de Barcelonne, en 1821, les praticiens n'ont guères été plus heureux. Cependant il faut avouer que les renseignemens que la commission médicale française de Barcelonne nous donne, à la page 30 de son rapport, ne sont pas assez clairs, assez détaillés pour bien asseoir son jugement à cet égard (1).

Autopsies cadavériques. Les morts de l'épidémie pestilentielle de Naples, en 1764, avaient leurs corps contractés, rigides, etc.; tandis que ceux qui ont la peste, sont souples, etc. — Ceux qui succom-

---

(1) Sur le pronostic des fièvres contagieuses, etc. Voyez avec soin, Ann. de litt. méd. étr., t. XI, p. 135, et le présent ouvrage, aux mots *Bubons, turgescence générale,* de l'article *Symptomatologie,* pages 246, 274.

it promptement à la fièvre jaune, ont aussi
sque toujours les membres roides; mais
x chez qui la maladie s'est prolongée, qui
: perdu graduellement leurs forces, et qui
: éprouvé des hémorragies passives, con-
vent leurs muscles souples, et leurs corps
alent encore une odeur fade, mais sans
dité : cependant après 36 ou 48 heures,
matières contenues dans le tube intestinal,
sent échapper un gaz très-puant (1).

Dans la fièvre jaune, le système cellulaire
lymphatique a paru infiltré et abreuvé
ne sérosité sanguinolente, et chargée d'une
ite jaunâtre ou verdâtre ; l'épiderme sem-
it, dans plusieurs endroits, être aminci ou
organisé ; en général, la peau était flasque
mollasse, etc. ; le bas-ventre n'était point
tendu ni dur, mais il offrait un empâte-
nt, surtout à l'hypocondre droit (2).

Observons bien que les noyés et les ra-
tiques offrent le même relâchement des
iculations que les pestiférés : chez les
yés, la respiration a été suspendue et in-
ceptée ; elle est au moins défectueuse chez
rachitiques. Ainsi, sous le rapport des

(1) *Rochoux*, p. 54, 170, 172, 175.
(2) *Berte*, p. 182.

fonctions de l'organe cutané, il y a quelque
analogie entre les rachitiques, les noyés et les
pestiférés.

Dans le typhus d'Amérique, l'intérieur de
l'estomac a quelquefois présenté des charbons (1). — En général, *Rochoux* croit la
muqueuse de l'estomac toujours enflammée...
En outre, ce médecin a trouvé que cette tunique, d'abord épaissie, puis mollasse, s'est
plus ou moins désorganisée, selon que la maladie a été un peu prolongée. Cette macération
de la muqueuse de l'estomac, laquelle a principalement lieu si la fièvre jaune a duré plus
d'une semaine, se remarque surtout chez les
malades qui ont pris des émétiques (2). — Enfin chez les laboureurs, l'estomac s'est montré
plutôt contracté que dilaté.

L'inflammation et la gangrène des intestins,
qui presque toujours produisent la faiblesse
vitale générale, se sont rencontrées très-souvent chez ceux qui étaient morts du typhus
contagieux du nord de l'Europe (3).

Pourquoi les cadavres de personnes mortes
de la fièvre jaune qui a ravagé Philadelphie,

----

(1) Essays phys. and litter. Edimburg, t. II, p. 420.
(2) *Rochoux*, p. 175.
(3) *Hildenbrand*, p. 155.

en 1793, et New-York en 1795, ont-ils présenté l'estomac et le commencement du duo-
dénum très-enflammés et comme cautérisés ;
tandis que les parties inférieures du duodé-
num, et les autres intestins grèles, se trouvaient exempts de ces apparences inflammatoires ? Serait-ce parce que la bile étant d'une
nature alkaline aurait pu neutraliser l'acide
septique, le septon ou l'azote hydrogène dans
les intestins situés au-dessous de l'ouverture
du canal cholédoque (1) ? Ou serait-ce parce
que le gaz délétère avalé avec l'air, ou dégagé
des alimens plus ou moins défectueux, n'aurait pas dépassé la partie supérieure du duo-
dénum, et qu'il aurait borné son action délétère à cette portion d'intestin et à l'estomac ?

Si dans les hommes, les animaux et les pois-
sons, morts d'affections pestilentielles, on a
trouvé la vésicule du fiel extrêmement gon-
flée, c'est que cet organe n'a pas pu se dé-
gorger suffisamment, vu que le tissu cellulaire des intestins, de la peau, etc. n'admet
point de nouvelles humeurs (2).

L'autopsie des individus morts de la fièvre bilieuse, colliquative et ictérique de Curaçao, en

____

(1) Bibl. Brit. (Sc.), t. III, p. 295.
(2) *Paulet*, etc., t. I, p. 155, 173.

1760, offrit en général le foie et la rate d'une couleur grisâtre, la vésicule du fiel et les intestins remplis d'une liqueur noire ; le premier de ces viscères (le foie) a été une ou deux fois jaune, presque vide de sang, et semblable à celui qui aurait été cuit (1).

La toile adipeuse et l'omentum ont aussi été souvent trouvés pénétrés d'une teinte jaune-verte ; de plus l'épiploon, qui chez les sujets morts de la fièvre jaune, est quelquefois desséché et grisâtre, était amaigri chez les personnes les plus replètes qui étaient atteintes de l'épidémie de Livourne, en 1804 (2). — Dans la fièvre jaune de l'Andalousie, l'omentum était abreuvé d'une humeur sanieuse (3).

Les quatre cavités du cœur, ont été trouvées dans les cadavres des pestiférés de Marseille (en 1720), bien dilatées, et pleines d'un sang épais, noir et caillé ; et le foie s'y est montré pareillement gorgé de sang et plus volumineux que de coutume (*Chicoineau*). Cette expansion du cœur, l'ampliation d'autres viscères et la dilatation extraordinaire

---

(1) *Rouppe*, de morb. navig. p. 306.

(2) Journ. de méd. par *Corvisard*, t. X, p. 279.

(3) *Berte*, p. 182.

des artères ont été observées par d'autres médecins chez des pestiférés (1).

Quant à l'état des poumons, Voyez ce qui
en a été dit, ci-devant, page 262.

Reil a remarqué que les *nerfs* d'une personne morte d'un typhus du système vasculaire, devinrent dans l'acide nitreux, non
d'une couleur jaune-soufré, mais d'un roux-
brun (2).

Je ne dois point oublier les phénomènes
que les médecins français, envoyés à Barcelonne, « croient n'avoir pas encore été signa-
» lés. En ouvrant le rachis dans toute son
» étendue, 1.º ils ont trouvé la région cer-
» vicale parfaitement intacte : mais la région
» lombaire leur a fréquemment offert une
» hydropisie dans la portion de la membrane
» arachnoïde qui correspond à cette région :
» le liquide épanché était séreux et légère-
» ment jaunâtre. 2.º Un autre phénomène
» non moins remarquable s'est offert à leurs
» regards : un épanchement sanguin toujours
» assez considérable et correspondant à la
» partie postérieure du corps des vertèbres
» lombaires, s'étendait de là jusqu'aux ver-

---

(1) *Schotte*, etc., p. 124.

(2) *Conradi*, Anat. patol., t. I, p. 157.

» tèbres dorsales. Toutes les fois que cet épan-
» chement existait, il était l'indice de plu-
» sieurs autres qu'on trouvait, soit dans la
» poitrine, soit dans l'estomac, mais plus par-
» ticulièrement à la base du crâne et dans
» la cavité du péricarde. 3°. Dans quelque
» vaisseau que se trouvât le sang, jamais il
» n'a offert la couleur rouge ; jamais aussi il
» ne s'est séparé en caillots : toujours noir
» foncé, il avait perdu sa propriété aggluti-
» native ; en le conservant pendant quelque
» temps, il n'offrait plus autre chose que le
» liquide qui constitue la matière de vomis-
» sement noir, qui ainsi n'est autre chose que
» le sang dissous, etc. (1).

La différence de tous ces phénomènes, de
toutes ces lésions organiques observées en
différens temps, en différens pays et chez les
sujets atteints des maladies pestilentielles, ne
tiendrait-elle pas à ce que suivant telle ou
telle circonstance l'impression de ces maladies se porte ou s'exprime mieux sur tel ou
tel organe, sur tel ou tel système ?

Thérapeutique. Observations préliminaires. *Santorini* avait déjà observé de son temps que les pestiférés négligés guérissaient mieux, et en plus grand nombre que ceux qui avaient

---

(1) L'Observateur des sc. méd., t. III, p. 47.

(325)

été bien médicamentés.... — Le baron *Storck*
n'employait que le petit lait contre le typhus...;
— *Hildenbrand*, le combattait également par
la seule limonade...; — ma pratique particulière
et celle de la plupart des médecins militaires
n'ont prouvé que trop que la clinique des
fièvres pestilentielles, malheureusement trop
scabreuse, n'est ni claire ni précise; — enfin
la commission médicale française envoyée à
Barcelonne « avoue que de tous les modes
» de traitement employés dans la fièvre jaune
» de cette ville, aucun n'a offert des résultats
» satisfaisans, et elle se déclare persuadée
» plus que jamais qu'il n'existe pas de mé-
» thode thérapeutique régulière pour la fièvre
» jaune, etc. » Serait-il donc vrai qu'il ne se
trouvât point d'indication curative précise,
point de méthode rationnelle, ni même em-
pyrique, bien établie nulle part? Serait-il donc
encore plus vrai que l'hygiène seule possédât
et présentât les moyens les plus sûrs pour prévenir et attaquer les typhus contagieux? Peu
éloigné de penser ainsi, je ne vais passer successivement en revue quelques médications
douces ou perturbatrices, que pour offrir les
moyens à l'aide desquels on puisse espérer
de rectifier l'action trop turbulente de divers
remèdes, et d'empêcher ainsi les bons effets

d'une diététique convenable, sur lesquels on doit le plus compter.

Il faut bien distinguer les préservatifs et les curatifs d'une fièvre pestilentielle : les premiers, il est vrai, empêchent, ou du moins diminuent la susceptibilité de l'organe cutané, du système absorbant, à se laisser *influencer* et modifier par les miasmes provenans de corps malades ; mais il faut observer que cet état avantageux, amené par l'emploi des préservatifs qui excitent et réveillent l'estomac ou qui tonifient la peau, etc., a déjà lieu avant que l'absorption morbifique soit sollicitée ; de manière que l'organe cutané, un peu éréthisé, n'a point cette souplesse et cette humidité nécessaires pour permettre la dilution et l'introduction du miasme. Les moyens curatifs de la peste, etc. au contraire, agissent par l'interversion des rapports de l'inhalation et de l'exhalation cutanée, c'est-à-dire par une cession d'activité de la part de la première en faveur de la dernière ; de manière que celle-ci trouvant les pores (de l'extérieur) ouverts, et en facilitant d'ailleurs la dilatation, fait tendre et porte au dehors les humeurs viciées, et naguères séjournant sous l'organe cutané, ou circulant dans la masse des fluides.

En général, dans la première période d'une maladie contagieuse fébrile, où la cause morbide antécédente (le miasme contagieux) qui sans doute doit agir sur le corps humain, comme un stimulus violent et étranger, ne peut d'abord produire qu'un véritable état d'irritation, lequel chez les sujets faibles et âgés, est quelquefois extrêmement léger ou du moins presqu'imperceptible, et que d'ailleurs chez les adultes même compliquent trop souvent les accidens d'affection catarrhale ou gastrique, de manière que le diagnostic en est très-difficile au médecin peu habile ou peu expérimenté; en général, dis-je, dans le premier stade d'une fièvre contagieuse, il faut, sinon un appareil anti-plogistique rigoureux, du moins un traitement en quelque sorte passif, d'où sera banni toute excitation décidée, et surtout intérieure (1). Toutefois cette marche à suivre dans la thérapeutique n'est pas invariable : car il est des circonstances où il faut plus ou moins se relâcher du plan le plus méthodique, dans chacun des temps d'une maladie pestilentielle : c'est ce dont on se convaincra facilement par ce qui

____

(1) Voy. *Hildenbrand*, (Typhus contagieux, p. 42, 47.) que je copie presque littéralement.

va être dit sur les moyens curatifs employés
à l'extérieur ou à l'intérieur.

Préservatif gé- Le meilleur préservatif de la peste, consis-
néral. terait dans l'emploi de tout moyen capable
d'exciter, favoriser, entretenir l'exhalation,
en même temps que l'on éviterait de réveiller
ou activer l'absorption, en diminuant l'activité extraordinaire des viscères abdominaux
de l'estomac et de tout autre viscère intérieur.

Les préserva- La nature et l'application des préservatifs
tifs doivent va- contre les maladies contagieuses, doivent varier, etc. rier suivant les parties intéressées de ceux qui
sont déjà contagiés. Ainsi *Rush*, dans la vue
de se garantir de l'infection d'un mal de gorge,
qui compliquait la fièvre scarlatine régnante,
en 1783 et 1784 à Philadelphie, conseillait de
se laver souvent les mains et le visage avec du
vinaigre, et de se rincer la bouche avec de
l'oxicrat (1). Toutefois cette précaution n'est
vraiment indiquée que quand la fièvre rouge
est régulière, et qu'elle s'accompagne ainsi du
mal de gorge, qui est un de ses symptômes les
plus caractéristiques ; car si par une dégénération de cette pyrexie exanthématique, l'impression de la maladie se portait sur le cerveau, au lieu de s'exercer, comme dans les cas

____

(1) Journ. de méd., t. XCI, p. 95.

ordinaires, sur les parties gutturales, ce serait inutile, ce serait même nuisible d'appliquer un topique tempérant et même astringent sur des parties non malades, et dont il faudrait au contraire provoquer l'engorgement, etc. pour diminuer et combattre la lésion du cerveau, etc.

Comme pour constituer un état, un cas de maladie pestilentielle, il faut simultanément une lésion, et des organes digestifs, et de l'organe cutané ; il suffirait peut-être, pour l'empêcher, de s'opposer à l'existence et au développement de l'une ou de l'autre lésion, et cela sans doute, parce que ces deux systèmes d'organes agissent réciproquement et immédiatement l'un sur l'autre. Aussi les règlemens sanitaires prescrivent-ils de veiller sur la *qualité* des comestibles, à cause de la disposition qu'ont les humeurs à se vicier (1). C'est donc avec bien de raison que le docteur *Gillespie* recommande à ceux qui passent aux Antilles, de s'adonner pendant le voyage à l'usage de la limonade végétale, et de diminuer leur ration de viandes, et surtout la quantité des boissons spiritueuses. — Mais ce n'est pas seu-

Régime.

-----

(1). *Papon*, etc. t. II, p. 22. V. aussi l'art. *Différences* du présent ouvrage.

lement dans le voyage ou la traversée qu'une prudence dans le régime (1) est extrêmement avantageuse contre la disposition aux fièvres contagieuses ; la sobriété est encore tellement utile contre la fièvre jaune, quand on est arrivé, et a demeuré, dans les pays d'outre-mer, que les Français et les Espagnols habitant les Antilles, lui attribuent la santé dont ils jouissent dans ce pays ; tandis que les Anglais, qui mangent plus de viandes, et boivent beaucoup plus de vin et de liqueurs fortes, y éprouvent des maladies très-graves (2).

L'utilité d'une vie sobre et régulière, serait-elle à raison de l'amaigrissement auquel elle peut donner lieu ? Du moins, comme plusieurs médecins ont observé (3) que c'étaient les animaux les plus gras et les personnes les plus replètes, mais en même temps bien portantes, qui avaient le plus de disposition aux épizooties et à la peste, et même aux récidives de ces maladies, on est allé jusqu'à recommander de tenir les uns et les autres dans un

---

(1) *Sarcone*, t. II, p. 58. *Rasori*, etc. p. 53.

(2) *Jackson*, dans son *traité sur les fièvres de la Jamaïque*, etc. p. 395.

(3) *Ramazzini*, opera, etc. p. 793, 801. *Paulet*, mal. épizoot., t. I, p. 164, 295, 300, 326, 390. *Brera*, etc. t. III, p. 9. *Orée*, p. 60, 61.

état de maigreur, pour les préserver de la contagion. Mais c'est surtout quand on est exposé à la contagion, qu'un préservatif tout puissant est la diète la plus absolue, avec les boissons aqueuses, sitôt que l'on a la sensation de pesanteur, de lassitude et de perte d'appétit; il faut alors la continuer deux ou trois jours rigoureusement, jusqu'au retour de la faim et de l'alacrité de corps et d'esprit (1).

De plus, il est même un à-propos à garder, un choix à faire dans le temps et le moment où l'on doit prendre des alimens, lorsqu'on est exposé aux miasmes d'une contagion; et si pour remplir une indication curative, l'on conseille de prendre quelque chose avant de s'exposer à une atmosphère inquinée (p. 143), c'est pour diminuer la faculté absorbante de la périphérie de notre corps, dont l'activité sera toujours relative à la promptitude avec laquelle elle sera mise en action, et à l'expansion des forces vitales vers cette même surface de tout notre système. *Lind* était donc bien fondé à ne pas permettre ni aux gardes, ni à personne, de manger dans les salles des malades (2).

Dans la même vue, je pense qu'il ne faut Temps où il

---

(1) *Volney*, œuvr. compl., t. VII, p. 316.
(2) Bibl. Britan. (Sc.), t. III, p. 290.

faut   satisfaire
aux évacuations
excrémentitiel-
les.

pas satisfaire à ses différentes fonctions excrémentitielles volontaires ; lorsqu'on se trouve
placé au milieu des miasmes contagieux , et
qu'il faut même attendre quelque temps après
qu'on est sorti de cette sphère pestilentielle , etc. parce qu'en urinant , par exemple ; etc. l'absorption cutanée est disposée,
dans ce moment , à se renouveler ou à se
renforcer.

Humidité du
corps.

Bally (1) a vu que les soldats mouillés par
la pluie et pendant leur faction , tombaient
malades , etc. Mais ce danger tenait moins à
l'humidité elle-même qu'au défaut de ventilation cutanée , auquel sont exposés ceux qui se
mouillent étant habillés , et qui laissent sécher
leurs vêtemens sur le corps. Car dans l'île de
Cuba et autres pays chauds , lorsqu'il pleut ,
les paysans qui travaillent en plein air , ôtent
leurs vêtemens , les tiennent à l'abri , et ne les
reprennent que lorsque le corps est sec ; alors
ils ne contractent point la fièvre , comme cela
arrive quand ils gardent leurs habillemens (2).

Propreté.

L'éloignement des linges inquinés suffit si
bien pour ne pas laisser des germes pestilentiels , que des individus contagiés peuvent être

---

(1) Typhus d'Amérique , p. 374.

(2) *Volney*, œuvr. compl. , t. VII , p. 246.

emportés des rangs d'une salle, sans laisser après eux des miasmes dangereux, pourvu qu'on ait le soin de les faire suivre de leur lit en entier. Je parlerai un peu plus au long des avantages de la propreté en général, en faisant l'énumération des moyens curatifs…. Je ne ferai ici mention que des lotions et des onctions cutanées, comme propres à empêcher ou à diminuer le danger de l'infection.

Personne n'ignore la vogue qu'à eue l'emploi des lotions aromatiques ou acides, et surtout de celles faites avec le vinaigre des quatre voleurs. Mais malgré la manie que l'on a encore d'y ajouter la plus grande confiance, je dois faire naître quelques doutes sur l'infaillibilité et sur l'invariabilité de ses bons effets : car si l'on est déjà porteur des miasmes délétères, qui en conséquence peuvent être déposés sur une partie du corps, que doit-on attendre des lotions stimulantes ou astringentes, si ce n'est l'inconvénient d'en voir se réveiller la contractilité des tégumens, et se manifester l'absorption, laquelle toutefois n'aurait pas à s'exercer sur des miasmes morbides, si auparavant on avait recours à de simples lotions aqueuses, capables de dissoudre, d'étendre, et de neutraliser ces mêmes miasmes ?

La trop grande absorption cutanée est diminuée par les onctions huileuses du corps, ainsi que par les vapeurs grasses et relâchantes, quoique sordides, qui forment en quelque sorte l'atmosphère des endroits où travaillent certains ouvriers, lesquels, en conséquence, sont quelquefois moins sujets aux maladies pestilentielles. De là, les sauvages qui se frottent le corps de matières onctueuses, se garantissent non-seulement de l'impression trop vive ou du chaud ou du froid, mais encore de la pénétration de vapeurs ambiantes délétères. C'est pourquoi encore ceux qui ont la peau *sèche* (inconvénient que peuvent encourir les gens même riches, qui ont une propreté de leur corps trop recherchée), sont plus exposés aux catarrhes épidémiques, à raison d'une inhalation cutanée trop libre, laquelle se remarque également dans les enfans, chez les vieillards, et encore plus dans les femmes enceintes ou nouvellement accouchées, la peau absorbant plus fortement dans ces dernières, par la dérivation du sang dans la matrice (1).

Changement d'air.

Quoique le changement d'air ne soit point toujours efficace contre l'infection déjà existante, il ne peut cependant qu'être très-avantageux à ceux qui ne sont pas encore contagiés. *Minderer* nous instruit que dans l'été de 1773

---

(1) S. R. de méd., 1780-81, M, p. 77.

l'armée russe ne donna plus de pestiférés, du moment qu'elle se trouva dans la Bulgarie (pays montueux et très-boisé), et qu'elle fut aux prises avec les Turcs, ses ennemis (1).

Si les acclimatés, qui sont moins sujets aux maladies pestilentielles, sont plus légèrement vêtus que les Européens nouvellement arrivés, et surtout les soldats qui sont couverts d'étoffes de *laine*, et qui tombent plus facilement malades, n'est-ce pas un motif pour se moins charger d'habillemens, et pour que ces derniers même soient tout autrement qu'en laine? car toutes les étoffes laineuses, cotonneuses retiennent d'autant plus long-temps les miasmes pestilentiels, que leur nature s'approchant de celles des substances animales, qui sont alkalines, empêche qu'elles ne se combinent avec les miasmes morbides, qu'*Orée* regarde comme étant d'une nature acide.

Les médecins de Barcelonne n'étaient-ils pas imprudens pour eux-mêmes de faire leurs visites la nuit (2)?

Du reste, l'exercice en lui-même ne peut

____

(1) Bibl. della pia recente., etc. t. III, p. 136. Voyez le rapport de la Commission envoyée à Barcelonne, p. 54.

(2) Rap. de la Commission, p. 30.

qu'être très-avantageux en sollicitant la transpiration, qui est toujours dérangée chez ceux
qui prennent une maladie pestilentielle. En
mon particulier, je peux attester que m'étant
mis fortement en colère contre un infirmier
turc, lequel, malgré mon ordre ne se mettait
nullement en peine de secourir un prisonnier
anglais qui dans son délire s'était déjà habillé
et qui voulait, disait-il en vacillant, aller re-
joindre son bâtiment, je fus saisi d'un vertige
qui me fit craindre une vraie attaque de la
peste.... Toutefois, me possédant encore suffisamment pour savoir ce que j'avais à faire,
je sors du lazareth (de Lisbeth, près Damiette); je vais de suite changer de linge et
d'habillemens, et me mets incontinent à faire
près de trois lieues à pied, et en assez peu de
temps. Cette course parut me dégager la tête;
et après une nuit de repos, où je transpirai,
je me sentis totalement délivré de tout mal-
aise et de toute inquiétude.

Parfums, fu-
migations, etc.
L'usage des parfums, des odeurs, des fumigations, celui de la pipe ou du tabac en
général, peuvent bien être avantageux en diminuant ou en rendant moins facile l'impression et le séjour des gaz ou miasmes délétères :
mais cet avantage compense-t-il l'inconvénient de ne laisser manifester l'action de ces
mêmes miasmes que lorsqu'elle est parvenue

à

à un certain degré nécessaire pour surpasser et
annuller la propriété journalière de ces mêmes
moyens plus ou moins propres à éloigner ou
retarder l'infection, et ainsi de ne soumettre
la maladie contagieuse à la médecine que lorsqu'elle est au-dessus de ses efforts?

Ce moyen est encore plus qu'infidèle, plus
qu'incertain, et moins qu'indifférent. Dans la
peste de Marseille, dans celle de Londres en
1665, dans la fièvre contagieuse qui eut lieu
à New-York, en 1795, on essaya vainement
de corriger la prétendue disposition pestilentielle de l'air, en brûlant force combustibles
d'espèces diverses ; on diminuait plutôt par
ce procédé la quantité de l'oxigène, et l'on
rendait l'air atmosphérique d'autant moins
respirable (1).

Quoique dans l'épidémie de Naples (2) la dé-
coction du kinkina ait été utile à quelques-uns
comme préservatif, et inutile à d'autres, toujours est-il probable que dans l'état de prédisposition à la fièvre contagieuse, cette écorce
du Pérou, donnée avant l'établissement de
cette dernière affection (3), et avant qu'on se

_Feux inutiles et
même nuisibles._

Stomachiques.

----

(1) Bibl. Brit. (Sc.) t. III, p. 12.
(2) *Sarcone*, etc. t. II, p. 59.
(3) *Milman*, del scorbuto, p. 84.

plaigne d'un mal-aise décidé , agira en bien et directement sur l'estomac , qu'elle renforcera contre le refoulement d'humeurs de la circonférence au centre, et par *irradiation* sur la peau , à l'inertie ultérieure de laquelle elle s'opposera , et dont elle réveillera en outre le peu de vitalité qui tend à s'éteindre ; et c'est peut-être d'après cette manière d'agir du kinkina, administré dans le temps de la prédisposition morbide , qu'on lui a reconnu ou plutôt accordé une propriété préservatrice contre les fièvres de Hongrie (1).

Toniques.

En supposant que les toniques soient indiqués dans le sens que le sont les stomachiques, il est une précaution à observer dans leur usage, laquelle consiste à conserver l'incitation assez long-temps dans une degré égal, sans éprouver l'inconvénient de la sur-excitation ; et c'est dans cette vue que *Hufeland* (2) a recommandé , tantôt la combinaison , tantôt l'emploi alterné de plusieurs moyens incitans de diverses qualités , et tantôt le changement des parties sur lesquelles les incitans doivent être appliqués.

Exutoires.

Les cautères , les vésicans , les exutoires en

----

(1) *Milman*, ibid. , p. 88.

(2) Observ. sur les fièvres nerveuses , p. 32.

un mot, ont été quelquefois utiles comme préservatifs ; mais alors, suivant moi, ils n'agissaient en bien que parce qu'ils mettaient les
personnes qui y recouraient, dans une position
plus ou moins différente de celle où se trouvaient les contagiés. Il faut consulter, au reste,
sur ce moyen, le discours du traducteur
du typhus contagieux , par *Hildenbrand*,
pages xxxviii et xlviii, et tous les auteurs
qui ont écrit sur ce sujet. Au surplus, quand
je parlerai des moyens *curatifs*, il m'arrivera
souvent de revenir sur la plupart de ceux que
je viens de présenter comme *préservatifs*.

Si l'on me demandait mon opinion sur les hô   Hygiène publi-
pitaux dans le temps d'une épidémie pestilen-   que.
tielle, je serais naturellement, et d'après les   Hôpitaux.
principes que j'ai émis jusqu'ici, porté à déclarer que je me garderais bien de proposer
le séjour dans ces établissemens , soit aux malades, soit aux bien-portans. Ainsi l'on me
trouvera plus que discret, en me bornant à
proposer, comme propre à éloigner la contagion, ou à en circonscrire le foyer, de changer
les hôpitaux trop vastes, et de les diviser en
de partiels convenablement situés, et renfermant le moins possible de malades que l'on
chercherait encore à coucher séparément. Un
hôpital fait avec des tentes plus ou moins éloignées les unes des autres, dont on changerait

journellement le site, et que l'on *retournerait* chaque fois, serait infiniment avantageux. De pareilles tentes, et encore mieux des baraques, des granges fournies ou accordées par les gens à leur aise, et surtout par le gouvernement, remplaceraient utilement toutes ces enceintes resserrées que l'on destine trop souvent aux lazareths provisoires, aux salles d'*expectation*, où sont ordinairement réunis tous les malades *suspects*, qui par leur position morale et physique, trop uniforme pour tous, ne peuvent que s'identifier ou se communiquer par la contagion.

Quarantaines, non ordinaires. Les vaisseaux arrivant dans un lieu où l'on craint la fièvre jaune, quoique non porteurs de miasmes de ce typhus ictérodes, doivent cependant être mis en quarantaine, par cela seul que leurs équipages sont ordinairement dans une disposition très-grande à contracter la moindre épidémie qui règne à terre, dont ils peuvent ainsi prendre facilement le germe, et dont ils tendent encore à voir augmenter l'énergie sur leurs propres corps, et conséquemment à présenter un nouveau foyer. Relativement à la durée de cet isolement, elle sera subordonnée à la promptitude ou à la lenteur avec laquelle les équipages se montreront mieux portans, etc. Cette observation déplaira sans doute à l'égoïsme, à l'avidité, à l'ambition…. Mais je n'ai en vue que le vrai bien-être de mes concitoyens, et je ne m'arrête nullement à des considérations d'intérêt ou de passion.

Sur les précautions, les préservatifs et sur la police médicale, dans le temps des fièvres pestilentielles, voy. *Huxam*, de aëre, p. 19. — Ann. de littérat. méd. étrang. tom. XI. pag. 345-354.

Le traitement curatif des fièvres conta-gieuses est extérieur ou intérieur; le premier est général ou local; mais qu'il soit l'un ou l'autre, le traitement extérieur influe plus qu'on ne pense sur l'intérieur, par lequel néanmoins il est le plus souvent lui-même modifié. Je prétends, au reste, ne m'occuper que des principaux moyens qui constituent les deux traitemens. *Traitement curatif.*

Si les leucophlegmatiques sont plus à l'abri des maladies pestilentielles par leur intumescence cutanée; —si les personnes attaquées de fièvres violentes à la suite d'une morsure venimeuse, sont soulagées dès qu'il paraît au lieu affecté une tuméfaction œdémateuse; — si les attaques générales de goutte, si les douleurs de dents sont calmées par l'enflure d'une partie, n'est-ce pas au travail local établi dans, *Stimulans employés à l'extérieur.*

un point de l'organe cutané que sont dus ces changemens favorables? Et dans cette supposition, ne ferait-on pas bien de rendre, dans les attaques de contagion pestilentielle, les efforts de la nature plus complets qu'ils n'ont coutume de l'être, puisque malheureusement ils ne sont pas pour l'ordinaire assez développés, et que très-souvent ils se réduisent à l'apparition inutile de quelques furoncles, de quelques tumeurs glanduleuses? Ainsi l'application du cautère actuel, l'urtication, la flabellation, les lotions avec une dissolution d'acide muriatique oxigéné dans dix fois autant d'eau, que l'on ferait subir à des incisions pratiquées sur différentes parties opposées et éloignées du corps, etc., seraient des moyens dont on pourrait tirer quelque avantage. C'est généralement dans le premier temps des maladies contagieuses, où quelques remèdes intérieurs (les sudorifiques, par exemple) sont indiqués, que l'on peut diriger utilement l'action vers la périphérie du corps, en recourant en même temps à quelques stimulans extérieurs, comme les frictions, les secousses ménagées, les agitations légères du corps, le changement fréquent des linges, la ventilation, la flabellation, et même les bains tièdes; moyens encore dont on favorisera l'heureuse direction, si l'on fait aller de concert l'emploi des acides à l'intérieur, administrés convenablement.

Je n'oublierai pas de parler ici de l'exercice, Exercice. à l'aide duquel la digestion cutanée augmente, et dont les avantages sont surtout sensibles, si en même temps l'on diminue l'activité de la digestion gastrique. *Palamède* empêcha les progrès de la peste chez les Grecs par l'abstinence des viandes, par une diminution dans le manger, et par un grand exercice.

Toutefois ces divers stimulans appliqués à l'extérieur ne sont pas toujours sans inconvénient ; car la fièvre jaune, par exemple, ne pourrait-elle pas être seulement le résultat de plusieurs circonstances énervantes, et offrir avec la fièvre jaune contagieuse les mêmes différences que le typhus produit par les mêmes causes débilitantes, présente avec le typhus *contagieux* et compliqué d'éruptions cutanées ? Et l'on a observé que ce dernier typhus était exaspéré par les stimulans qui convenaient au premier (1).

Quoi qu'il en soit, les moyens que je vais plus ou moins détailler se rapportent directement aux stimulans employés à l'extérieur,

(1) *Gius. Frank*, Osservazioni teor. pratiche, pars I, p. 53. pars II, p. 85.

et surtout à l'exercitation du corps, dont ils ne sont que des modifications.

Propreté du corps.

Il a été plusieurs fois fait mention dans cet ouvrage de l'avantage et de la nécessité de la propreté du corps, soit pour en prévenir, soit pour en combattre les maladies; et d'après ce qui a été observé et dit à ce sujet, l'on est plus qu'autorisé à représenter que l'adhérence trop manifeste des miasmes morbides dans ou sur les linges qui servent long-temps aux malades, exige le renouvellement fréquent et le changement de ces derniers, et qu'en général ce n'est qu'à l'aide de cette précaution que l'on peut espérer une moindre intensité dans la maladie, et un moindre danger pour les assistans. Je ne répéterai donc jamais trop que l'on doit insister dans l'emploi des lotions, des frictions, des immersions; dans l'exposition convenable des malades au grand air, dans le soin de laver ses linges, et d'aérer ou fumiger ses vêtemens (1).

Bains.

Deux actions à observer dans les bains : 1°. celle du moment de l'immersion, pendant

---

(1) *Lettsom*, Voy. *Banau*, man. de traiter les fièvres contagieuses, p. 53. — *Darwin*, Zoôn, t. IV, p. 378. — *Baumes*, méth. de traiter les maladies, p. 125. — S. R. de médecine, 1780-81, M, p. 78.

laquelle l'exhalation est empêchée et l'absorption augmentée ; et sous le rapport de ces
phénomènes, les bains ne peuvent que favoriser la marche ultérieure et l'action des miasmes, surtout en aidant l'expansion *tonique* de
nos parties extérieures, laquelle est remarquée
être une circonstance propice au développement de la peste : 2°. celle qui suit leur administration, et qui n'est que relative à la pression moindre du milieu plus léger où l'on se
trouve après qu'on en est sorti. Dès ce moment les fluides, moins gênés dans leur cours,
se précipitent en quelque sorte dans le réseau
vasculaire cutané, qui n'est plus comprimé
par l'eau du bain, le dilatent, en ouvrent les
pores et favorisent l'exhalation, qui toutefois
ne donne pas issue au miasme délétère mis
en contact avec le corps, et introduit plus
avant par l'absorption. Néanmoins les bains
étant administrés en même temps que les évacuans, les vomitifs, etc., ils peuvent secondairement donner lieu à la résorption d'une
quantité quelconque d'eau ; résorption dont
la cause première serait l'action augmentée
de l'estomac par l'effet subversif de l'émétique, etc. (1). Une précaution thérapeutique

____

(1) *Brera*, t. IV, p. 92.

qu'on a oubliée jusqu'à présent, c'est de faire prendre les remèdes convenables à une maladie (surtout quand elle est contagieuse) en même temps que les malades sont dans le bain: car pendant l'action des substances prises à l'intérieur, le système absorbant est en activité ; l'eau est repompée, le miasme est humecté, étendu d'eau, et en devient moins actif et même plus inert. Tout remède donné sans le concours des bains, ne peut que faire développer le germe pestilentiel, qui sans la circonstance d'un vomitif, d'un cordial, d'un stimulant quelconque, etc., demeurerait sur l'organe cutané, et finirait peut-être par être affaibli et annihilé à l'aide de la ventilation et de sa dispersion dans l'air. Partant de cette idée, ne pourrait-on pas encore se demander de combien de modifications utiles ne seraient pas susceptibles les bains, si dans la même séance on passait plusieurs fois d'un bain à un autre, ou d'un bain simple aqueux, à un bain aqueux, mais aromatisé, ou médicamenteux; ou d'un bain ordinaire à un bain de vapeurs, *et vice versâ*, etc.? *Jackson* a conseillé avec fruit l'usage alterné des bains chauds et des bains froids, et en même temps les lotions de tout le corps avec le rhum (1).

____

(1) Bibl. german. t. VII, p. 107.

Lepecq-de-la-Clôture (1), dit que si les bains tièdes peuvent convenir dans les fièvres exanthématiques, ce n'est pas au moins lorsque la maladie est plus décidément putride que maligne nerveuse. Cette distinction me paraît très-importante. — L'immersion des malades dans le bain chaud, suivie de la projection d'eau froide ou salée, a été proposée par *Jackson*, qui a aussi fait envelopper ces mêmes malades dans un drap imbibé d'eau salée ou spiritueuse.

Bains tièdes.

En Amérique, on a proposé dans le premier degré de la fièvre jaune, où il faut principalement chercher à empêcher l'inflammation de s'élever jusqu'au point de décomposer les humeurs ; les délayans, les tempérans, et même les bains à la température du frisson (de 10 à 15 degrés, selon la sensation du malade). Ces bains seraient-ils surtout efficaces, étant administrés dès le moindre soupçon de maladie contagieuse, et étant prolongés à 8 ou 10 heures (2)? Les bains de mer ont été un moyen vraiment salutaire pour des matelots de Constantinople, atteints de la

Bains presque froids.

(1) Epidém., p. 340.
(2) *Volney*, œuvr. compl., t. VII, p. 515.

peste, et qui se sont jetés à la mer dans un accès de phrénésie (1).

Fumigations. Une remarque importante à faire au sujet de l'emploi des vapeurs médicamenteuses, c'est qu'elles doivent varier suivant la cause des fièvres épidémiques ou contagieuses. S'agit-il en effet d'une fièvre maligne marécageuse rémittente, laquelle est produite par le septon oxigéné, il faut la combattre par des fumigations *alkalines*, lesquelles doivent être remplacées par les fumigations *acides* quand il s'agit du traitement d'un typhus contagieux, (par exemple, de la fièvre des prisons) qui est causé par le septon hydrogêné (2).

Les fumigations ne désinfectent qu'en pénétrant, en divisant et en étendant à l'aide de leurs molécules aqueuses, le miasme délétère qui s'est introduit et fixé à la surface ou dans le tissu des substances que l'on soumet à leur action, dont l'efficacité sera toujours proportionnée à leur degré d'humidité, et en même temps de chaleur. Aussi l'eau simple, mais chaude ou réduite en vapeur, est-elle un excellent désinfectant, et ne peut-

______

(1) *Papon*, t. II, p. 126.

(2) V. Bibl. Britan. (Sc.), t. III, p. 284.

elle être remplacée que par le feu, dans les cas où elle est sans effets. Au reste, les fumigations minérales, tant vantées ne sont tout au plus que préservatrices, et cela en diminuant l'analogie que les corps qu'elles touchent, peuvent avoir avec ceux d'où partent ces miasmes délétères. Car pour la propriété anti-pestilentielle proprement dite, elle s'évanouit par l'expérience citée dans *Paulet*, t. II, p. 201. C'est probablement de cette manière qu'ont été utiles les vapeurs de la poudre à tirer, auxquelles les soldats d'une légion *allemande* exposèrent leurs chemises, dans l'intention d'empêcher la vermine de s'y engendrer, et auxquelles ils durent encore leur immunité de la peste, dont un autre régiment, mais *napolitain*, fut atteint et détruit (1).

Du reste, il faut observer que si le miasme morbide était toujours à la surface des corps, la simple aérification suffirait pour l'étendre et le faire disparaître : mais il est fixé dans les parties, et il jouit d'une propriété pénétrante; ainsi il faut l'y combattre par des moyens plus inhérens, plus permanens et plus insinuans

---

(1) *Leclerc*, Hist. naturelle de l'homme malade, t. II, p. 365.

que l'air. Je rapporterai à ce sujet, que les endroits pénétrés d'une humidité constante, et fournie par des substances végétales, ou par des animaux d'espèce différente de celle des sujets exposés à la contagion, en sont plus à l'abri que d'autres. Aussi, ai-je vu des escouades d'artillerie légère ne point être ravagées par la peste dans une année qu'ils faisaient de leurs écuries leurs dortoirs, tandis qu'ils en éprouvèrent beaucoup de mal l'année suivante, que le lieu où ils couchaient était une chambre exposée au sud, et située au-dessus d'un four (1).

Fumigations acides.

Ce que fait la propreté du corps, ce que produisent les lotions et la ventilation, est encore mieux obtenu à l'aide des vapeurs d'acide muriatique, nitrique, etc. Toutefois le docteur *Zandonati*, médecin du grand hôpital de Vienne (2), remarque que ce dernier moyen, capable d'entraver, de diminuer et de supprimer la contagion, n'est pas toujours à même d'en empêcher le développement, si l'on ne s'oppose pas à l'établissement des circonstances propres à la production des mias-

---

(1) Voy. *Paulet*, etc., t. II, p. 213.

(2) *Giuseppe Frank*, osservazioni theorico-pratiche, etc. part. I, note 10.

s contagieux dans les corps animés, et à
r action, hors de ces mêmes corps, sur
ux qui les avoisinent, et avec lesquels ils
t des rapports.

M. *Morveau* a dit avant moi que les fumi-
tions odorantes et les parfums ne servaient
'à distraire un moment l'odorat, et peut-
e même à nous endormir sur le danger dont
sens nous avertirait, et qu'ils ne peuvent
ire cesser (1).   *Parfums.*

L'on recommande bien, dans le temps de   *Vinaigre.*
 contagion, l'usage du vinaigre à l'exté-
ur ; mais alors agirait-il autrement que par
propriété humectante, délayante, et non
int par sa vertu astringente? Or, si cette
rnière propriété s'exerce avantageusement,
st peut-être comme préservatif, c'est-à-dire,
 produisant la striction de l'organe cutané,
 en s'opposant ainsi à la libre entrée ou
tion du miasme pestilentiel; et si, malgré
mploi des acides ordinaires à l'extérieur,
miasme toujours pouvait encore s'insinuer
ns nos tissus, ces acides auraient peut-être
core l'avantage de préparer, de disposer ces
êmes tissus, en partie, à subir l'action de

(1) *Rozier*, observations et mém. sur la physique, t. I,
. 439.

ce miasme, mais d'une manière moins brusque, moins désavantageuse au corps qui le reçoit et à l'état duquel il serait moins opposé ; et l'on ajoutera à ce sujet, que, *comme les maladies n'ont un effet violent qu'autant qu'elles sont opposées à la constitution du corps*, il sera facile d'expliquer, d'une part, pourquoi les enfans chez qui domine la diathèse acescente, ne sont pas ordinairement éprouvés par le miasme de la peste ; pourquoi les nègres qui ont une constitution naturellement bilieuse, qui ont le blanc des yeux naturellement jaune, la chevelure constamment noire, ne sont pas éprouvés, comme les blancs, par une maladie bilieuse, parce qu'elle n'est point diamétralement opposée à leur constitution ; et pourquoi, de l'autre part, les vieillards, dont l'état d'animalisation est un obstacle naturel à l'action des miasmes pestilentiels, en sont cependant beaucoup plus dangereusement fatigués, quand une fois ils deviennent contagiés ou pestiférés. Cette dernière remarque est encore applicable aux nègres qui sont plus gravement comprimés par les fièvres pituiteuses, quand ils parviennent à en éprouver les atteintes.

Ventilation. En Valachie, en Moldavie, les pestiférés sont soignés en plein air, mais sans être touchés. . . . . Cette ventilation continuelle est le meilleur moyen curatif, après les bons effets duquel

duquel les malades se plongent plusieurs fois dans l'eau.... Leurs vêtemens, etc., sont lavés ou brûlés, et leur maladie ne s'étend nullement à d'autres.

S'il est vrai, ainsi que j'ai cherché à le prouver, qu'une fièvre contagieuse pestilentielle se constitue réellement de la réunion de plusieurs autres fièvres, et que l'opiniâtreté ou le retour de ces dernières tient le plus souvent à ce que les malades ne savent ou ne peuvent se soustraire à l'impression trop soutenue et trop permanente des miasmes délétères, parce que ces derniers adhèrent et s'accumulent aux linges et aux draps que l'on ne change pas assez fréquemment, il est très-naturel de penser que le renouvellement de ces linges sera une voie de purification, d'assainissement du malade, qui alors, moins constamment plongé dans un foyer de miasmes contagieux, aura plus d'espoir et de facilité à se débarrasser de la fièvre pestilentielle. Est-ce que les bains momentanés, par immersion, mais réitérés, les fomentations, les lotions, les aspersions dont on retire tant d'avantages, ne parlent pas déjà en faveur du moyen que je mentionne ici, qui ne peut, il est vrai, se pratiquer exactement dans les hôpitaux, mais qui est plus que facile chez les particuliers? Je puis attester que j'obtiens tous les jours, de

Changement de lit, de draps, etc.

cette précaution, assez de succès pour que je
me croie obligé de la recommander avec
force dans le traitement des rougeoles, des
fièvres rouges et des dyssenteries, et générale-
lement des fièvres exanthématiques. Je n'hé-
site plus de recommander et d'ordonner que
l'on rechange trois fois dans les 24 heures les
draps, les couvertures et même les matelas
des jeunes rubéoleux, dont on favorise de cette
manière l'éruption, et dont on fait même bientôt disparaître la toux, qui est un symptôme
ordinairement long et bien fatigant dans
cette maladie. C'est ici que je dois encore me
récrier contre la coutume de laisser de jeunes
sujets souffrir de leur immobilité dans le
maillot, de leurs souffrances dans un berceau
où l'on a bien le soin de les tenir comme en-
terrés, alors même qu'une éruption plus qu'im-
portune demanderait une grande liberté dans
les mouvemens, une mutation continuelle dans
la position de leurs membres délicats, qui en
seraient comme rafraîchis et restaurés. Tout
récemment l'enfant de M. *Aubert*, atteint d'une
éruption anomale, au milieu des dernières
grandes chaleurs, paroît comme suffoqué dans
son petit lit, qui d'ailleurs était très-propre-
ment tenu... Ses angoisses augmentent, mes
inquiétudes et les craintes des parens sont à
leur comble, lorsque l'inutilité des moyens

ordinaires me conduit à faire étendre dans la chambre un large matelas sur lequel on couche convenablement le jeune agonisant. Dès ce moment, il s'agite, se tourne et retourne plus librement et dans tous les sens;....dès ce moment, le sommeil revient, le calme renaît;.... l'éruption se fait et passe sans fatigue, et l'enfant est sauvé. Que de malades atteints de dyssenterie, ou d'affections de la peau n'ai-je pas aussi soulagés, en faisant sortir leurs lits de leurs alcoves étroites, en les faisant placer comme en plein air dans leurs chambres, et en invitant à les rechanger de linge, autant que possible? Et combien de fois, d'autre part, n'ai-je pas eu à attribuer à un état de malpropreté, très-ordinaire chez les gens du peuple, et trop inévitable chez les infortunés, la mort de différens sujets, jeunes ou vieux, atteints de fièvres exanthématiques?

Déjà, dans les épizooties contagieuses, les vétérinaires (1) avaient recommandé pour les animaux malades et infectés, le renouvellement de l'air, et le changement de la litière (deux fois par jour), ainsi que les frictions; et, en cela, ils s'étaient montrés plus soigneux et plus méthodiques que les médecins qui oublioient,

______

(1) *Paulet*, mal. épizoot., t. I, p. 248.

23.

dans le cas de peste, de faire aérer le lit et
d'en faire même changer de temps en temps.
L'utilité de cette précaution rentre dans celle
que l'on retire du renouvellement de l'air, à
l'aide duquel on rétablit l'atmosphère dans sa
faculté dépuratoire, et dans sa propriété d'absorber cette portion de la transpiration insensible, qui a déjà été trop animalisée, qui ne
peut plus impunément rétrograder dans nos
systèmes, et dont la nature, attentive à nous
entretenir dans l'état de santé, provoque l'expulsion ou l'absorption graduée par l'air ambiant, qui peut s'en saturer plus ou moins,
suivant son état de sécheresse et de chaleur.
Cette propreté par le changement de linge,
de lit, etc., peut être donnée comme premier
moyen, auxiliaire au moins, s'il n'est point
curatif lui-même, des bons effets des remèdes
qu'exigent les dyssenteries, les fièvres muqueuses ataxiques. Prouvons de plus en plus
par l'observation et par le calcul suivant, combien l'on est fondé à faire changer non-seulement de lit, mais encore de local.

Sur la morta-
lité moindre par
le changement
de lieu.

D'une part, il y a une grande différence
entre la mortalité des matelots, sortant de
leurs vaisseaux infectés pour entrer dans les
hôpitaux de terre, et entre le nombre de morts
que fournissent les autres malades, qui, atteints d'une fièvre ataxique à-peu-près sem-

blable, ont toujours été dans ces derniers établissemens; et, d'autre part, la diminution
dans le nombre des décès qu'ont donnés les
marins *qui ont pu être débarqués*, paraît devoir
être attribuée à un changement de position
qu'ils éprouvent en abordant la terre, ainsi
qu'à l'influence de la nouvelle atmosphère au
milieu de laquelle ils se voient alors. D'où
l'on pourrait conclure qu'une des circonstances les plus favorables pour empêcher ou
diminuer l'effet de la contagion, serait de faire
subir aux malades qui en seraient atteints, un
bouleversement plus ou moins complet dans
leur manière d'être, de vivre, et ainsi de leur
faire changer d'air, de local, et même de lit.
En général, détruisons, diminuons au moins
l'influence que les malades exercent réciproquement les uns sur les autres, et nous obtien-
drons probablement le même résultat favorable que présentèrent des malades atteints
d'une peste épidémique, du temps de Galien,
par cela même qu'ils observèrent un régime
moins sévère, et tout autre que celui qu'observait la multitude, et qui fit un grand nombre de victimes.

Lors d'une maladie contagieuse, le change- Voyages.
ment de lieu, les voyages, en un mot, préviennent ou du moins diminuent l'intensité
de cette maladie qui est déjà développée, ou

dont l'on emporte le germe, au moment du
départ. Car les militaires pestiférés de l'armée
française d'Orient, partis de Damiette pour
Rosette, en l'an VIII, ont été guéris, hors
un ; et ceux venus du Grand-Caire, où la
peste sévissoit en l'an IX, et rendus à Damiette
ou à Ramanhié, ont donné bien moins de
morts qu'un nombre égal de pestiférés restés
(au même temps) dans la capitale de l'Egypte.
Et, à ce sujet, l'on peut d'autant mieux poser
en axiôme qu'une maladie épidémique demande à être dépaysée, pour être affaiblie ;
que tel pays salubre, et dont le séjour a *d'a-
bord* été favorable aux pestiférés, a fini par
être le théâtre d'une mortalité assez grande,
par là même que la maladie s'y était comme
naturalisée, et qu'elle y avait établi un de ses
foyers. C'est donc ici le lieu de répéter qu'on
ne traitera jamais méthodiquement les cas de
contagion, tant que l'on ne se conformera pas
à la pratique d'Hippocrate, qui non-seulement
conseillait les voyages, pour profiter du changement d'air dans la cure des maladies, mais
qui voulait encore que, dans des affections
devenues communes à un certain nombre de
sujets, on changeât même l'emplacement et
la situation des lieux pour profiter de tout,
autant que possible.

Nouvelles preu-   Le changement de lieu, surtout d'un lieu

bas, voisin des marais, contre un lieu élevé, ves de l'utilité du changement de lieu, etc. sec, et dont la température ressemble à celle de la Norwége ou des Alpes moyennes, a souvent suffi pour la *prompte* guérison des fièvres rémittentes malignes, et souvent mortelles, qui attaquent annuellement les garnisons de certaines villes de la Corse, entre autres, du port St-Florent (1).

— La translation des malades de la partie basse dans la partie haute de New-Yorck, n'avait pas le grave inconvénient de communiquer la fièvre jaune aux habitans du dernier quartier élevé. Pourquoi? parce que les malades ne trouvaient pas dans ceux au milieu desquels ils étoient placés, les mêmes dispositions de l'organe cutané, ni le même état, et conséquemment ni la même influence des vapeurs atmosphériques. Cependant il faut convenir que ce déplacement n'a pas toujours été aussi avantageux, et qu'il n'a pas toujours empêché le développement de la fièvre jaune ; dont l'apparition chez ces sujets transplantés dans un site sec, élevé, etc., doit seulement faire conclure que ces attaques de fièvre jaune, particulières à quelques individus vivant dans une même sphère de circonstances, étaient le

---

(1) *Volney*, œuvr. compl., t. VII, p. 286.

résultat du développement tardif des miasmes pestilentiels que ces mêmes personnes avaient emportés avec elles, et qui n'ont point été communiqués aux habitans *indigènes*, vu que ces derniers, d'après leur manière particulière d'être, et d'après la nature du sol et l'état de l'atmosphère, n'avaient point de prédisposition à en recevoir l'impression, ni à en favoriser la propagation.

C'est ici que je dois rappeler les inconvéniens des hôpitaux pour les contagiés, qui, en général, n'y trouveront que la mort, et dont la guérison, si toutefois il s'en opère, ne pourra raisonnablement ni clairement être expliquée. Il vaut mieux suivre la pratique des meilleurs médecins militaires, et surtout de M. le docteur *Gasc* (1), etc., qui préféraient les granges et les barraques, aux églises, aux couvens et aux hôpitaux.

Traitement local. Ne serait-il pas probable qu'il existe, au moins dans le bétail, des maladies pestilentielles qui ne sont d'abord que *locales* et dont cette première affection *locale* s'étend dans toute l'économie animale avec une rapidité et une intensité qui en conséquence lui méritent le nom de *peste*? Cette idée est d'autant

---

(1) *Hildenbrand*, du typhus contag., p. XXXIV.

plus admissible que dans quelques épizooties, dont le principal symptôme était le *charbon*, le *chancre*, la *vessie* à la langue, etc. (1), l'ablution, la corrosion, l'ustion, en un mot la dégénération artificielle du *mal local*, mais faite ou procurée de bonne heure, a suffi pour guérir, ou plutôt pour prévenir la peste générale. N'en pourrait-il pas quelquefois être de même à l'égard de quelques maladies contagieuses qui sévissent contre l'espèce humaine ?

Le plus souvent dans le principe et les progrès des fièvres ataxiques muqueuses (surtout chez les enfans, chez les sujets lymphatiques, etc.) on observe un véritable embarras cérébral, qui est caractérisé par des douleurs frontales, une pesanteur de tête, des bourdonnemens dans les oreilles, une sécheresse des narines, par une respiration, la bouche ouverte, etc. Fréquemment il est précédé par des vertiges, une marche vacillante, des défaillances, etc., symptômes qui néanmoins diminuent quand il s'établit un suintement séreux ou muqueux par le nez : mais quelquefois il arrive que cette excrétion n'étant pas tout à fait libre ou complette, les voies

Propreté partielle.

_____

(1) *Paulet*, malad. épizoot., t. I, p. 164.

nasales se remplissent de mucosités qui s'accumulent, se durcissent et qui obstruent les
narines, au point que le dégorgement (au
moins médiat) du cerveau se trouvant empêché
par cet embarras, les accidens provenant de la
plénitude ou de la compression du système cérébral, reviennent ou continuent. C'est alors
que quelques moyens mécaniques, mais simples
et rationnels, peuvent seuls soulager le malade,
celui-ci, par ex., de titiller le nez dans tous les
sens, et le plus doucement qu'il est possible,
en y introduisant la barbe d'une plume, un
morceau de papier ou de linge roulé, que l'on
aura auparavant huilé ou graissé, ainsi que
par des injections émollientes, fondantes, dé-
tersives, etc. A l'aide de ces procédés, plus ou
moins réitérés, je suis parvenu à causer
l'éternuement, à ramollir, à ébranler, à dé-
tacher, et enfin à faire sortir des concrétions
séro-muqueuses, et très-dures, dont l'expulsion a de suite été accompagnée d'un soula-
gement..... J'explique cet heureux résultat
comme celui qu'éprouvent les personnes âgées
qui ont essuyé quelques attaques de paralysie,
et dont la lésion cérébrale, combattue d'ailleurs par des moyens énergiques, a été main-
tenue constamment éloignée par un lar-
moyement abondant, habituel et plus ou
moins douloureux. — Les yeux et le nez sont,

à mon avis, les deux voies de communication les plus directes que les organes des sens aient avec le cerveau. V. l'art. *Sternutatoires*, p. 368.

Il faut enlever journellement, avec un peu d'eau vinaigrée, acidulée, etc. les matières muqueuses, collées et quelquefois desséchées sur la langue, les dents, les gencives, les ouvertures nasales, *lesquelles paraissent quelquefois contrarier la rémission désirée de la maladie, et entretenir ou augmenter la contagion* (1).

Darwin (2) veut qu'on encourage les pestiférés à se mettre à laver tous les jours leurs habillemens. L'utilité de cette précaution sera encore plus grande, si elle est suivie d'aspersions aqueuses, plus ou moins générales. Toutefois l'on doit avouer que ces aspersions, ainsi que les affusions, d'eau froide surtout, qui sont quelquefois fatigantes, n'ont pas toujours été exemptes d'inconvéniens (3). Du reste, les lotions simples aqueuses, qui doivent être préférées aux immersions souvent répétées, parce qu'elles sont moins propres à favoriser

Lotions.

(1) *Hildenbrand*, p. 268.
(2) Zoön., t. IV, p. 378.
(3) Ann. de litt. méd. étr., t. XIII, p. 357, 352.

la contagion (1), ont été employées et recom-
mandées par le docteur *Mitchill* de New-
Yorck, vû que l'eau absorbe le septon oxigèné,
principe de miasme délétère (2).

Frictions. Presque de tout temps et dans presque
toutes les maladies, les frictions ont été employées avec succès ; mais c'est principalement
dans le traitement des fièvres pestilentielles
contagieuses qu'on a à s'en louer , parce
qu'elles tendent principalement à enrayer la
concrescibilité des sucs adipeux. à empêcher
le dessèchement des fibres cutanées ou à les
relever de l'atonie où elles tombent fréquemment.

Frictions aro- Les frictions faites avec le succin aux tem-
matiques , hui- pes, à la tête, aux malléoles et au sein gauche,
leuses, etc. ont préservé de la peste un chirurgien espagnol (*Guardiola*), chargé de l'hôpital des pestiférés dans la ville d'Ostende, lorsqu'elle était
assiégée au XVIIe siècle (3). Et ne serait-ce pas
encore à l'action excitante des frictions mer-
curielles que les vénériens doivent l'avantage
qu'on leur accorde d'être à l'abri de la peste?

(1) *Hildenbrand* , etc. , p. 260.

(2) Bibl. Britan. (Sc.) , t. III, p. 308.

(3) *Manget* , bibl. med. pract., t. IV, p. 57.

On s'attend bien que je parlerai de nouveau des frictions huileuses, proposées par plusieurs praticiens, et dont l'application aux pestiférés n'a peut-être été suggérée que d'après celles qui furent administrées aux bestiaux de la Touraine, atteints, en 581, d'une maladie épizootique, et qui furent faites *avec l'huile et l'eau des lampes de l'église de St.-Martin* (1).

On a encore fait à St.-Domingue (2) des frictions avec des tranches de citron. Mais ce moyen est utile parce qu'il agit principalement sur l'organe, primitivement et essentiellement malade. Enfin *Hufeland* (3) a employé avec fruit les frictions spiritueuses, réitérées toutes les deux heures sur les bras, les cuisses, le ventre, etc. *Frictions acides.*

Dans la rétention spasmodique des urines, les fomentations avec une faible dissolution alkaline chaude, appliquées sur la région de la vessie, conjointement avec l'usage du camphre à l'intérieur, ont été très-avantageuses (4). *Fomentations alkalines.*

En général, les vésicatoires dont la suppu- *Vésicatoires.*

______

(1) *Paulet*, t. II, p. 23, 123.

(2) *Bertin*, p. 392.

(3) Observ. sur les fièvres nerveuses, p. 36.

(4) *Hildenbrand*, etc. p. 254.

ration qui change si avantageusement l'état morbide de l'organe cutané pendant les maladies pestilentielles, et surtout utiles sous ce dernier rapport dans le typhus des bêtes à corne, etc. (1), ne doivent être employés, que 1°. dans l'*imminence* d'une maladie, ou comme *subversifs* de l'appareil morbifique qui tend à s'établir dans une partie (et c'est sur cette partie qu'il faut les appliquer); ou comme *révulsifs*, c'est-à-dire, comme propres à faire dévier la direction des mouvemens maladifs qu'ils appellent ailleurs que dans l'organe qui est sur le point d'être lésé, et dont ainsi ils diminuent et dispersent l'activité ; et 2.° à la fin seulement d'une maladie, dont la solution se manifeste par des sécrétions naturelles augmentées, ou par des excrétions amenées extraordinairement par la nature; et c'est en facilitant ces dernières, ou au besoin en les suppléant en quelque manière, que les vésicatoires peuvent être utiles.

Les vésicatoires ne doivent pas seulement être appliqués sur les tumeurs déjà en évidence; car d'après l'avantage déjà obtenu de ceux mis sous la ganache des bœufs atteints d'épizootie, etc., et dont l'effet consiste dans

____

(1) *Hildenbrand*, ouvr. cité, p. 206.

l'engorgement de cette même ganache, où survient d'abord un gonflement flasque, large de deux ou trois travers de doigt, sans inflammation apparente, et devenant le lendemain dur, renittent, douloureux, etc., il est probable que dans le temps d'une maladie contagieuse de l'espèce humaine, de semblables applications sur les aines ou sous les aisselles favoriseraient le gonflement de ces parties, et deviendraient par là plus ou moins utiles (1). — Dans l'épidémie pestilentielle de Louviers, en 1770 (2), on se trouvait bien de l'application des vésicatoires, qui pour cet effet avait lieu du 6e au 7e, au plus tard au 9e jour, lorsque les yeux devenaient rouges et larmoyans. Lorsque les engorgemens étaient formés, après cette époque, il n'était plus temps, etc.

L'on observe deux temps, et l'on se propose deux fins dans l'application du feu, dans la pratique des incisions en différentes parties du corps pestiféré. 1°. On a recours à ces moyens dès le principe de l'atteinte contagieuse, pour en concentrer l'impression, s'il est possible, sur quelques endroits déterminés

Exutoires, etc.

(1) *Sarcone*, t. II, p. 56. — *Paulet*, t. II, p. 22.
(2) *Lepecq de la Clôture*, épid., p. 342.

de la circonférence, et pour rendre ainsi la maladie purement locale et facile à détruire. 2°. Dans le cours de la maladie, et pour imiter ou seconder les efforts de la nature, qui souvent indique ses efforts et son triomphe par des éruptions cutanées, etc. (1).

Sternutatoires. L'utilité des sternutatoires consiste dans la secousse thoracique, abdominale, intestinale, cutanée même, et surtout dans l'excrétion nasale, dont l'évacuation sollicitée (voy. l'art. *propreté partielle,* p. 361) peut être suivie d'une libre communication (par l'os éthmoïde) avec le cerveau, qui se déchargera volontiers et plus librement par cette voie. Si un engorgement local sanguin des voies nasales paraissait contre indiquer momentanément l'emploi des errhins, pourquoi ne recourrait-on pas à la saignée nasale, recommandée par nos anciens, et trop oubliée de nos jours? C'est un moyen de désemplir, au moins médiatement, les vaisseaux cérébraux, plus puissant qu'on ne se l'imagine.

Remarques générales sur quelques remèdes internes. Les purgatifs, les sudorifiques (dont on croyait favoriser l'effet, en tenant les malades plongés et comme enfoncés dans un air

____

(1) *Paulet,* etc., t. II, p. 144. — *Sarcone,* etc., t. II, p. 56, 58.

concentré

concentré) donnés par un temps chaud, furent plus que nuisibles dans la fièvre jaune de Philadelphie en 1793. Le docteur *Devèze* fut plus heureux en recourant (dans la première période, ou dans le temps de *concentration* de la maladie) à de légères saignées (chez les pléthoriques), aux délayans, aux acidules aromatisés, à des boissons agréables à l'estomac, à l'air frais, aux moyens moraux, etc. Il ne forçait point les sueurs dont la nature ne faisait point alors son moyen de crise, tandis que dans la 2e. période (temps d'*expansion*) cette même nature se procurait des voies de dépuration dans des suppurations abondantes que M. *Devèze* cherchait à aider et même à provoquer par des cataplasmes, ou à remplacer par des vésicatoires, en même temps qu'il donnait à l'intérieur et dans le même stade, de doux excitans (1).

Quel est l'effet des saignées (2)? d'évacuer

Saignées.

---

(1) *Volney*, œuvr. compl. t. VII, p. 298.

(2) L'effet des saignées sur des fièvres que l'on regarde comme le résultat d'un excès de vigueur et que l'on appelle *inflammatoires*, n'est pas encore bien expliqué. Me serais-je trompé quand dans un mémoire mentionné honorablement par le *cercle médical*, de Paris, en 1812, j'ai dit que cet effet de la saignée dans une fièvre phlogistique

le sang, de désemplir les vaisseaux, il est vrai, mais en même temps de diminuer l'appareil des solides, dont l'action et la direction se portent naturellement de dedans en dehors, et conséquemment d'augmenter d'autant l'activité du système absorbant; mais l'inhalation ne peut pas être favorisée, au moyen de l'infection, sans que l'on soit exposé à voir introduire plus facilement les miasmes pestilentiels : voilà pourquoi les saignées sont ordinairement funestes, etc.

Saignées exploratoires.

On a éprouvé de bons effets des saignées *exploratoires* dans le typhus avec inflammation locale du poumon....; mais bientôt après, ou en même temps, il faut employer les toniques modérés, parce que les vaisseaux pulmonaires ont besoin d'être excités et mis en jeu sur le champ. Des saignées locales sur

Saignées locales.

la poitrine où l'on applique ensuite un vésicatoire n'ont pas le même inconvénient des saignées générales, qui dans le cas de typhus sont si facilement nuisibles (1). Parmi les saignées locales doivent être comptées l'application des sangsues et même les ventouses

---

indique que cette affection dépend d'une dominance d'action des humeurs, et principalement du sang sur celle des solides! Voy. Ann. de litt. méd. étr., t. XVI, p. 608, 610.

(1) *Hildenbrand*, p. 243.

scarifiées.... Sans m'attacher à prouver ici l'utilité des unes et des autres, je me bornerai à rapporter que les dernières peuvent être mises en usage dans tous les temps d'une fièvre ataxique, et que moi-même j'ai eu à m'en louer chez le C.en *Gardien*, capitaine des carabiniers de la 22.e légère, que rien ne pouvait sortir d'un affaissement léthargique, principal symptôme d'un typhus, régnant dans le Tyrol allemand (en l'an VI) : l'application des ventouses scarifiées à la nuque, put seule lui faire donner des marques de sensibilité (au 20e. jour de la maladie), et ce fut depuis ce moment que la convalescence se décida.

Comme on ne saurait trop observer les effets de la saignée, je crois devoir déclarer 1°. que chez une demoiselle très-grasse, très-vive, très-bien portante, mais chez qui la tête paraissoit être le foyer de la pléthore sanguine, une première saignée au bras (dont les veines étoient très-petites), donna issue à un sang beaucoup plus clair que l'artériel même, et que le surlendemain une saignée faite au pied, dont les veines étoient aussi peu amples, fournit un sang noir ordinaire (1) ; et 2°. qu'une femme au travail de

____

(1) Le bain de pied ne pouvait pas être regardé comme

24.

l'enfantement, mais *qui avait souffert de la région utérine* depuis près de quatre jours, ayant été phlébotomisée au bras, ne fournit qu'un sang *presqu'aqueux* qui m'étonna même beaucoup.... Après son accouchement, qui produisit deux jumelles, elle eut une perte qui pensa l'emmener.

Singuliers effets obtenus par la saignée.

On a vu des fièvres pétéchiales malignes, etc., céder plus *facilement* quand on saignait ; tandis que la saignée, pratiquée de bonne heure et qui amenait un sang couenneux, guérissait plus *promptement*.

Cette observation tient de près à celle d'après laquelle il est dit qu'en général la saignée agit plus *promptement* dans une fièvre pestilentielle, et que ceux qui ne sont pas saignés, guérissent plus facilement (1).

Botal réussissait dans le traitement de la peste en employant les fortes saignées jusqu'à la défaillance, aussi bien que *Carpi* qui avoit recours aux violens catliartiques (2).

---

cause de cette couleur noirâtre du sang.... On avait eu aussi pour la première saignée le bras dans l'eau chaude.... De plus, la couleur du sang de la saphène était aussi foncée hors de l'eau que dans l'eau.

(1) *Ozanam*, malad. cont. épid., t. I, p. 145.

(2) *Gianini*, mém. di med., t. III, p. 98.

Sydenham a également observé dans la fièvre pestilentielle que les saignées *modérées* étaient nuisibles, tandis que les saignées *copieuses* étaient très-avantageuses, et cela, dit *Sims* (1), parce qu'une *douce méthode* convient mieux lorsqu'il ne faut que seconder les vues de la nature, tandis qu'une *plus active* doit être employée lorsqu'il faut *traverser* les efforts qui sont déplacés ou impuissans. — A en croire le docteur *Rochoux* (2), il faut dans le principe saigner assez souvent et assez largement, et même jusqu'à défaillance : et tout malade qui n'en est pas soulagé, est en danger ; mais après le second jour de la maladie, ce moyen est inutile.

Suivant la plupart des praticiens, s'il est un temps de fièvres pestilentielles où les saignées ne puissent pas être contr'indiquées, c'est quand il ne s'est encore manifesté à la peau aucune tumeur, aucunes pustules ou taches (3).

Dans le délire d'une maladie contagieuse, bilieuse, vernale, on a remplacé la saignée, Saignée remplacée, etc.

____

(1) Malad. épid.. p. 36.

(2) Ouvr. cité, p. 371.

(3) *Lepecq de la Clôture*, t. I, p. 340. Voyez aussi le mot *pétéchies*, à l'art. *Symptomatologie*, p. 268, 271.

qui était mortelle, en faisant plonger les pieds dans l'eau chaude, et en appliquant à l'extérieur des serviettes trempées dans l'eau froide, surtout lorsque le délire se manifestait au commencement de la maladie, et que l'éréthisme empêchoit d'appliquer les vésicatoires (1).

Sur le danger des saignées, voyez *Orée*, page 224. — *Huxam*, de aëre, etc., tome II, page 52.

Sudorifiques.　Les sudorifiques sont utiles dans l'imminence de la fièvre pestilentielle, où l'humeur de la transpiration est encore mobile, et où elle n'a pas acquis cette viscosité ténace et profonde qui, de concert avec l'altération des sucs adipeux, produit une turgescence morbide du corps, laquelle signale la première période bien établie de la maladie (2). Dans le 2e. temps de la maladie, les sudorifiques augmenteraient le trouble, renforceraient la réaction, et en produisant une faiblesse indirecte amèneraient la mort.

Les sudorifiques sont moins utiles dans le temps d'infection de la peste *lente*, dans celle qui a une marche sourde, cachée, que

---

(1) Journ. de méd., t. VI, p. 472.
(2) *Orée*, p. 188.

dans la semblable période de la peste *aigüe*,
où les symptômes sont véhémens, il est vrai,
mais où l'humeur de la transpiration arrêtée
n'a pas acquis cette ténacité, qui dans la
première, rend les sudorifiques de peu d'utilité (1), ainsi qu'on vient déjà de le dire.
Mais en même temps que l'on administre les
sudorifiques, il faut rétablir la vigueur de
l'estomac, dérangé et affaibli par l'altération
des fonctions de l'organe cutané ; et c'est
sans doute en opérant ce double effet que
Schotte a retiré de bons effets de sa méthode
de traitement. En général, l'on ne saurait
trop répéter que, quand on veut obtenir de
grands résultats des sudorifiques, il faut les
employer dès le principe de l'infection. A
cet égard, la manière de faire de *Pichler*
paraît être la plus avantageuse : elle consiste
à donner (deux heures après l'opération d'un
vomitif) vingt grains de camphre et trente
grains de nitre (le tout mêlé et pris à la
fois), et à réitérer le même remède sept
ou huit heures après, en supposant toutefois
que la première dose, secondée de beaucoup
de boissons chaudes, n'amène pas la sueur (2).

---

(1) *Orée*, p. 201.
(2) *Pichler*, malad. contag., p. 71.

Boissons froides. *Plempius* rapporte que la pestilence est moins fréquente qu'autrefois en Sicile, depuis qu'on y rafraîchit le vin avec la neige (1).

Boissous acides. *Clerc* (2) conseillait les boissons acides, comme sudorifiques, et après en avoir obtenu la provocation à la sueur, il aurait désiré qu'on enveloppât les corps infectés dans des linges imbibés de vinaigre chaud, ou d'esprit de vitriol trempé.

Boisson alkaline. L'eau de chaux étendue dans deux ou trois fois autant de lait, et donnée chaque demi-heure par quart de verre, doit-elle réellement être proposée comme efficace, lors même que les malades vomissent noir ? *Rochoux* (3), qui en parle même de manière à engager les essais, avoue n'avoir pas réussi une fois qu'il a administré cette eau de chaux laiteuse, et avoir opéré d'autres guérisons sans son secours.

Emétique. C'est dans les fièvres pestilentielles qui arrivent sous l'influence d'un temps mou, que les émétiques réussissent quelquefois, non pas en évacuant, mais en titillant, en échauffant le système biliaire, qui est comme engourdi, engorgé, et qu'il faut tonifier et

---

(1) *Valentin*, Voy. méd. en Italie, p. 61.

(2) Medic. veri amator, p. 196.

(3) Ouvr. cité, p. 383.

débarrasser de son excédant d'humeurs. Cependant il faut avouer que dans le cas de fièvres malignes de quelques contrées marécageuses de l'Afrique, qui paroissent être produites par un gaz morbifique, septique, que des substances alimentaires, rendues défectueuses par une digestion pénible ou par l'impression défavorable d'une épidémie régnante, laissent dégager dans l'estomac, et dont les premiers symptômes sont des maux de cœur, des vomissemens, un grand mal de tête, et une salivation continuelle, un mauvais goût dans la bouche et au gosier, quelquefois la diarrhée, etc. ; il faut avouer, dis-je, que c'est dans ce cas que l'émétique, pris de suite que la présence d'une saburre gastrique le demande, a été souvent très-avantageux....

S'il y a tendance à la transpiration, et si les forces sont suffisantes, on retirera les vomitifs des diverses préparations antimoniales ; mais s'il y a faiblesse, nausées fréquentes et débilitantes, s'il y a diarrhée colliquative, il faut faire vomir principalement par le vitriol.

Il n'est rien de certain sur le temps que met la cause matérielle et contagieuse pour être parvenue dans tous les systèmes, et pour y exciter une altération grave, et même souvent irrémédiable : mais toujours, son principe où le malade jouit encore de ses sens et d'un certain degré de force, présente sans doute un moment favorable où l'art peut secouer le corps, y causer un trouble salutaire, ou bien attaquer directement le miasme délétère, en l'énervant ou en le neutralisant. Ainsi, je chercherois tout moyen capable d'ébranler la machine, et de favoriser en même temps l'absorption d'un fluide aqueux par tous les points de la circonférence, et lequel en rencontrant le gaz hétérogène, avant que celui-ci n'eût pénétré par tout le corps, le dissoudrait, l'étendrait, et peut-être en faciliterait ou déterminerait la marche rétrograde et l'expulsion. Ainsi le vomitif donné *dans le bain* et surtout dans celui de mer (1), au sortir duquel on pourrait tenter les frictions huileuses, pourrait bien remplir à cet égard notre attente.

Inconvéniens de l'émétique.

Dans la fièvre jaune qui parut au Sénégal en 1778, l'émétique, loin de soulager, renforça la maladie, augmenta les vomissemens qu'il rendait même plus forcés, ainsi que le hoquet, la chaleur brûlante de l'épigastre, la soif, l'embarras et l'irritation du foie (2);

(1) *Lind*, fièvres contagieuses, p. 57.

(1) *Schotte*, p. 106.

cependant , quand les sudorifiques sont à employer (ce qui peut avoir lieu , surtout au commencement de l'infection) , l'émétique , que peut d'ailleurs indiquer encore un état saburral , dispose à l'action de ces moyens , qu'alors on donne , deux ou trois heures après l'effet du vomitif. Voyez l'art. *Sudorifiques*.

Un enfant inoculé , ressentant quelques nausées , prit le 7e. jour de l'insertion variolique , et d'après l'avis d'un médecin ennemi de l'inoculation , un émétique qui produisit des vomissemens continuels : et la mort survint quatre jours après l'emploi du remède (1).

Danger des vomitifs.

Dans les typhus contagieux , les purgatifs attirent le mouvement des humeurs , etc., de la périphérie au centre , contrarient ceux que la nature tend à exciter pour le salut des malades : leur action débilitante ajoute à la faiblesse , dont les miasmes contagieux ont déjà frappé l'économie animale. Il n'est donc pas étonnant que les suites de leur administration dans la première période (la nerveuse) soient constamment funestes : ils décident des superpurgations excessives et mortelles , dont on a vu un exemple bien malheureux dans la maladie nosocomiale qui a enlevé le pro—

Purgatifs.

____

(1) Gaz. de santé , 1786 , n.º 32.

fesseur *Petiot* de Montpellier (1) , à qui une médecine très-ordinaire procura 27 selles.— Un enfant de 3 ans, très-nerveux et très-intelligent, prend la rougeole, qui règne épidémiquement, et dont les symptômes précurseurs et concomitans sont assez naturels : le lendemain de l'éruption, à 8 heures du matin, on lui fit prendre par méprise et dans un peu de boisson usitée, une cuillerée à bouche de *vinaigre scillitique*, qui avait été prescrit pour humecter de la moutarde appliquée sur divers points du corps. Le jeune malade était encore *gai*, quand je le vis, une demi-heure après l'erreur commise, et au sujet de laquelle j'ordonnai toutefois des gommeux et des adoucissans : mais une heure après ma sortie, l'enfant prend des convulsions, et éprouve des superpurgations noirâtres et continuelles, jusqu'au 3e. jour qu'il meurt.— Il ne sera point inutile d'ajouter que la mortalité par la fièvre jaune est beaucoup plus grande parmi les matelots américains qui ont la mauvaise coutume de se faire émétiser et purger, dès qu'ils se croient attaqués de cette fièvre

______

(1) Sur les dangers des purgatifs donnés aux pestiférés, Voy. *Manget*, bibl. med. pract., etc.

Tous les praticiens ont employé le quin‑
quina contre les fièvres contagieuses ; et quoi‑
que tous aient eu à se plaindre ou à se louer
de ce remède, il n'en est aucun, du moins
que je sache, qui ait bien précisé les cas où
le quinquina était avantageux, ni ceux où il ne
convenait pas ; ou, pour mieux dire, aucun
d'eux n'a peut‑être entrevu la manière dont
cette substance agissait. S'il m'était permis
d'énoncer mes idées à ce sujet, je subordon‑
nerais l'effet du quinquina à l'état de la peau
qui, suivant moi, est l'organe primitivement
lésé dans nos fièvres contagieuses, et dont
l'état morbide répand le désordre dans toute
l'économie animale ; de manière qu'en consi‑
dérant que le premier stade de la peste ou de
la fièvre jaune, dépend de l'inertie du système
cutané, du *refroidissement*, si je puis m'ex‑
primer ainsi, de ses humeurs, je conseillerois
d'appliquer les excitans sur ce vaste organe
extérieur, et non sur l'estomac dont l'irritabi‑
lité augmentée, au moins relativement, ne
permet le séjour, ni l'action d'aucun médica‑
ment, et qu'elle s'en trouve même quelquefois
renforcée (1). S'il a été des cas où le quinquina

Quinquina.

---

(1) Contre l'emploi du quinquina, même dans la fièvre
jaune accompagnée de fièvre intermittente, etc. Voyez
Rochoux, p. 198, 202.

donné intérieurement, a été suivi d'une amélioration, ce changement n'a peut-être pas
dépendu directement de ce remède, et d'autres moyens accessoires y ont peut-être plus
contribué que cette écorce; car l'action de ce
tonique a pu, comme par un dernier effort,
jeter l'estomac dans un état d'oppression de
forces et d'irritabilité, dont toutefois l'*irradiation* ou la *réflexion* aura pu s'étendre jusqu'à la peau, qui en conséquence participant
plus ou moins à l'énergie augmentée du système gastrique, avec lequel elle est consensuelle, pourra aussi se réveiller de sa torpeur,
agir alors sur les humeurs, les dissoudre, etc.
Cette confusion de forces sur l'estomac paraît
encore quelquefois être amenée par l'emploi
de l'opium à l'intérieur. Aussi est-ce en com-
binant cet extrait avec le quinquina, qu'on a
vu ce dernier agir avec avantage (1). Pourrait-on dire que l'opium produit ce bon effet,
soit en amortissant l'aptitude de l'estomac à
recevoir l'impression du quinquina, soit en
forçant en quelque sorte l'action de ce fébri-
fuge à se diriger et à s'exercer sur l'organe
cutané? Du reste, l'opium n'est en général
proposé par la plupart des praticiens qu'avec

-----

(1) *Pugnet*, ouvr. cité, p. 368.

la plus grande circonspection (1); et lorsque,
administré seul, il ne produit pas de bons effets, et que les signes de son action sur-exci-
tante s'annoncent déjà, l'usage du café amène
une nouvelle affection salutaire de système, et
fait cesser la sur-excitation (2).

Dans la fièvre atrabilieuse du Sénégal, où
le quinquina était souvent rejeté par le vomissement, on fut obligé d'en faire précéder l'emploi par celui du laudanum, sous forme fluide,
pour le rendre efficace : ce ne fut qu'après
l'établissement d'un calme de l'estomac, opéré
par l'opium, que l'on put donner l'écorce du
Pérou, et encore en teinture ; et comme l'on
pouvait de plus craindre quelque stase de la
bile par spasme, on sollicita le cours de cette
humeur, non par des purgatifs, mais par des
lavemens. Enfin comme le quinquina, donné
seul, a quelquefois arrêté la transpiration ,
on l'a vu agir comme diaphorétique dans la
même fièvre du Sénégal, quand il était joint
à une petite dose d'opium (3).

Le quinquina peut convenir dans les épidémies , dans les maladies pestilentielles,

Quinquina as-
socié, etc.

---

(1) *Hildenbrand*, p. 218.

(2) *Hufeland*, des fièvres nerveuses, p. 30.

(3) *Schotte*, etc. p. 118.

comme dans les scarlatines, les angines ataxiques qui *ont succédé à une constitution précédente de fièvres intermittentes.* Mais encore,
dans tous ces cas, ce n'est que dans la seconde
période de ces fièvres malignes, qu'il faut raisonnablement espérer des effets avantageux de
la part du quinquina (1). Du reste, une infusion de demi-once de kina dans suffisante quantité d'eau pour avoir 8 onces de colature, employée seule, ou aiguisée par la teinture de
cannelle, l'éther sulfurique, le camphre, etc.,
était donnée avec succès, par le docteur *Vaidy*,
dans le stade de l'*état* du typhus contagieux.
Cette préparation augmentait, il est vrai, la
diarrhée, quand elle existait; mais elle ne la
provoquait point, si elle n'avait pas lieu ; et,
par grande compensation, elle diminuait les
sueurs colliquatives, la vitesse du pouls, la
tendance aux hémorragies passives, et surtout
cette chaleur mordante qui fatigue tant le
malade (2).

En général, l'écorce du Pérou ne doit être
employée que comme restaurant à la fin d'une
maladie pestilentielle, vu que dans toute autre
période de cette maladie, ce remède excite

----

(1) *Schnurrer*, ouvr. cité, p. 22.
(2) *Hufeland*, ouvr. cité.

l'action

l'action de l'estomac, et diminue en conséquence celle de la peau, dont le rétablissement est cependant nécessaire pour combattre
l'affection morbide, et peut être favorisé par
les remèdes extérieurs, comme les bains de
vapeurs, etc., (1).

Une dernière réflexion qui me vient sur
l'emploi du quinquina dans les fièvres ataxiques, pestilentielles, c'est que, comme il est
avantageux dans les fièvres bilieuses de *Piquer*,
qui dépendent d'atonie, et nuisible dans les
fièvres mésentériques de *Baglivi*, qui sont pituiteuses, de même cette écorce doit moins
convenir dans la peste d'Orient qui participe
du caractère pituiteux, que dans la fièvre jaune
qui est par exaltation de la bile, dont le quinquina peut être alors le correctif (2). Au surplus, tous ces remèdes *Kinacés* ou autres stimulans donnés à l'intérieur, ne paraîtront
jamais indiqués au médecin qui admettra que
la fièvre jaune dépend primitivement d'une
irritation bien formée et fixée sur le système
biliaire et sur le digestif. Déjà quelques praticiens ont préféré à tous les fatras pharma-

---

(1) Bibliot. della più recente, etc., t. III, p. 137, 303.

(2) *Grimaud*, traité des fièvres (en 3 vol.), t. II, p.
238. t. III, p. 164.

25

ceutiques, de simples locks, quelques juleps
huileux, des chistres seulement émulsionnées,
hermineuses (1), et légérement acidulées, ou
même réfrigérentes (voy. pag. 327 et 328).

CONCLUSION.

En récapitulant tout ce que j'ai pu dire
jusqu'ici, je pense devoir conclure :

1°. Que la peste du Levant et la fièvre
jaune, sont deux maladies très-analogues, et
que l'une et l'autre sont quelquefois sponta-
nées ou sporadiques :

2°. Qu'ainsi pour paraître dans une contrée,
il n'est pas toujours besoin que les miasmes
lui en soient portés d'un autre pays :

3°. Qu'il peut même arriver que l'explosion
de la fièvre jaune à bord d'un bâtiment qui
vient d'arriver, soit le résultat de l'influence
du typhus ictérodes qui ne régnait encore
dans une île ou sur le continent, que comme
épidémique, mais qui rencontrant dans des
marins nouvellement arrivés, toutes les dispositions possibles pour en être frappés, en
devient bientôt contagieuse sur le bâtiment,

____

(3) *Rochoux*, ibid. p. 382

et propage même ensuite cette propriété contagieuse aux habitans du lieu, où jusque-là elle n'avait régné qu'épidémiquement;

4°. Que des précautions d'isolement doivent être prises par rapport à un bâtiment arrivant, non point parce qu'il apporte la fièvre jaune, mais parce qu'il peut la contracter par ses communications avec la terre, où sévit une maladie bilieuse populaire;

5°. Que la peste et la fièvre jaune sont très-souvent susceptibles d'être contagieuses, mais que quelquefois aussi il survient des attaques sporadiques de l'une et de l'autre;

6°. Que dans les cas où ces deux fièvres sont contagieuses, elles ne le sont point indistinctement dans tous leurs stades, ni également dans tous les pays;

7°. Que les fièvres pestilentielles peuvent et doivent être considérées comme composées de plusieurs accès ou de plusieurs autres fièvres contagieuses;

8.° Qu'une personne *bien portante* est à l'abri de l'une et de l'autre;

9.° Que l'organe cutané et le système digestif sont les plus compromis dans ces deux fièvres pestilentielles, et que c'est principalement sur eux que doit être dirigée l'action médiate ou immédiate des moyens préservatifs et curatifs;

Et 10°. enfin que les secours hygiéniques offrent beaucoup plus de ressources dans le traitement de ces maladies pestilentielles, que les moyens pharmaceutiques les plus vantés.

Dès le commencement de mon ouvrage, je n'ai point prétendu de ne rien omettre ; j'ai seulement songé à présenter quelques observations particulières et quelques réflexions nouvelles sur les fièvres contagieuses.... Ai-je réussi ? Ai-je rempli mon but ? C'est aux praticiens à le décider.... Mais ce dont je désire que l'on soit convaincu, c'est qu'aucun n'a été et n'a mis plus de bonne foi que moi.... Il est très-possible que je me sois trompé : et cependant, mes erreurs involontaires auront encore cet avantage qu'elles auront forcé de réfléchir assez, pour pouvoir s'en apercevoir ; et c'est pour mettre encore le lecteur plus à même de juger de mes idées et de mes assertions que je me suis décidé à terminer mon ouvrage par une table analytique et raisonnée.

TABLE ANALYTIQUE

DES MATIÈRES

CONTENUES DANS CET OUVRAGE (1).

A.

___

(1) Cette table servira beaucoup à éclaircir certains passages ou articles du texte qui pourront paraître avoir besoin de l'être.

Manière d'agir de l'air froid pour que le corps puisse donner prise à la contagion, 218.

L'air pesant, etc., est bien celui où la contagion fait des progrès dans le corps qui l'a reçue, mais il n'est pas celui où la transmission des miasmes, etc., se fait sensiblement de l'un à l'autre corps; car elle a lieu plutôt par un temps serein, sec, etc.. 243.

Utilité du grand air, 146, 169, 349. Sur l'air contraire à l'invasion des maladies pestilentielles, 202. Voy. CAUSES.

ALLAITEMENT. Le maternel peut favoriser la contagion des scrophules, 23.

ALIMENS. Il faut plutôt en prendre avant qu'après la visite des contagiés, 143.

AMAIGRISSEMENT. Voyez FIÈVRE JAUNE.

ANIMALISATION, V. VÉGÉTATION.

ANIMAUX. Leurs épizooties sont en général plus contagieuses que les épidémies, surtout chez les animaux de la même espèce, 98, 99.

ANTILLES. Pourquoi leurs maladies sont plus volontiers épidémiques, etc., 158. V. RÉGIME.

ASPERSIONS (affusions) d'eau froide, etc. Comment elles sont utiles, p. 137.

ASSIMILATION *cutanée*, plus facile, moins interrompue, et s'exerçant sur des miasmes de nature *animale*, tandis que la *digestive* qui est moins parfaite, moins continue, etc., s'exerce sur des miasmes marécageux, végétaux, etc., 303. V. CONTAGION.

ATMOSPHÈRE. Son état à-peu-près également chaud et humide, est nécessaire pour la fièvre jaune, 37. Nos influences mutuelles modifient et diminuent son action sur nos

corps; et c'est pendant cette diminution d'action de l'air, que la contagion fait des progrès dans nos parties, 123, 124, 125, 214. Sa *constance* dans un même état favorise les maladies *contagieuses* : son *inconstance* amène les épidémies, 213, 305. Une atmosphère également chaude et humide, influe sur la production de l'ictère, 272. Voy. CONTAGION, TRANSPIRATION.

AUTOMNE. Voy. FOIE.

AUTOPSIE cadavérique des personnes mortes des fièvres pestilentielles, etc., 318. De la fièvre jaune, etc., 320. Etat de l'estomac, de la vésicule du fiel, de l'épiploon, du cœur, 321, 323. Etat des poumons, 262. — du cerveau, 323. Changement d'aptitude, etc., qu'ont acquise les nerfs de ceux qui sont morts de la fièvre jaune, 323. De l'état du rachis, *ibid.* Etat du sang, 324.

B.

BAIN, administré comme préservatif, etc. 169. Voy. ABSORPTION. Deux actions à observer dans les bains, etc. 344.

BAINS tièdes, 347. Bains presque froids, *ibid.*

BAINS dont on conseille l'usage, en même temps que l'on donne le vomitif, le purgatif, ou autre remède, etc., 345. On a aussi proposé d'en varier la composition, de passer d'un bain ordinaire à un bain différent, ou à un bain de vapeurs, d'en alterner l'emploi avec d'autres moyens, etc., 346.

BOISSONS acides, alkalines, froides, etc. 376.

BOISSONS spiritueuses : elles favorisent la contagion, 66. Elles amènent des lésions du foie, 69. Voy. LIQUEURS.

BUBONS. En quoi ils consistent, 274. Leur siége, 270, 274. Ce qu'ils indiquent, 275. Leurs causes adjuvantes, 276. De leur sensibilité et de leur insensibilité, 277. Sur leur apparition, 278.

BUVEURS. Leurs vomissemens dans la fièvre jaune sont avec soubresauts, convulsions partielles, etc., 265. V. BOISSONS, LIQUEURS, RÉGIME.

C.

CADAVRES. Ceux des personnes mortes de fièvre jaune, n'exhalent pas une odeur fétide, 283.

CAUSES. Action des causes maladives sur les organes antérieurement lésés, 49. La cause prédisposante organique de la peste des hommes est l'impression (sur la peau) d'un air chaud ou froid, mais avec une humidité sensible dans l'un et l'autre cas, 201. Causes prédisposantes à la fièvre jaune, etc., particulières aux Souverains, aux grands, etc., 229, 231.

CAUSE prochaine *formelle* de la contagion, 241. Aux gens passionnés, 232. Aux gens faux, hypocrites, méchans, etc., 234.

CAUSE générale prochaine des fièvres contagieuses, 238. Leur cause prochaine et matérielle, 239. Cause prochaine et formelle de la contagion, 241.

CHALEUR. Suivant les circonstances, elle favorise ou empêche la contagion, 65.

Une chaleur excessive et sèche est contraire à la peste, 70.

CHANGEMENT de draps, de lit, etc.

353. Il diminue la mortalité, 356, 358.

CHANGEMENT de lieux. Son utilité, 145, 165, 292.

CHARBONS, secs et humides, 281.

CLIMAT. Influence des climats chauds sur le système biliaire, 49; sur la dégénération et l'intensité des fièvres, 50; sur l'apparition de la fièvre jaune, 54. Comment et quand les maladies des différens climats peuvent se rapporter, etc., 58. Sur les climats, 220, 294, 295.

COÏT, répété surtout, favorise la contagion, 140.

CONSENSUS. V. CONTUSION, SYMPATHIE.

CONSTITUTIONS maladives épidémiques, distinctes des contagieuses et de celles par infection, 74.

CONTACT médiat ou immédiat, nécessaire pour la contagion, 92.

CONTAGIEUSES (maladies). Complication des maladies contagieuses, 293. Leurs différences, 294. Elles sont sthéniques ou asthéniques; et les unes et les autres sont avec ou sans diathèse manifeste, 300. Voy. PESTILENTIELLES (maladies). Différence des maladies contagieuses d'avec les endémiques, les épidémiques, les marécageuses, etc., 303, 305. Voyez ATMOSPHÈRE. Elles ne deviennent en général contagieuses qu'à la fin de leur 2.ᵉ période, 83, 86, 88. Différentes maladies contagieuses parmi les individus dont la position est à-peu-près la même, 100. Les circonstances qui rendent les maladies moins contagieuses sont les différences d'âge, de tempérament, de sexe, etc., 114, 116. Voy. QUARANTAINE.

CONTAGIEUSES (fièvres, maladies). Ce qui constitue une maladie, une fièvre contagieuse, 207. Quand les fièvres bilieuses deviennent contagieuses. 54. Les différences d'âge, de tempérame t, de régime, etc. diminuent l'opportunité que l'on a pour les prendre (118, 219, 122), pourvu, toutefois, ou que ces circonstances différentielles aient lieu la plupart, ou que celles qui existent même en petit nombre aient une activité marquée, 119. C'est surtout après la cessation des calamités publiques, que surviennent en général les maladies contagieuses, 127. C'est dans les lieux bas, et principalement s'ils sont marécageux, que les fièvres contagieuses exercent leurs ravages, 144. Pourquoi certains quartiers d'une cité sont exempts d'une fièvre contagieuse qui règne dans les autres. 147. Les mêmes maladies contagieuses, affectant divers sujets, peuvent observer la même marche, présenter les mêmes symptômes, subir la même terminaison, etc., 148. Les maladies contagieuses ne se communiquent pas dans tous leurs stades, 154. Une maladie, l'esquinancie par exemple, peu contagieuse dans les climats chauds, la devient facilement dans un climat froid, 220. Les mêmes maladies ne se montrent pas contagieuses pour les animaux de différentes espèces, 167.

Une affection contagieuse se compose de plusieurs atteintes ou attaques de maladie, etc., 173. Nous pouvons porter aux autres la contagion sans en être atteints, quoi qu'en aient dit *Haiggharth* et *Palloni*, 181, 182. Une personne bien portante ne prend point la contagion, 183, 193. Voyez CAUSES, SPORADIQUE. Le contact du miasme contagieux ne suffit pas pour produire une maladie contagieuse, il faut encore une certaine disposition dans notre corps, etc., 191.

CONTAGION. Espèces de contagion entre les végétaux, comme entre les animaux, 8.

Ce que c'est que la contagion, 11. Sa définition, 12.

CONTAGION morale et physique, 13.

CONTAGION de santé et de maladie, *ib*.

Elle n'est essentielle à aucune maladie, 12.

Relativement aux différences de la contagion, l'on peut dire que tout ce qui dérange la transpiration, fait varier le danger et l'énergie de la contagion, 14, 24, 208. Voy. BOISSONS, CHALEUR, ÉLECTRICITÉ, FIBRES, TEMPÉRATURE.

En quoi consiste la contagion, et pourquoi elle offre tant de variétés, suivant la maladie, suivant les parties lésées, la complication de ces mêmes parties, suivant la différence de l'air, le type de la fièvre, l'état des premières voies, etc., 17, 18, 19, 140, 142, 148, 301, 302.

Voy. CAUSES, EXHALAISONS, LIEUX, MIASMES PESTILENTIELS (maladies).

CONTAGION des maladies de la peau, 19. —de la vérole, *ib*. — de la phthisie pulmonaire, *ib*. — de la dyssenterie, 21. — des maladies des yeux, etc., 22.

La contagion trouve souvent des obstacles à son établissement dans l'existence d'une maladie aiguë ou chronique, etc., 18. L'asthénie *habituelle* est plus opposée qu'on ne pense à la contagion, 129. Plus il y aura de parties compromises, plus la contagion sera facile et vive, 152. V. AIR FROID, VENTS.

CONTAGION. Son élément agit dans l'individu contagié ou hors de lui, suivant ses périodes qui ont reçu divers noms, 81. Voy. PESTILENTIELLE (fièvre). 1.ère et 2.e période d'une fièvre contagieuse, pestilentielle, 82, 327. V FROID. La contagion n'a lieu qu'à la fin de la 2.e période de la fièvre, 83, 86.

Quand la contagion se propage, etc., 73. Voy. FIÈVRE JAUNE. La promptitude de la contagion est en raison du nombre des malades réunis, et de leurs rapports mutuels, 84, 85. Conditions pour que la contagion passe d'un individu à un autre, 90, 91. La première condition, c'est le contact, etc.; la seconde condition, c'est la température chaude et humide de la partie, 93. Quand et de qui la contagion est plus à craindre, 96. A quoi tient la contagion, etc., 125. Le degré de la contagion n'est pas toujours proportionné à celui de la gravité de la maladie, 302.

CONTAGION. Point de contagion absolue, 73. Point de contagion sans sympathie individuelle, 188. Les rapports de fonctions, etc., entre l'exposé et l'infecté, sont nécessaires à l'établissement de la contagion, 97, 121. Pourquoi les animaux éprouvent moins la contagion que les hommes, 98. Pourquoi la contagion est quelquefois plus grave chez les individus qui sont les derniers infectés, 100, 107. Les miasmes de la contagion déjà introduits dans nos parties, sont favorisés dans leur cours et leur action, lorsque l'air agit moins sur nous; mais en même temps l'introduction d'autres miasmes en est difficile et même empêchée, 124, 125. La contagion est précédée et annoncée par la turgescence

des organes, 130; elle n'a point lieu tant que la peau est excitée, 131. Car la contagion est une espèce d'assimilation qui demande un état de vigueur dans la partie qui en est le conducteur, 126: 129: cependant elle est empêchée ou dissipée quand il y a des éruptions à la peau, 132. Deux espèces ou modes de contagion, par *assimilation* et par *incorporation*, 208. C'est le soir ou la nuit que l'on court le plus de danger de prendre la contagion, surtout après des excès, 198, 199. En général, la contagion des fièvres pestilentielles ne pénètre pas dans nous par la voie des poumons; c'est principalement par la peau, etc., 211. Voy. CONTAGIEUSES, PESTILENTIELLES (maladies), FIÈVRE JAUNE, MIASMES.

CONTAGION. L'asthénie est plus opposée qu'on ne pense à la contagion, 129. L'état maladif d'un autre organe empêche plus ou moins la contagion d'agir, 138. L'énergie de la contagion est en raison inverse de la diathèse des individus, 151. Pourquoi la contagion de la peste et de la fièvre jaune est plus grave que celle des autres maladies, 153. Voy. PROPRETÉ.

La contagion qui cause les affections pestilentielles, affecte immédiatement le système de la reproduction (les organes digestifs): celles des fièvres exanthématiques, comme la rougeole, la variole, etc., agissent primitivement sur le système irritable (le sanguin, le musculaire), 289. La contagion *animale* donne lieu à une fièvre plus continue que celle causée par la contagion *végétale*, marécageuse; pourquoi? 303.

F.

la fièvre jaune est plus *subitement* grave que les épidémies , 307.

FIÈVRE jaune. Elle devient plus contagieuse à mesure que le nombre des malades augmente ; tandis que la fièvre des prisons, par exemple , s'éteint peut-être à mesure qu'elle passe d'un sujet à l'autre, et qu'elle attaque plusieurs individus, 308. L'importation de la fièvre jaune a pu quelquefois n'être qu'indirecte, 139. Trois conditions donnent lieu à l'opportunité pour la fièvre jaune, 191. V JAUNISSE. SYMPTÔMES. C'est dans son deuxième temps ou stade que le miasme ou virus de la fièvre jaune est le plus exalté, 194. Voy. MIASMES.—Sur le temps que son miasme (moins volatil que celui de la peste), demeure à se manifester hors du corps contagié, ib.—Sur les signes précurseurs de la disposition à prendre la fièvre jaune, 196. C'est le soir ou la nuit qu'elle se prend plus volontiers, 198. La propagation et même l'importation de la fièvre jaune d'un pays d'outre-mer, est facile dans un lieu de l'Europe , si la température de ce dernier lieu est analogue è celle du pays d'où vient la maladie pestilentielle , 220 , 222. La fièvre jaune, quoiqu'originaire et épidémique dans un port , dans une contrée , peut cependant avoir été importée, si , d'après des communications d'un vaisseau (nouvellement arrivé) avec la terre , il y a eu propagation et explosion brusque d'accidens de fièvre jaune parmi les marins de ce même bâtiment, qui sont d'ailleurs censés être dans une très-grande disposition à la prendre , 221. Analogie de la fièvre jaune avec quelques fièvres putrides, ataxiques, etc. , 285.

FIÈVRE JAUNE influencée par le régime 142 , 143 , 315. — par le climat , puisqu'elle est moins contagieuse aux Antilles, pourquoi, 125, 314.

Empêchée par la sobriété , 330, — par l'amaigrissement. *ibid.*

Circonstances qui sont favorables à la fièvre jaune , 53.

Aggravée par l'état de sâburre des premières voies, 227.

Les vénériens assujettis au traitement mercuriel qui relève ou provoque la diathèse bilieuse, sont plus sujets à la fièvre jaune , 315. — Classes d'individus plus susceptibles de la fièvre jaune, 150 , 225, 237. — Les convalescens de la fièvre jaune , sont-ils réellement plus enclins aux plaisirs vénériens. 31, 311.

FIÈVRE JAUNE , (traitement). Son traitement dès sa 1re. période, 289. —Par le changement de lieu , 145, 165 , 292. Voy. LIEUX, CURATIF, FOIE, FUMIGATIONS, PESTILEN-TIELLES (fièvres).

FIÈVRES PITUITEUSES : elles se compliquent quelquefois d'ictère , et souvent aussi , elles deviennent contagieuses, 285.

FIÈVRES PUTRIDES. *Voyez* FIÈVRE JAUNE.

FIÈVRES DE ROCHEFORT , analogues aux fièvres pestilentielles. 65.

FLUIDES. Leur état dans les maladies pestilentielles , 282.

FOIBLESSE. *Voyez* SYMPTÔMES.

FOIE. Les erreurs dans le régime , et l'influence de la saison et du climat en provoquent les lésions, 90. — La fièvre jaune peut supposer une atonie dans le foie , qui est alors à même d'être combattue par un état d'énergie de la peau, 260. Voyez BOISSONS, PEAU, TEMPÉRATURE. — C'est principalement dans l'au-

tomne que les peuples de l'Amérique ont le foie plus exercé. 42.

FOMENTATIONS ALKALINES, 365.

FRICTIONS, soit sèches, soit huileuses, 364. Frictions ACIDES — AL-
KALINES. 365.

FROID. Il dispose à la contagion, 200,
211, et si le plus souvent il ne la
cause pas, il augmente toujours la
mortalité, quand la contagion est
établie, 222. Voy. CONTAGIONS,
RÉGIME.

FUMIGATIONS, etc. 336, 348, elles
doivent être *acides* ou *alkalines*,
suivant que l'on a à combattre un
typhus *contagieux* ou une fièvre
marécageuse, etc. 348, 350.

FUMIGATIONS MINÉRALES, 349.

G.

GLANDES. Leur lésion est fréquente
dans les maladies contagieuses, 25.

GORGE (mal de). *V.* SYMPTÔMES.

GRANDS. Leurs prétentions ne sont
pas fondées sur la nature, 113,

H.

HABILLEMENS dans les fièvres pestilentielles, 335.

HIVER doux, mollasse etc. Il peut
favoriser l'apparition de l'ictère
etc. 45.

HÔPITAUX. Leur atmosphère chaude
et humide favorise la complication
de l'ictère dans diverses fièvres,
qui traitées hors de ces établissemens, ne s'accompagnent pas de
cet épiginomène, 44. — Ils sont
des foyers de contagion où les maladies ordinaires se dénaturent et
s'exaspèrent; ainsi ils ne sont point
propres à former de bonnes écoles
de clinique, 104, 105, 204. Mon

opinion ne leur est pas favorable.
339. Voy. ENSEIGNEMENT.

HÔPITAUX. Les malades qui en changent, voient la contagion diminuer.
174. Voy. RÉCIDIVE.

HUMEURS, *voy.* FLUIDES.

HUMIDITÉ. Jointe à la chaleur, elle
influe sur la contagion, 67 — L'humidité procurée par une végétation
prompte et forte peut disposer aux
typhus, 155. — L'humidité simple
du corps. et soumise à la ventilation, n'est pas nuisible comme
celle dans laquelle on s'entretient
en gardant ses habillemens mouillés. 332.

HYGIÈNE. C'est elle qui fournit le
plus de moyens de traitement
contre les fièvres pestilentielles.
205, 325.

I.

ICTÈRE, *voy.* JAUNISSE.

IMPORTATION de la fièvre jaune, 139,
220. Voy FIÈVRE JAUNE.

INFECTION inorganique, 75, 76. —
Organique, 77. Voy. ASSIMILA-
TION.

INFLAMMATION. La *véritable* frappe
primitivement, et la *passive* ne
compromet que secondairement
le système irritable, 290. — L'inflammation et la malignité s'excluent mutuellement, 317 ; et elles
peuvent cependant se succéder, et
empirer alors la maladie, 318.

INFLUENCES directes ou indirectes
des corps, les uns sur les autres,
186. — L'éducation fait varier nos
influences réciproques. 187. — Nos
influences mutuelles diminuent
l'action de l'air sur nos corps,
123. 213.

INONDATIONS, beaucoup moins nuisibles que la retraite des eaux. 68.

J.

JAUNISSE. Elle n'est point un symptôme univoque de la fièvre jaune, 28, 32 : car elle a paru au commencement ou au milieu de différentes fièvres, 29. — Suivie d'évacuations alvines, elle n'est pas un mauvais signe, comme lorsqu'il s'y joint un état d'éréthisme etc. 31. Voy. AIR, HIVER, HÔPITAUX, TEMPÉRAMENT. Trouverait-on quelques rapports entre la jaunisse de l'homme et la coloration en vert de quelques huiles ! 59.

Diverses questions sur la formation de la jaunisse dans les maladies pestilentielles, 257. — L'ictère général paraît indiquer l'inertie de la peau : le partiel indique un dérangement de l'organisation, et l'affaiblissement des fonctions de cet organe cutané, 260. Voy. ATMOSPHÈRE, TRANSPIRATION.

L.

LAZARET. Son séjour est plus que nuisible à quiconque y entre par force, 103, 205.

LIEUX BAS. Ils sont très-nuisibles, les élevés sont avantageux contre les fièvres contagieuses. 144, 145. Voy. CHANGEMENS, etc.

LIQUEURS SPIRITUEUSES. Leur excès a des résultats fâcheux, 199. Voy. BOISSONS.

LOTIONS. 363.

M.

MALADIES. Conditions pour leur transmission, 17.

MALIGNITÉ, *voy.* INFLAMMATION.

MARCHE de la contagion, 200, 263, 264. Voy. CONTAGIEUSES, PESTILENTIELLES (maladies).

MÉDECIN. Son défaut de courage ne peut pas lui être imputé à crime, 203. — Prérogatives que devrait avoir le médecin occupé dans une maladie épidémique, pestilentielle, etc., 237.

MIASMES. La fièvre produite par les miasmes *végétaux* est moins continue que celle causée par les miasmes *animaux*, 303. — Les miasmes marécageux (par l'azote oxigéné) donnent lieu aux fièvres malignes marécageuses, tandis que les miasmes qui ont pour cause le septon ou l'azote hydrogéné, produisent les fièvres pestilentielles, 305. — Les miasmes de la fièvre jaune sont plus fixes que ceux de la peste du Levant, 73. — Sont ils *lancés* ou *attirés*, etc., 77. — Combien de temps des miasmes peuvent rester sur ou dans des corps, sans perdre leur énergie, 159. — Les corps durs et polis ne les conservent que peu de temps, et les spongieux les gardent davantage, 160, 161.

Le miasme ou le germe des maladies pestilentielles se conserve-t-il plus long-temps, lorsqu'il est apporté par *mer*, et est-il beaucoup plus actif dans son développement, que celui qui nous est apporté par *terre*. Dans le premier cas, il peut n'avoir pas été réellement *déposé*, et alors il peut être le résultat d'une effervescence intestine, etc., 161. — Combien de temps les miasmes peuvent rester sur des végétaux, sans perdre de leur propriété contagieuse, 163. — Comment un animal *couvert* ou *nu* peut porter et conserver la

tielles sont empêchées ou dissipées, quand il se fait des éruptions à la peau, 152. — Le défaut d'une excitation antérieure à la peau empêche l'établissement d'une maladie pestilentielle, 134. — Quoique cette excitation antérieure de la peau soit nécessaire etc., elle n'est cependant point la cause essentielle de la susception de la contagion ; car pour que l'absorption des miasmes ait lieu, il faut auparavant que la peau soit tout récemment tombée dans un collapsus momentané, 136, 139. — Le travail accidentel de la peau s'oppose également à la susception de la contagion, 200. — Pourquoi les maladies fébriles de la peau sont très-contagieuses, 19, 141.—Peau sensible et insensible, voy. Symptômes.

Peau. De l'action sympathique de la peau avec celle du ventre, 51. — Son état d'énergie enraye la diathèse bilieuse, 52.—Son état d'irritation antérieure, et son asthénie subséquente sont nécessaires pour favoriser l'invasion de la peste, surtout par un temps mollasse, 53.— Ses fonctions peuvent être rapportées à une digestion cutanée, 250. — Etat de la peau dans la peste, *ibid.*— Le dérangement de la transpiration détermine la jaunisse de la peau, qui ensuite produit consensuellement l'embarras du foie etc., 259. Voy. Foie, Jaunisse.

Période 1.re de la fièvre jaune, etc. 369, 379, 3·1.

Période. De la deuxième de la fièvre jaune et de la peste etc., 71, 72. Voy. Contagion, Fièvre jaune.

Peste du Levant, d'Orient, peste ordinaire : ses rapports avec la fièvre jaune, 33. Ses différences avec cette dernière, 69, 312. — En quoi les symptômes de sa deuxième période diffèrent des symptômes de la deuxième période de la fièvre jaune, 71. — Sa différence d'avec les fièvres putrides etc., 313.—Quoiqu'elle soit ordinairement contagieuse, elle peut être sporadique, 201, 314.

Peste remplacée par une épidémie catarrhale, 68. — L'invasion de la peste a lieu par suite d'une irritation antérieure et habituelle de la peau, dont l'énergie s'oppose à la diathèse bilieuse, mais dans l'asthénie subséquente permet l'effet d'un régime échauffant, c'est-à-dire, la lésion des viscères abdominaux, 51. — Pourquoi l'Egyptien y est-il plus sujet qu'à la fièvre jaune, 52. — Sur le temps (qui est de 3 à 15 jours) que le miasme de la peste met à se déveloper hors du corps contagié, 195. — Signes précurseurs de la disposition à prendre la peste, 196, 225. Pourquoi la peste est rarement inflammatoire, 211. C'est la peau qu'elle affecte le plus, 250. — La propagation de la peste est facile d'un endroit à un autre, si ces deux endroits s'influent mutuellement et ordinairement.—La peste se compose de plusieurs autres petites fièvres contagieuses, 176. — Celle qui s'accompagne de bubons, dès les premiers jours, mais avec des symptômes de vivacité de la part des tumeurs, est moins dangereuse que celle avec pétéchies, charbons, etc. Cette dernière, toutefois, n'est pas si promptement mortelle, et n'est pas si contagieuse que la première, 303. — Son traitement diffère suivant la différence des climats, des saisons etc., 61.

Peste

PESTE *aigüe* et peste *lente*, 295.

PESTE noire, intermédiaire entre la peste ordinaire et la fièvre jaune, 35.

PESTE, *voyez* PESTILENTIELLES (maladies), TEMPÉRATURE.

PESTILENTIELLES (maladies).

Pour constituer un cas de maladie pestilentielle, il faut simultanément une lésion et des organes digestifs et de l'organe cutané, 329. — Une maladie pestilentielle prise fortuitement, est-elle plus à craindre que celle qui est contractée par suite d'assiduité avec les infectés, 144. Voy. MIASMES. — Action d'une fièvre pestilentielle sur la peau, 249, 251. — Différences des maladies pestilentielles suivant l'âge, la saison, le climat, etc. 294, 297, 300. — Suivant les dispositions antérieures, 298. — Elles sont plus ou moins contagieuses suivant les parties lésées etc., et celles qui leur servent de conducteurs, 301, 302. — Et suivant leur nature catarrhale, *ibid.* Voy. AIR, CONTAGIEUSES (maladies), CONTAGION, PRÉCAUTIONS, — Complications des maladies pestilentielles avec les maladies intercurrentes qui les adoucissent, 306. — De leurs différences d'avec les endémies, les épidémies, etc. *Ibid.* Différences des fièvres pestilentielles suivant la nature des principes contagieux et des parties lésées, 288. — Elles sont plus subitement graves que les épidémies, 307. — Pourquoi les fièvres pestilentielles sont-elles, plus fréquentes aujourd'hui, etc., 316. — Différences dans leur gravité, 151. — Une fièvre pestilentielle est un composé de plusieurs petites maladies fébriles, etc. 171. — Leurs symptômes primitifs et consécu-

tifs, 296. — Ils ne doivent point être les mêmes partout, 300. Causes éloignées des fièvres pestilentielles, comme l'air, etc. 212. — C'est après une température chaude et sèche, mais constante, c'est après son remplacement par des pluies que ces terribles fièvres s'établissent, 217. — Pronostic des fièvres pestilentielles, 317. Voy. ÉPIDÉMIE, ÉRUPTION, PEAU. — Traitement des fièvres pestilentielles par la propreté, les lotions aqueuses, acidulées, aromatiques, 331, — par les onctions huileuses, 333, — par le changement d'air, 334, — par l'exercice, 335, — par les fumigations, 336. — Analogie de la fièvre pestilentielle avec la peste, 287.

PÉTÉCHIES. Ce en quoi peut-être elles consistent, 272. — Sur les pétéchies dans les fièvres pestilentielles, 268; — sur leur petit nombre et leur moindre fréquence dans la fièvre jaune, 271. — Pétéchies symptomatiques et critiques, etc. *Ibid.* — Pétéchies dont l'apparition a peut-être été favorisée par la saignée, et est en raison inverse des anxiétés intérieures, 252. — La mal-propreté, le chagrin, les humeurs âcres etc. les multiplient, 273. — Sur leur apparition, 278. — Moindres sous un air chaud et humide que sous un air chaud et sec, 279; — moindres dans la fièvre jaune que dans la peste. 280.

PHTISIE PULMONAIRE : de sa contagion, 19. — Condition pour cette contagion. etc. 20.

PLUIES. Comment leur absence ou leur présence rapproche l'influence de quelques climats opposés, 58. 60. — Utilité des pluies averses, 60, 61.

POUMONS. De leur état dans la fièvre

jaune ; 261 , 262. Voyez CONTA-
GION.

PRÉCAUTIONS dans les fièvres pestilentielles , 205.— Temps où il faut
satisfaire aux évacuations excrémentitielles, 331. Voy. PRÉSER-
VATIFS.

PRÉSERVATIFS. Ils diffèrent des
moyens curatifs d'une fièvre pestilentielle , 326. — Préservatif général , 328. — Les préservatifs
doivent varier suivant les parties
intéressées. *Ibid.* 337 , 338. Voy.
DIÈTE , PRÉCAUTIONS , SOBRIÉTÉ ,
etc.

PRISONS. Fièvre (des) , 182 , 243 ,
251. Voy. FROID , TEMPÉRATURE.

PRONOSTIC des fièvres pestilentielles , 261 , 276 , 317.

PROPRETÉ ; 332. Moyen curatif , 344 ,
356.—Sur ses avantages, 17. Voy.
PÉTÉCHIES. — Propreté partielle
etc. 361.

PURGATIFS , indiqués ou contr'indiqués , 379.

Q.

QUARANTAINES. De la durée (des) ,
95 ; — qaurantaine non ordinaire à
laquelle il faut soumettre , non-
seulement les bâtimens infectés ,
mais encore les vaisseaux dont les
équipages fatigués , affaiblis , déjà
maladifs , offrent des dispositions à
être atteints des fièvres bilieuses de
terre , qu'ils peuvent alors faire
dégénérer subitement en une violente fièvre jaune, 340.

QUINQUINA, préservatif, 337.

QUINQUINA, etc. 381 , 388. — asso-
cié avec l'opium , 383.

R.

RAGE. Ses singuliers effets sur les
nègres qui en meurent. 209.

RECHUTES. Voy. RÉCIDIVES.

RÉCIDIVES. D'où elles proviennent.
173. — Fréquentes dans les hôpitaux, 176. — Elles ne sont que des
maladies nouvelles , 178.

RÉGIME. C'est lui qui fait que l'Européen est plus sujet à la fièvre
jaune que l'Indien etc. 48. — Sa
conformité ou sa diversité influe
sur ou contre la contagion, 119,
121, 142, 143 ; — les erreurs dans
le régime , surtout le soir ou la
nuit , ou suivies de l'impression du
froid, favorisent la susception de
la contagion , surtout pour les cita.
dins , ainsi que pour ceux qui d'un
climat froid passent à un climat
chaud , 199 226. — Quel est le
régime contraire à la contagion ,
201. — Quel est celui à suivre
quand on va aux Antilles et qu'on
y arrive , 325. — Régime conseillé
autrefois aux rois , aux grands etc.
230.

S.

SAIGNÉES , sur leur effet, 369.
— Exploratoires , 370.
— Locales , *ibid.*
— Singuliers effets obtenus par la
saignée , 372. — Saignée remplacée
par les pédiluves d'une part , et
les fomentations froides de l'autre.
373.

SAISONS. Influence de celles qui ont
précédé sur les maladies régnantes , 3 , 297.

SANG. Sa couleur varie dans différentes parties du corps , suivant le
siége de la maladie, etc. 371.

SANG. Son altération dans la peste
et la fièvre jaune , et d'autres maladies pestilentielles. 36 , 282. Son
état dans ceux qui étoient morts
de la dernière maladie , 124.

FIN DE LA TABLE DES MATIÈRES.

ERRATA.

Page 118, *ligne* 10, en rayer, *lisez* enrayer.

—— 134, —— 3, malado, *lisez* malaga.

—— 214, —— 16, pestilentes, *lis.* pestilences.

—— 304, —— 13 et 14, *au lieu de* où l'air est moins souvent changé. Les maladies épidé-miques, dis-je, etc. *lisez* où l'air est moins souvent changé, les maladies, etc.

9 782016 136751